高等医药院校教材

中医诊断学

(供中医药类、中西医结合等专业用)

(修订版)

主　编　邓铁涛
副主编　陈　群　郭振球
编　委　金一飞　宋天彬
　　　　程绍恩　罗益宽
　　　　徐志伟　邓中光

上海科学技术出版社

图书在版编目(CIP)数据

中医诊断学/邓铁涛主编. —3版. —上海：上海
科学技术出版社,2013.8（2025.1重印）
　高等医药院校教材
　ISBN 978-7-5478-1822-0

　Ⅰ.①中… Ⅱ.①邓… Ⅲ.①中医诊断学-医学
院校-教材 Ⅳ.①R241

中国版本图书馆CIP数据核字(2013)第142655号

中医诊断学（修订版）
主编　邓铁涛

上海世纪出版（集团）有限公司
上海科学技术出版社　出版、发行
(上海市闵行区号景路159弄A座9F—10F)
邮政编码201101　www.sstp.cn
常熟市华顺印刷有限公司印刷
开本787×1092　1/16　印张14.5　插页2
字数：355千字
1984年11月第1版
2013年8月第3版　2025年1月第72次印刷
ISBN 978-7-5478-1822-0/R·601
定价：35.00元

本书如有缺页、错装或坏损等严重质量问题，请向印刷厂联系调换

编 写 说 明

时光流逝,年代变迁,转瞬间《中医诊断学》(全国中医药院校教材第五版)已经历了近30年的光辉历程,期间被评为普通高等教育"十一五"国家级规划教材。随着中医药现代化的迅猛发展,我国中医药事业与时俱进,升拓创新,展示出独特的魅力。中医药的特色、优势、传承创新、提高,彰显出21世纪我国科学文化事业进一步繁荣昌盛,继往开来,并向世界广泛传播起到了强大的辐射作用。

中医药是中华民族文化的瑰宝,中医诊断学是中医学中的精华之一。本书自20世纪80年代起传承性、延续性使用至今,深受国内外学生、学者、学员们的好评。为了进一步挖掘并提高中医诊断学经典精品教材,使古代与现代、继承与发扬、开拓与创新,同步进取,发扬光大,我们对《中医诊断学》"五版"教材再次进行了修订补充、完善提高,使之图文并茂,精彩新颖,耳目更新,对学习者、爱好者、感兴趣者深有启迪和临床意义。

《中医诊断学》包括绪论、四诊、八纲、辨证、诊断与病案5个部分。

第一部分绪论,回顾了中医诊断学的发展简史,指出了中医诊断学的范围与原则、主要内容及学习的要求与方法。第二部分论述了望、闻、问、切四诊的基础理论、基本知识、基本技能和诊查方法。第三部分与第四部分以八纲和辨证为依托,运用不同的辨证方法,从不同方面和不同角度,加深对中医诊断学的临床思维与解读。第五部分是诊断与病案,阐述了四诊与辨证的运用,病案的特点、要求、格式等内容。该书附篇为症状鉴别诊断及原文选录。书末附有部分舌诊彩色图谱,学习者可以加深感性认识与创新思维。

此书以原编委为主,增加了部分新编委。编委组成员是邓铁涛、陈群、郭振球、金一飞、宋天彬、程绍恩、罗益宽、徐志伟、邓中光等教授,在此表示衷心的感谢和诚挚的敬意!

本书难免不足或编漏之处,敬望海内外专家与读者不吝指正。

邓铁涛
2013年7月

目　　录

第一章　绪论 …………………………… 1
　第一节　中医诊断学发展简史 ……… 1
　第二节　中医诊断学的范围与原则 … 5
　　一、审察内外 ……………………… 5
　　二、辨证求因 ……………………… 6
　　三、四诊合参 ……………………… 7
　第三节　中医诊断学的主要内容 …… 7
　第四节　中医诊断学学习的要求和
　　　　　方法 ……………………… 8

第二章　四诊 …………………………… 9
　第一节　望诊 …………………………… 9
　　一、望神 …………………………… 9
　　　（一）神的概念 ………………… 9
　　　（二）得神、失神与假神 ……… 10
　　　（三）神气不足与神志异常 …… 11
　　二、望面色 ………………………… 11
　　　（一）面部色诊原理及其临床
　　　　　　意义 ……………………… 12
　　　（二）面部与脏腑相关部位 …… 12
　　　（三）望色十法 ………………… 13
　　　（四）常色与病色 ……………… 13
　　　（五）色、脉、症合参 ………… 17
　　三、望形态 ………………………… 17
　　　（一）望形体 …………………… 17
　　　（二）望姿态 …………………… 18
　　四、望头颈五官九窍 ……………… 18
　　　（一）望头面颈项与头发 ……… 19
　　　（二）望目 ……………………… 20
　　　（三）望耳 ……………………… 21
　　　（四）望鼻 ……………………… 22
　　　（五）望口唇 …………………… 22

　　　（六）望齿、龈 ………………… 23
　　　（七）望咽喉 …………………… 23
　　　（八）望下窍 …………………… 24
　　五、望皮肤 ………………………… 25
　　　（一）色泽 ……………………… 25
　　　（二）润枯 ……………………… 25
　　　（三）肿胀 ……………………… 25
　　　（四）痘疮 ……………………… 25
　　　（五）斑疹 ……………………… 26
　　　（六）白㾦与水疱 ……………… 27
　　　（七）痈、疽、疔、疖 ………… 27
　　六、望络脉 ………………………… 28
　　　（一）望小儿食指络脉 ………… 28
　　　（二）望鱼际络脉 ……………… 29
　　　（三）望指甲形色 ……………… 29
　　七、望排泄物与分泌物 …………… 29
　　　（一）痰、涎、涕、唾 ………… 29
　　　（二）呕吐物 …………………… 30
　　八、望舌 …………………………… 30
　　　（一）舌诊的临床意义 ………… 30
　　　（二）舌与脏腑的关系及舌诊
　　　　　　原理 ……………………… 31
　　　（三）舌诊的方法及注意事项 … 32
　　　（四）舌诊的内容和正常舌象 … 33
　　　（五）舌质和舌苔的综合诊察 … 38
　第二节　闻诊 ………………………… 41
　　一、听声音 ………………………… 41
　　　（一）正常的声音 ……………… 42
　　　（二）病变的声音 ……………… 42
　　二、嗅气味 ………………………… 44
　　　（一）病体的气味 ……………… 45
　　　（二）病室的气味 ……………… 45

第三节　问诊 …… 46
一、问一般情况 …… 46
二、问主诉 …… 46
三、问生活史、家族病史和既往病史 …… 47
四、问起病 …… 47
五、问现在症状 …… 47
　（一）问寒热 …… 47
　（二）问汗 …… 49
　（三）问头身 …… 50
　（四）问胸胁脘腹 …… 52
　（五）问耳目 …… 53
　（六）问饮食与口味 …… 54
　（七）问睡眠 …… 56
　（八）问二便 …… 57
　（九）问妇女 …… 58
　（十）问小儿 …… 60

第四节　切诊 …… 61
一、脉诊 …… 61
　（一）脉象形成的原理和脉诊的临床意义 …… 61
　（二）脉诊的部位 …… 62
　（三）脉诊的方法和注意事项 …… 64
　（四）平脉 …… 65
　（五）病脉 …… 66
　（六）诊妇人脉 …… 73
　（七）诊小儿脉 …… 74
　（八）相兼脉与主病 …… 74
　（九）脉症顺逆与从舍 …… 75
二、按诊 …… 76
　（一）按诊的方法和意义 …… 76
　（二）按诊的内容 …… 76

第三章　八纲 …… 80

第一节　表里 …… 80
一、表证 …… 81
二、里证 …… 81
三、表证和里证的鉴别要点 …… 81
四、表证和里证的关系 …… 82
　（一）表里同病 …… 82
　（二）表里出入 …… 82

第二节　寒热 …… 82
一、寒证 …… 83
二、热证 …… 83
三、寒证和热证的鉴别要点 …… 83
四、寒证和热证的关系 …… 84
　（一）寒热错杂 …… 84
　（二）寒热转化 …… 85
　（三）寒热真假 …… 85
五、寒证、热证与表里的关系 …… 86
　（一）表寒证 …… 86
　（二）表热证 …… 86
　（三）里寒证 …… 86
　（四）里热证 …… 86

第三节　虚实 …… 86
一、虚证 …… 87
二、实证 …… 87
三、虚证和实证的鉴别要点 …… 87
四、虚实的错杂、转化和真假 …… 88
　（一）虚实错杂 …… 88
　（二）虚实转化 …… 89
　（三）虚实真假 …… 89
五、虚实和表里寒热的关系 …… 90
　（一）表虚证 …… 90
　（二）表实证 …… 90
　（三）里虚证 …… 90
　（四）里实证 …… 91
　（五）虚寒证 …… 91
　（六）虚热证 …… 91
　（七）实寒证 …… 91
　（八）实热证 …… 91

第四节　阴阳 …… 91
一、阴证和阳证 …… 92
　（一）阴证 …… 92
　（二）阳证 …… 92
　（三）阴证和阳证的鉴别要点 …… 92
二、阴虚证与阳虚证 …… 93
　（一）阴虚证 …… 93

（二）阳虚证 …………………… 93
三、亡阴证和亡阳证 …………… 93
　（一）亡阴证 …………………… 93
　（二）亡阳证 …………………… 93

第四章　辨证 …………………… 97

第一节　病因辨证 ……………… 97
一、六淫、疫疠辨证 …………… 98
　（一）风淫证候 ………………… 98
　（二）寒淫证候 ………………… 98
　（三）暑淫证候 ………………… 98
　（四）湿淫证候 ………………… 98
　（五）燥淫证候 ………………… 99
　（六）火淫证候 ………………… 99
　（七）疫疠证候 ………………… 99
二、七情证候 …………………… 100
三、饮食劳伤 …………………… 101
　（一）饮食所伤 ………………… 101
　（二）劳逸所伤 ………………… 101
　（三）房室所伤 ………………… 101
四、外伤 ………………………… 102
　（一）金刃所伤 ………………… 102
　（二）虫兽所伤 ………………… 102
　（三）跌仆所伤 ………………… 102

第二节　气血津液辨证 ………… 103
一、气病辨证 …………………… 103
　（一）气虚证 …………………… 103
　（二）气陷证 …………………… 103
　（三）气滞证 …………………… 103
　（四）气逆证 …………………… 104
二、血病辨证 …………………… 104
　（一）血虚证 …………………… 104
　（二）血瘀证 …………………… 104
　（三）血热证 …………………… 105
　（四）血寒证 …………………… 105
三、气血同病辨证 ……………… 106
　（一）气滞血瘀证 ……………… 106
　（二）气虚血瘀证 ……………… 106
　（三）气血两虚证 ……………… 106

　（四）气不摄血证 ……………… 106
　（五）气随血脱证 ……………… 107
四、津液辨证 …………………… 107
　（一）津液不足证 ……………… 107
　（二）水液停聚 ………………… 108

第三节　脏腑辨证 ……………… 109
一、心与小肠病辨证 …………… 110
　（一）心气虚证、心阳虚证与
　　　　心阳暴脱证 ……………… 110
　（二）心血虚证与心阴虚证 …… 110
　（三）心火亢盛证 ……………… 111
　（四）心脉痹阻证 ……………… 111
　（五）痰迷心窍证 ……………… 112
　（六）痰火扰心证 ……………… 112
　（七）小肠实热证 ……………… 113
二、肺与大肠病辨证 …………… 113
　（一）肺气虚证 ………………… 113
　（二）肺阴虚证 ………………… 113
　（三）肺阳虚证 ………………… 114
　（四）风寒束肺证 ……………… 114
　（五）寒邪客肺证 ……………… 114
　（六）痰湿阻肺证 ……………… 115
　（七）风热犯肺证 ……………… 115
　（八）热邪壅肺证 ……………… 115
　（九）燥邪犯肺证 ……………… 116
　（十）大肠湿热证 ……………… 116
　（十一）大肠液亏证 …………… 117
　（十二）肠虚滑泻证 …………… 117
三、脾与胃病辨证 ……………… 117
　（一）脾气虚证 ………………… 118
　（二）脾阳虚证 ………………… 118
　（三）脾虚下陷证 ……………… 118
　（四）脾不统血证 ……………… 119
　（五）脾阴虚证 ………………… 119
　（六）寒湿困脾证 ……………… 119
　（七）湿热蕴脾证 ……………… 120
　（八）胃阴虚证 ………………… 120
　（九）食滞胃脘证 ……………… 120
　（十）胃寒证 …………………… 121

（十一）胃热证 …………………… 121
　四、肝与胆病辨证 ………………… 121
　　（一）肝气郁结证 ………………… 122
　　（二）肝火上炎证 ………………… 122
　　（三）肝血虚证 …………………… 122
　　（四）肝阴虚证 …………………… 122
　　（五）肝阳虚证 …………………… 123
　　（六）肝阳上亢证 ………………… 123
　　（七）肝风内动证 ………………… 124
　　（八）寒滞肝脉证 ………………… 125
　　（九）肝胆湿热证 ………………… 125
　　（十）胆郁痰扰证 ………………… 125
　五、肾与膀胱病辨证 ……………… 126
　　（一）肾阳虚证 …………………… 126
　　（二）肾阴虚证 …………………… 126
　　（三）肾精不足证 ………………… 127
　　（四）肾气不固证 ………………… 127
　　（五）肾不纳气证 ………………… 127
　　（六）膀胱湿热证 ………………… 128
　六、脏腑兼证 ……………………… 128
　　（一）心肾不交证 ………………… 129
　　（二）心脾两虚证 ………………… 129
　　（三）心肝血虚证 ………………… 129
　　（四）心肾阳虚证 ………………… 130
　　（五）心肺气虚证 ………………… 130
　　（六）脾肺气虚证 ………………… 130
　　（七）脾肾阳虚证 ………………… 131
　　（八）肺肾阴虚证 ………………… 131
　　（九）肝肾阴虚证 ………………… 131
　　（十）肝脾不调证 ………………… 132
　　（十一）肝胃不和证 ……………… 132
　　（十二）肝火犯肺证 ……………… 133
第四节　经络辨证 …………………… 133
　一、十二经脉病证 ………………… 133
　　（一）手太阴肺经病证 …………… 133
　　（二）手阳明大肠经病证 ………… 134
　　（三）足阳明胃经病证 …………… 134
　　（四）足太阴脾经病证 …………… 134
　　（五）手少阴心经病证 …………… 134

　　（六）手太阳小肠经病证 ………… 134
　　（七）足太阳膀胱经病证 ………… 134
　　（八）足少阴肾经病证 …………… 135
　　（九）手厥阴心包络经病证 ……… 135
　　（十）手少阳三焦经病证 ………… 135
　　（十一）足少阳胆经病证 ………… 135
　　（十二）足厥阴肝经病证 ………… 135
　二、奇经八脉病证 ………………… 136
　　（一）督脉病证 …………………… 136
　　（二）任脉病证 …………………… 136
　　（三）冲脉病证 …………………… 136
　　（四）带脉病证 …………………… 136
　　（五）阳维、阴维病证 …………… 136
　　（六）阳跷、阴跷病证 …………… 136
第五节　六经辨证 …………………… 137
　一、六经辨证的概念 ……………… 137
　　（一）太阳病证 …………………… 137
　　（二）阳明病证 …………………… 138
　　（三）少阳病证 …………………… 139
　　（四）太阴病证 …………………… 139
　　（五）少阴病证 …………………… 139
　　（六）厥阴病证 …………………… 140
　二、六经病的合病、并病、传经
　　　与直中 ………………………… 140
　　（一）合病 ………………………… 140
　　（二）并病 ………………………… 140
　　（三）传经 ………………………… 141
　　（四）直中 ………………………… 141
第六节　卫气营血辨证 ……………… 141
　一、卫气营血辨证的概念 ………… 141
　　（一）卫分证候 …………………… 142
　　（二）气分证候 …………………… 142
　　（三）营分证候 …………………… 142
　　（四）血分证候 …………………… 142
　二、卫气营血的传变规律 ………… 143
第七节　三焦辨证 …………………… 143
　一、三焦辨证的概念 ……………… 144
　　（一）上焦病证 …………………… 144
　　（二）中焦病证 …………………… 144

（三）下焦病证 …………… 144
　二、三焦病的传变规律 …… 145

第五章　诊断与病案 …………… 146

第一节　四诊与辨证的运用 …… 146
　一、辨证要点 ………………… 146
　　（一）四诊详细而准确是辨证的
　　　　基础 ……………………… 146
　　（二）围绕主要症状进行辨证 … 146
　　（三）从病变发展过程中辨证 … 147
　　（四）个别的症状，有时是辨证的
　　　　关键 ……………………… 147
　　（五）辨证与辨病的关系 …… 148
　二、八纲与其他辨证方法的
　　　运用 ……………………… 149
　三、外感病与杂病的辨证 …… 149

第二节　病案 …………………… 150
　一、中医病案的特点 ………… 150
　二、中医病案的内容和要求 … 151
　　（一）四诊部分 …………… 151
　　（二）辨证部分 …………… 151
　　（三）立法部分 …………… 152
　　（四）处方部分 …………… 152
　　（五）病案书写的要求 …… 152
　三、病案的整理 ……………… 154
　四、病案格式 ………………… 155
　　（一）住院病案格式的内容和
　　　　要求 ……………………… 155
　　（二）住院证治记录 ……… 156
　　（三）门诊病案 …………… 156

第六章　附篇 …………………… 158

第一节　症状鉴别诊断 ………… 158
　一、发热 ……………………… 158
　　（一）恶寒发热 …………… 158
　　（二）壮热 ………………… 160
　　（三）潮热 ………………… 162
　　（四）往来寒热 …………… 162
　　（五）烦热 ………………… 163
　　（六）微热 ………………… 164
　二、出汗 ……………………… 165
　　（一）全身出汗 …………… 165
　　（二）局部出汗 …………… 166
　三、昏迷 ……………………… 167
　四、抽搐 ……………………… 169
　五、失血 ……………………… 170
　　（一）咳血 ………………… 170
　　（二）呕血 ………………… 171
　　（三）衄血 ………………… 171
　　（四）便血 ………………… 172
　　（五）尿血 ………………… 172
　　（六）崩漏下血 …………… 173
　六、咳嗽 ……………………… 174
　七、喘促 ……………………… 175
　八、呕吐 ……………………… 176
　九、泄泻 ……………………… 176
　十、便秘 ……………………… 177
　十一、小便不利 ……………… 178
　十二、黄疸 …………………… 179
　十三、眩晕 …………………… 180
　十四、心悸（怔忡） ………… 181
　十五、不寐 …………………… 181
　十六、疼痛 …………………… 182
　　（一）头痛 ………………… 182
　　（二）胸胁痛 ……………… 183
　　（三）胃脘痛 ……………… 184
　　（四）腹痛 ………………… 185
　　（五）腰痛 ………………… 186
　　（六）肌肉关节痛 ………… 187

第二节　原文选录 ……………… 187
　一、望诊 ……………………… 187
　　（一）神色形态部分 ……… 187
　　（二）舌诊部分 …………… 189
　　（三）目部部分 …………… 192
　　（四）鼻部部分 …………… 193
　　（五）口唇部分 …………… 193
　二、闻诊 ……………………… 193
　　（一）辨声音以诊断外感内伤 …… 193

（二）辨声 …………………… 193
　　（三）五脏、五声、五音 …… 193
　　（四）五声候五脏之病 ……… 194
　　（五）尸气 …………………… 194
　三、问诊 ………………………… 194
　　（一）问病 …………………… 194
　　（二）诊病须察阴脏、阳脏 … 194
　　（三）问证求病 ……………… 195
　四、切诊 ………………………… 195
　　（一）诊脉须知胃气 ………… 195
　　（二）五脏四时平病死脉（以胃气
　　　　为本） …………………… 195
　　（三）论四时五脏之脉 ……… 196
　　（四）指法总义 ……………… 197
　　（五）诊脉须注意上下来去至止 … 197
　　（六）论外感内伤的脉诊 …… 198
　　（七）论感证的脉诊 ………… 198
　　（八）脉症顺逆 ……………… 198
　　（九）舍脉从症或舍症从脉 … 198
　　（十）按诊 …………………… 199

　五、八纲 ………………………… 199
　六、辨证 ………………………… 200
　第三节　歌诀选读 ……………… 201
　一、察舌辨证歌 ………………… 201
　二、诊色歌 ……………………… 203
　三、李濒湖《濒湖脉学》二十七脉
　　"体状诗"、"相类诗"、
　　"主病诗" ……………………… 203
　四、李中梓《诊家正眼》二十八脉
　　脉象与主病歌诀 ……………… 207
　五、《医宗金鉴·四诊心法要诀·
　　病脉顺逆诀》 ………………… 212
　六、败脉歌 ……………………… 213

中医诊断学实验课程 ………… 214

附1　常见证候国家诊断标准 … 218

附2　常见舌象彩色图片 ……… 223

第一章 绪 论

中医诊断学是在中医基础理论的指导下,从整体的观念出发,运用辨证的理论与方法,以诊察病症,推断病情,辨别证候,给防治疾病提供依据的一门学科,是中医基础理论到临床各科的桥梁。

第一节 中医诊断学发展简史

在中医学领域里,诊断疾病的理论与方法肇始奠基很早。公元前5世纪著名医家扁鹊就擅长"切脉、望色、听声、写形,言病之所在"。

约成书于公元前3世纪的《黄帝内经》,不仅在诊断学的方法上奠定了望、闻、问、切四诊的基础,更重要的是提出诊断疾病必须结合致病的内、外因素加以全面综合考虑。《素问·疏五过论》谓:"凡欲诊病者,必问饮食居处,暴乐暴苦……"并谓"圣人之治病也,必知天地阴阳,四时经纪;五脏六腑,雌雄表里;刺灸砭石,毒药所主;从容人事,以明经道,贵贱贫富,各异品理,问年少长,勇怯之理。审于分部,知病本始,八正九候,诊必付矣。"这就是说,对任何疾病所产生的症状、体征都不能孤立地看待,应该联系到四时气候、地方水土、生活习惯、性情好恶、体质强弱、年龄、性别、职业等。运用四诊的方法,全面地了解病情,加以分析研究,然后才能作出正确的诊断。

公元前2世纪,西汉名医淳于意首创"诊籍",开始详细记录患者的姓名、性别、居址、症状、体征、脉象、治疗过程、病状方药及就诊日期等,作为复诊的参考,是病案书写的先驱。

公元3世纪初,东汉伟大医学家张仲景总结了汉以前有关诊疗经验,在撰用《素问》、《九卷》理论的基础上,结合经方派的经验,把病、脉、证并治结合,进行分析研究,著成了不朽的著作《伤寒杂病论》,确立辨证论治理论,奠定了诊断的基础。与此同时,杰出的医学家华佗论证、论脉、论脏腑寒热虚实、生死顺逆之法甚精,《中藏经》记载了华佗诊病的学术经验。

随着时代的推移和医学的发展,自晋、唐以来,历代医家大都把诊断与治疗结合起来进行研究。但亦有把诊断作为专门学科进行研究的。西晋·王叔和《脉经》,集汉以前脉学之大成,选取《内经》、《难经》以及张仲景、华佗有关论述。在具体阐明脉理的前提下,联系伤寒、热病、杂病和妇儿疾病的脉证,分述三部九候、寸口、二十四脉等脉法,是我国现存最早的第一部脉学专著。《脉经》对世界医学有广泛的影响,早在公元562年脉学传到朝鲜、日本等国家。阿维森纳(公元980~1037年)的《医典》便吸收了我国脉学内容。到17世纪,《脉经》已被翻译成多种文字在欧洲流传。

公元3~6世纪时,由于总结了先秦时代以来的医学诊断方面的成就,因此对于疾病的认识比较具体。在晋代有关典籍中,对于传染病、妇、儿、内、外科杂病的诊断已有比较翔实的记载。如晋·葛洪(281~341年)《肘后备急方》对传染病,如天行发斑疮(天花)、麻风等基本上能从发病特点和临床症状上作出诊断。同时,对于疾病学的分类,皆能"分别病名,以类相续,不相错杂"。如认为"破脑出血而不能言语,戴眼直视,咽中沸声,口急唾出,两手妄举,亦皆死候不可疗;若脑出血而无诸候者可疗。"这表明了对颅脑损伤的危重病象及其预后的明确判断。这个时候,继承汉代学术成就,外科疾病诊断日臻完善。南齐·龚庆宣(479~502年)《刘涓子鬼遗方》对痈、疽、疮、疖诊断亦较明确。

隋·巢元方等撰《诸病源候论》(公元610年),是我国第一部论述病源与证候诊断的专著。全书分67门,列各种疾病的证候为1 720论。其中以内科疾病为多,对于其他各科疾病也有详细记录。如外科,仅金创就有27种,眼科38种,妇科140多种,内容丰富,诊断指标明确。同时对一些传染病、寄生虫病、妇科、儿科病等的诊断,更有不少精辟的论述。该书对后世医学影响颇巨,如《外台秘要》、《太平圣惠方》等对疾病的病因、证候判别,大都以此为据。

唐·孙思邈重视医德,并主张医家习业"必须博极医源,精勤不倦";诊病要不为外部现象所迷惑,要透过现象看清本质。他在《备急千金要方·大医精诚》中指出:"病有内同外异,亦有内异而外同,故五脏六腑之盈虚,血脉营卫之通塞,固非耳目之所察,必先诊候以审之。"诊候上既注重掌握病源与病机的演变,如《备急千金要方·诊候第四》指出:"夫欲理病,先察其源,候其病机。五脏未虚,六腑未竭,血脉未乱,精神未散,服药必活。若病已成,可得半愈;病势已过,命将难全。"又重视色、脉与按诊,其《千金翼方·色脉》中谓:"夫为医者,虽善于脉候,而不知察于气色者,终为未尽要妙也。"在《千金翼方·诊痈疽有脓法第五》中谓:"凡痈按之大坚者未有脓,半坚半软者半有脓。当上薄者都有脓。"不难看出,当时孙氏对诊断原理与诊断方法已有深入的研究。

宋、金、元时期,继承晋唐以来的医学成就,诊断学的发展,与日俱增。宋·朱肱《南阳活人书》强调治疗伤寒,必须详细诊察,并认为切脉是辨别伤寒表里虚实的关键。

宋·陈言《三因极一病证方论》论述诸病证候。重点从内因、外因、不内外因三因出发,是病因、辨证、理法比较完备的著作。施发的《察病指南》是诊法的专著。崔紫虚的《崔氏脉诀》颇具影响,故《东垣十书》更取以冠首;李时珍亦将其附入《濒湖脉学》之中。可见其对后世的影响之深。

金元之世,专攻诊断者,颇不乏人。戴起宗所撰《脉诀刊误集解》,针对六朝·高阳生据王叔和《脉经》,撮其切要而著的《脉诀》,以《内经》之理,刊其谬误,于脉学殊有裨益。又如滑寿的《诊家枢要》专载诊法,他据华佗等的理论,指出:"脉者气血之先也,气血盛则脉盛,气血衰则脉衰,气血热则脉数,气血寒则脉迟,气血微则脉弱,气血平则脉治。"同时,滑寿对三岁以内小儿诊察指纹,又有新的创意。他指出:"小儿三岁以下,首先看虎口三关纹色,紫热,红伤寒,青惊风,白疳病,惟黄色隐隐,或淡红隐隐,为常候也。"危亦林的《世医得效方》,论述了危重疾病的釜沸、鱼翔、弹石、解索、屋漏、虾游、雀啄、偃刀、转豆、麻促等十怪脉象。

刘河间、李东垣、朱丹溪、张从正等对于诊断的论述,不遗余力。刘河间诊病、辨证重视病机。李东垣辨脉重视四诊合参,他认为:"持脉有道,虚静为保。但可澄神静虑。调息宁心,神精明,察五色,听音声,问所苦,方始按尺寸,别浮沉。以此参伍,决死生之分矣,复观患人身形、长短肥瘦,老少男女,性情缓急,例各不同。故曰形气相得者生,参伍不调者病。"朱丹溪诊病,主张从外知内,他指出欲知其内者,当以观乎外,诊于外者,斯以知其内。盖有诸内者形诸外，苟不以相参，而断其病邪之顺逆，不可得也。张从正诊病，重视症状的鉴别诊断。例如他对斑疹伤寒与其他发疹性疾病的鉴别，甚为明确。

明清以来，对脉诊与舌诊的发展尤为突出，同时对于诊病、辨证的原理，更有进一步的阐明。

明清时期的脉学成就：明·张介宾《景岳全书·脉神章》，详述《内经》、《难经》、仲景及诸家脉义，对脉神、正脉十六部、脉之常变等，论述较为详细。

伟大的医药学家李时珍所撰《濒湖脉学》摘取诸家脉学精华，详分二十七脉，对其中同类异脉的鉴别点和各种脉象主病，均编歌诀，便于读者诵习。

清·李延昰《脉诀汇辨》，汇集诸家脉学论著，结合其叔李中梓所传脉法予以辨证，并阐述自己研究脉理心得，以脉参症，体现了切脉在诊疗疾病上的灵活性。此外，清代医家在前人经验的基础上，研究脉学多把生理、病理以及证候结合起来以详究其脉原。如清·贺升平《脉要图注详解》包括脉学总论、各科脉法、运气、二十八脉、奇经八脉、骨度、经脉、络脉、经别、经筋，以及身形、脏腑、营卫、颜色、五音五形等诊法。博采众说，并附插图，以彰其说。又如周学霆的《三指禅》，论脉以缓脉为权衡诸脉的标准，以浮、沉、迟、数为四大纲脉，共列二十七脉，用对比的方法鉴别各种不同脉象，论述疾病以脉与症相结合。联系病因、病机辨析其理，以定治法，最切合临床实用。最突出的是沈金鳌，他认为："人之有病，七情所感，六淫所侵，重则脏受，轻则腑受，深则经受，浅则肤受，象现于脉，脉诊于指，人与人异，指与肉隔，气有长短，质有清浊，且阴阳殊其禀，寒热虚实互其发，而欲于三指之下，顷刻之间，脏腑毕现，洞幽彻微，不有犀照，何能毫厘不差。"因著《脉象统类》一卷，《诸脉主病诗》一卷。论述脉理，甚为可取。此外，清·周学海《重订诊家直诀》，是《周氏医学丛书脉学四种》之一，本书撷取《脉义简摩》、《脉简补义》之精要，综论脉象、指法及主病，并用对比的方式阐述二十四脉之脉象。又以位、数、形、势、微、甚、兼、独八类作为分析正脉、变脉之纲领，内容甚为切要。还有罗浩所辑的《诊家索隐》，辑录了崔紫虚、余抑庵、张石顽三家之说，并按李士材所论二十八脉，益以张石顽所增附之脉，又据宋·刘立之以浮、沉、迟、数为大纲，附以弦、短、长二部。对诸脉的脉象、考辨、主病及参变等方面，论述颇详。又如管玉衡的《诊脉三十二辨》，在脉诊的三十二辨中，论述诊脉大法，浮、沉、迟、数、滑、涩六脉所统共二十九脉的阴阳所属及其形象等，具有独特见解。

明清时期的舌诊成就：早在13世纪元代时，有敖氏者著有《点点金》及《金镜录》，论伤寒舌诊，分十二图。后经杜清碧的增补，即为今所见的《敖氏伤寒金镜录》，是我国最早的第一部舌诊专著。明清以后，舌诊得到广泛的应用。16世纪后叶，申斗垣氏集当时舌诊之大成，著《伤寒观舌心法》。至清·康熙七年张登先取《观舌心法》，正其错误，削其繁芜，并参入其亲历，共得一百二十图，著成《伤寒舌鉴》，此书备列伤寒观舌之法，观舌辨证，颇为扼要。另有傅松元的《舌胎统志》，把舌分为枯白舌、淡白舌、淡红舌、正红舌、绛色舌、紫色舌、青色舌、黑色舌八种，内容丰富，经验颇多。刘以仁在他编的《活人心法》中，载有王文选《舌鉴》，集张登的一百二十舌，杜清碧三十六舌，段正义《瘟疫论》十三舌，择录其中一百四十九舌，对温热的辨舌经验较诸以往有不少的补充。随后，梁玉瑜推崇《舌鉴》，将其原文逐条加以辨证，并增入杂病观舌辨证之法，辑成《舌鉴辨证》，载图一百四十九舌，精详有加。

20世纪初的刘恒瑞的《察舌辨证新法》（1911年），论述白、黄、黑三种舌苔及辨舌苔变化、真退、假退等，诊断与治法并提，颇能指导实践。曹炳章的《彩图辨舌指南》（1917年）集历代医家论舌于一书。上考《灵枢》《素问》，近探各家，并附彩图一百二十二舌，墨图六舌，是研究舌诊的较好资料。杨云峰的《临症验舌法》(1923年)，主要以舌苔的形色——浮、胖、坚、敛、干、燥、滑、润、黑、白、青、黄来分析病情的虚、实、阴、阳和测知内脏的病变，并密切结合治法，内容简要，多为经验之谈。还有一些虽非舌诊专著，但对舌诊也有不少精辟见解，如叶香岩的《外感温热篇》，王孟英《温热经纬》等，对于热病之辨证验舌，经验可贵，值得重视。

明清时期四诊的成就：在脉学和舌诊取得进展的同时，对于四诊的综合研究，亦有不少专著。明·张三锡《医学六要》之一的《四诊法》，内容虽偏重于切脉，但也详实地记述了五官、色脉、声诊、问病、辨舌等诊察方法。《医宗金鉴·四诊心法要诀》以四言歌诀的形式简要地介绍四诊理论与方法，便于习诵。清·何梦瑶的《四诊韵语》(即《乐只堂人子须知韵语》卷一)，首列十二经脉歌，次对四诊心法撮要，辨阴证阳证要诀，脉诊、望色、察面、五官、唇、齿、辨舌、闻声及问诊等分别予以论述，并且介绍八脉要诀，小儿诸诊歌及奇经八脉图歌等，内容多以韵语加注的形式阐述。清·林之翰的《四诊抉微》以《内经》色脉并重为依据，抉取古今有关四诊论述编纂而成。着重指出四诊不但同样重要，而且互相关系，既不偏于切脉，也不忽略望、闻、问三诊。望诊详论神气、形色、颜面、五官、苗窍、齿、项、爪甲等各种形色变化，并附小儿指纹的特殊观察方法。闻诊中指出听声审音，可察盛衰存亡，并可征中外情志之感。问诊为审察病机之关键。诊脉部分详于脉理，并能结合诊断，介绍治法。书中盛赞张介宾《景岳全书·传忠录》中的"十问篇"，详细得中，纲举张，有体用兼赅之妙。诸家脉诀，盛誉《濒湖脉学》为诸家之翘楚。此外，如陈修园《医学实在易·四诊易知》，论述四诊简明扼要，可为后学式程。又如汪宏的《望诊遵经》搜集历代有关望诊资料，说明气色与疾病变化的关系。从眼睑、口、舌、唇、齿、须、发、腹、背、手、足等部位的形容色泽和汗、血、便、溺等稀稠有无，通过分析比较，以辨析病证的表里、虚实、寒热、阴阳，并预计其顺逆安危，其内容精要实用，可供临证参考。

明清时期辨证学的成就：自张仲景以六经论伤寒，脏腑经络议杂病以来，明清医家传承前人经验，诊病辨证更为深入。《景岳全书·传忠录》首先讨论阴阳与六变，他说："阴阳既明，则表与里对，虚与实对，寒与热对，明此六变，明此阴阳，则天下之病，固不能出此八者。"明确地提出八纲辨证的重大作用。清·喻嘉言《寓意草》提倡先议病后用药，他说："迩来习医者众，医学愈荒，遂成一议药不议病之世界，其夭枉不可胜悼……"如何议病？喻氏提出了极其具体的议病格式，喻氏的议病格式，是当时中医学最完整的病历书写格式，值得参考。但更重要的是喻氏所谓议病用药，实质就是在诊察的基础上，进行辨证论治。

清·陈士铎《辨证录》分叙伤寒、中寒、中风等126门，七百余证，其辨证着重于症状的鉴别分析。清·程国彭《医学心悟》认为对疾病的诊断错误，究其原因，虽然有百端，但其中最重要的是辨证的切脉不真，浮沉迟数分不清的缘故。与此同时，他继张景岳之后指出，诊病有其总要，即寒、热、虚、实、表、里、阴、阳八字而已。并说病情概不外是，则辨证之法，亦不出此。

对于杂病的辨证，沈金鳌《杂病源流犀烛》，博采前人经验，结合个人见解，加以归纳整理，内容以叙述杂病为主，包括脏腑、奇经八脉、六淫、内伤外感、面部、身形等类，每类分若干病，每病各著源流一篇，并详述病的原委，悉其形证，考其主治，因证用方，理法方药，比较契合，是一部诊疗相结合的著作，在杂病学中有相当的影响。

明清攻《伤寒论》,致力于六经辨证研究的百余家,各有精辟见解。如清·柯琴所撰《伤寒来苏集》,以证为主,将《伤寒论》原文归纳类聚予以阐注。并认为"仲景之六经为百病立法"。明清时期,有的医家鉴于伤寒与温病易于混淆。元末明初王安道的《医经溯洄集》对伤寒与温病正义作了原则上的区分。清·杨璿的《寒温条辨》针对伤寒与温病的病因证治等一一予以详辨。

温病的辨证,迨至清朝,叶天士《外感温热篇》立卫气营血的辨证方法,并重视察舌、验齿等诊法在辨证上的重要意义。吴鞠通《温病条辨》,选用叶天士经验,创温病的三焦辨证法则。

综上所述,中医诊断学的"四诊"与"辨证"都不断地发展,是伟大宝库的重要组成部分。中华人民共和国成立后,《中医诊断学》受到了教学、医疗和科研工作者的普遍重视。特别是在四诊客观化、辨证学原理的研究上,运用声学、光学、磁学、电子学以及信息论、控制论、系统论、生物医学工程等多学科进行综合研究,又获得了新的理念与成就。我们深信,在科学技术突飞猛进的今天,中医诊断学一定会有更新的发展和提高。

第二节　中医诊断学的范围与原则

诊断,《内经》称为诊法,主要包括望、闻、问、切四诊,直至清代仍以《四诊心法》作为诊断学的教材。似乎诊断学的范围主要探究四种诊查方法。实际上中医之诊断学,既重视四诊等基本技能,还特别重视辨证方法与有关诊断的理论,只不过这些诊断学的基本知识与基本理论,散在于一些临床专著或其他论著之中。

中华人民共和国成立后,中医诊断学,自中医理论体系中抽出其带有共通性的、基础性的诊断知识、理论与方法,并加以编次与叙述,以便为临床各种诊断疾病打好基础。至于各临床学科专有的一些诊断方法,仍由各临床学科具体介绍。

对于疾病诊断的过程,是一个认识的过程,对疾病有所认识,才能对疾病进行防治。要正确地认识疾病,首先要注意三大原则。

一、审察内外

诊察疾病时,把病证看成是患者整体的病变,既要审察其外,还要审察其内,并将患者与自然环境结合起来加以审察,即为"审察内外"。人是一个整体,人体的生理机能对自然界一般的变化是能够相适应的。当人体这个整体内在失调或自然界的变化超过限度,人体不能维持正常的生理机能时,便产生疾病。从人体是一个整体、人与天地相应这些观点出发,在认识疾病的时候,便不能只见到局部或只注意个人。这种观点,在诊断学中成为"审察内外"的原则。这一原则对于诊断疾病有重要的意义。

人体皮肉脉筋骨、经络与脏腑息息相关,而以脏腑为中心,以经络通连内外。身体一旦发生疾病,局部的可以影响全身,全身的也可以显现在某一个局部;内部可以牵连及外,外部的也可以传变入里。精神刺激可以影响脏腑功能,脏腑病变也可以造成精神活动的改变。由此可见,人体每一病证的产生,无不体现整体的失调。例如眼病,不仅是眼球局部的病变,而且和经络脏腑的疾病也有密切的关系,或由于肝经有热,或因心火,或因肺热,或因肾虚……原因很多，如果单从眼部诊断，往往不够全面。当然，诊断也不能忽视局部。既要诊察局部，更要诊察整体，而且诊察局部也可以审察整体。

同时，人们生活在自然环境中，时刻受到外界环境的影响。当外界环境起急剧变化，或人体机能对外界不能适应时，经络脏腑功能就会失调而发生疾病。疾病的发生与变化，绝对不能孤立于自然界之外。要正确诊断疾病，就必须审察患者所处的外界环境（如季节、地方、其他生活条件和精神环境等）。

总之，诊察疾病，首先要把疾病看成是患者整体的病变，既要审察患者整体的病变，还要审察患者的外在环境，内外结合统一审察，是中医诊断学的基本原则。

二、辨 证 求 因

辨证求因，是在审察内外方法的基础上，根据患者一系列具体证候，加以分析、综合，求得疾病的本质，为临床治疗提供确切的依据。通过"辨证"来了解病情，求得病"因"，即为"辨证求因"。

疾病是多样而复杂的，又是不断变化的。因此，要正确认识疾病，就必须从病因、病位、病程等方面进行全面的了解。了解的根据是什么？就是"证"（证候）。这里所说的辨证求因，这个"因"字，其涵义应当是广泛的，除了六淫、七情、饮食劳倦等通常的致病原因以外，还包括了疾病过程中产生的某些症结，而为辨证论治作为主要依据的因素在内。比如气郁、瘀血、痰饮、虫积之类，虽不在"三因"之列，但在辨证方面，也常视为导致当前证候的主要原因，而作为治疗的重要依据。所谓辨证求因，也就是根据患者临床表现的具体证候，从而确定病因是什么？病位在何经何脏？其病程发展及病理原因又如何？务使临床所得出的诊断，即可作为论治的根据。

人体发生疾病，便会发生一些异常现象，如头痛、发热恶寒等。这些异常的现象，称为"症状"。症状的出现，是人体有了病变的客观反映。通过症状，可以探求疾病的内在变化。因此，症状是辨证的重要依据之一。但辨证的"证"字，它所代表的不仅仅是个别的症状，也不仅是表面的综合症状群。所谓证或证候，既包括四诊检查所得，又包括内外致病因素，全面而又具体地反映了疾病的特征、性质和在这个阶段的主要症结。

例如患者自诉发热，单就发热这一个症状，不能得出辨证的结果。因为有外感的发热，也有内伤的发热，须要进一步了解患者有没有恶寒、头痛。如有恶寒、头痛而发热，那就比较明确一些，但还要看看是不是有浮脉？舌苔是否薄白？病起多久？等等。如果发热、恶寒、头痛、脉浮而舌苔薄白，病属初起，那就可以初步确定是一个外感表证的发热，而不是内伤里证的发热。但辨证至此仍未终止，还要进一步辨别这一外感表证，到底是外感风热还是外感风寒（脉浮紧、舌不红、口不渴为风寒；脉浮数、舌红、口渴为风热）？辨证就是按照中医的理论和经验，像抽丝剥茧一样逐层深入，以达到辨证求因、为治疗指出方向的目的。

又如呕吐这一病证，虽属胃气上逆而导致，但胃气上逆不仅限于胃腑本身的病，有时却由于肝气横逆侮胃而引起。欲求得肝气横逆之因，首先应辨出肝气横逆之征。如呕吐而兼有情绪郁怒、胁痛胀满、吞酸吐酸、脉象弦而有力等，便可断为肝气犯胃的呕吐证，治疗便有所依据。

由此可知，仔细地辨证，就可以对疾病具有真切的了解，诊断也就能更为确实，而在治疗上更可以达到"审因论治"的较高境界。

通过辨证来了解病情,求得病因,也是中医诊断学的基本原则。

三、四 诊 合 参

诊断要根据审察内外和辨证求因的原则进行,对患者做周密的观察与全面的了解,详细搜集证候资料,做到望闻问切综合诊察,即为"四诊合参"。

四诊,就是望、闻、问、切。诊断必须要做到四者俱备,才能见病知源。不能错误地把四者割裂开来理解,以为最高明的医生,无论什么病都能一望而知。自从王叔和以后,脉诊和舌诊,都有很大的发展,因而有些医者,便出现一种偏向,往往夸大脉诊,或夸大脉诊和舌诊,一按脉、一望舌便判定病情,处方用药,而忽视四诊合参的原则。医生对舌诊或脉诊有精深的研究和专长是很好的,但断不能以一诊代替四诊。患者发病的经过,痛苦所在,过去患过什么病,经过什么治疗等资料的搜集,必须进行问诊。患者的声音气味有什么变化,必须进行闻诊。患者的神色形态有哪些变化,必须进行望诊。患者的脉象和肢体有什么异常,又必须进行切诊。疾病是复杂而多变的,征候的显现有真象也有假象,有的假在脉上,有的假在症上,故诊法有"舍脉从症"和"舍症从脉"的理论。如果四诊不全,便得不到患者全面的、详细的资料,辨证就欠准确,甚至发生误诊。例如患者自诉发热头痛,病情并不复杂,但却不能只凭这两个症状来辨证,还必须问明起病的时间、发热的情况,还要摸摸热在手心还是手背,舌象如何,脉象如何,禀赋如何,声音形态如何,才能确定诊断。若问诊知其病所由得,初起时曾觉恶寒,其后便发热先汗,食欲不好,大小便如常,望诊见其神色如常,舌质如常,舌苔薄白,闻诊觉其声音重浊而鼻塞,切诊脉浮紧,从上述四诊所得,根据八纲分析,应是外感风寒之表证。如果患者病已日久,每于午后发热,手心热于手背,时头痛或不痛,神疲倦怠,两颧发赤,唇红,舌质深红无苔,脉细数,按症分析,这是内伤阴虚之证。

由此可见,证候是辨证的基础。要详细搜集证候资料,就必须四诊合参。

第三节　中医诊断学的主要内容

中医诊断学的主要内容包括四诊、八纲、辨证。

四诊:望诊,是对患者神、色、形、态、五官、舌象以及分泌物、排泄物等进行有目的的观察,以了解病情,测知脏腑病变。闻诊,是从患者语言、呼吸等声音及由患者体内排出的气味,以辨别内在的病情。问诊,是通过对患者或者其家属的询问,可以得知患者平时的健康状态,发病原因,病情经过和患者平时的自觉症状等。切诊,是诊察患者的脉候和身体其他部位的情况,以测知体内、体外一切变化的情况。依据以上四诊合参的原则,不能以一诊代四诊,同时,症状、体征与病史的收集,一定要审察准确,不能草率从事。

八纲:即阴阳、表里、寒热、虚实。张景岳称为"阴阳""六变"。四诊所获得的一切资料,须用八纲加以归纳分析,寒热是分别疾病的属性,表里是分辨疾病病位与病势的浅深,虚实是分别邪正的盛衰,而阴阳则是区分疾病类别的总纲。它从总的方面,亦即最根本的方面分别疾病属阴属阳,为治疗指明总的方向。

辨证:包括病因、气血津液、脏腑、经络、六经、卫气营血和三焦辨证。诸种辨证既各有其特点和适应范围,又有相互联系,并且,它们均是在八纲辨证的基础上加以深化。

第四节　中医诊断学学习的要求和方法

中医诊断学是基本理论与临床各科之间的桥梁,是中医基础理论、基本知识和基本技能的具体运用,既有理论知识,又有实际操作。清·林珮琴《类证治裁·自序》曾说:"学者研经,旁及诸家,泛览沉酣,深造自得,久之源流条贯,自然胸有主宰。第学不博,无以通其变;思不精,无以烛其微。惟博也,故腕妙于应,而生面别开;惟精也,故悟彻于玄,而重关直辟。"所以学习诊断时,要以辩证唯物主义为指导思想,要做到理论与实践相结合。所以,一方面要深入理解、掌握本门课程的基本理论,基本知识,对历代名医的某些诊断学原著,最好能够熟读,并且要复习、运用前面所学的中医学基础理论,根据中医理论的系统性和科学性,用基本理论作指导,能加深诊断学的学习和理解。

另一方面要重视实践锻炼。无论是实践操作或是临床实习,或是课后练习,都要多看多练,掌握四诊、八纲、辨证分析,病历书写的基本技能。并培养自己严肃认真、实事求是的工作作风,发扬救死扶伤的人道主义精神,对患者态度要和蔼可亲,关怀备至。

中医诊断学中通过直观的望、闻、问、切作为诊断和辨证的依据,这一传统的四诊方法是科学的。但由于历史条件的限制,也并不是完美无缺的,怎样运用现代科学技术成果,使四诊内容、辨证分析逐步规范化、统一化;疾病诊断、证候辨别的内容标准化、系统化;各种证候的客观实质及其微观变化等,尚须作深入的探讨。此外,还有许多散在民间的诊察方法,辨证经验,尚待收集、整理。所以,我们不仅要把诊断学中宝贵遗产很好地继承下来,并且要在实践中,运用现代的科学知识与方法,进一步整理研究,将它提高到21世纪新的创新平台。

第二章 四 诊

四诊是指望、闻、问、切四种诊察疾病的基本方法。

医生运用视觉观察患者全身和局部的神色形态的变化,这是望诊;凭听觉和嗅觉以辨别患者的声音和气味的变化,属于闻诊;仔细询问患者或陪诊者,了解疾病发生和发展的过程、症状及其与疾病有关的情况,称为问诊;切按患者脉搏和按抚患者的脘腹、手足以及其他部位,是为切诊。

人体是一个有机的整体,局部的病变可以影响及全身;内脏的病变,可以从五官、四肢、体表各个方面反映出来。正如《丹溪心法》说:"欲知其内者,当以观乎外;诊于外者,斯以知其内。盖有诸内者形诸外。"所以通过四诊等手段,诊察疾病显现在各个方面的症状和体征,就可以了解疾病的病因、病机,从而为辨证论治提供依据。

望、闻、问、切是调查了解疾病的四种方法,各有其独特作用,不能相互取代,因此在临床运用时,必须将它们有机地结合起来,即所谓"四诊合参",这样才能全面而系统地了解病情,作出正确的判断。四诊方法是在长期的医疗实践中,逐步形成和发展起来的,十分重视机体脏腑生理、病理的客观反映,并通过这些客观反映了解其内在联系。

第一节 望 诊

医生运用视觉,对人体全身和局部的一切情况及其排出物等,进行有目的地观察,以了解健康或疾病情况,称为望诊。望诊在诊断上占有重要的地位,所谓"望而知之谓之神"。这是因为人的视觉,在认识客观事物中,占有重要的地位。所以充分利用视觉,训练敏捷的观察力,是医生职业所必需的。

望诊的主要内容是观察人体的神、色、形、态,以推断体内的变化。健康人的神、色、形、态等都有其正常的表现,一有反常,便是病态。有些疾病只反映为神或色等单方面的异常;有些疾病却反映为神、色、形、态等多方面的变化。祖国医学的长期实践证明,人体外部和五脏六腑有着密切的关系,特别是面部、舌部和脏腑的关系更为密切,因此通过对外部的观察,可以了解整体的病变,诚如《灵枢·本脏》所说:"视其外应,以知其内藏,则知所病矣。"

望诊内容虽可分为总体望诊和分部望诊,但在运用时,勿需严格区分,兹分望神、色、形、态、头颈五官、皮肤、络脉、排泄物和分泌物、舌象等几项叙述。舌诊和面部五色诊虽属头面五官,但因诊断意义较大,故单立项目阐述。

一、望 神

(一) 神的概念

神是人体生命活动的总称。其概念有广义、狭义之分:广义的神,是指整个人体生命活动的外在表现,可以说神就是生命;狭义的神,乃指人体的精神活动,可以说神就是精神。望神应包括这两方面的内容。

神是机体生命活动的体现,神不能离开人体而独立存在,有形才能有神,形健则神旺,形衰则神惫。故《素问·上古天真论》有"形神合一"及"形与神俱"的理论,说明形与神的关系。经过无数实践证明,神的盛衰的确是形体健康与否的重要标志之一。反过来看,如形羸色败,虽然两目有神亦是假象。

神来源于先天之精,如《灵枢·本神》言:"生之来谓之精,两精相搏谓之神。"但神又靠后天之精的滋养,所以《灵枢·平人绝谷》又曰:"故神者,水谷之精气也。"

精与神的关系是:精能生神,神能御精,精足则形健,形健则神旺;反之,精衰则体弱,体弱则神疲。气与神的关系也是密不可分的,气是生命的动力,气能生神,神能御气,所以《图书编·神气为脏腑之主》曰:"气载乎神。"又曰:"孰知气充乎体,赖神以宰之。"总之,精、气、神为人生三宝,精充、气足、神旺,是健康的保证;精亏、气虚、神耗,是衰老的原因。因此,望神可以了解精气的盈亏。神也是五脏所生之外荣,如《素问·六节脏象论》曰:"天食人以五气,地食人以五味。五气入鼻,藏于心肺,上使五色修明……以养五脏气,气和而生,津液相成,神乃自生。"《灵枢·平人绝谷》也说:"五脏安定,血脉和利,精神乃居。"因此,望神也可以了解五脏精气的盛衰。

总之,神体现了人的生命活动,所以《灵枢·天年》曰:"失神者死,得神者生也。"

神既是一身之主宰,必然于全身皆有表现,但却突出地表现于目光。眼睛是心灵之窗,人的精神活动,往往于无意中流露于目光,所以眼睛是可以传神的。当接触患者时,要求经过短暂的观察,就能对患者的神气有一个初步的印象。这短暂的观察,应首先注意患者的目光神态,所谓奕奕有神,盎然外见。此外,言谈举止,应答反应,面部表情等等,也都表现了人的精神状态和情志变化。至于脏腑气血的机能状态,也是神的表现,又需从面色、声息、体态、脉象等方面来了解,并不局限于望诊所见了。所谓"色之有神""声之有神""脉贵有神"等便是。

神的表现虽然是多方面的,但望神的重点在于目光、神志、面色和形态等方面。

(二) 得神、失神与假神

关于得神与失神,张景岳有一段全面具体的论述。《景岳全书·传忠录·神气存亡论》说:"善乎神之为义,此死生之本,不可不察也……以形证言之,则目光精彩,言语清亮,神思不乱,肌肉不削,气息如常,大小便不脱,若此者,虽其脉有可疑,尚无足虑,以其形之神在也。若目暗睛迷,形羸色败,喘急异常,泄泻不止,或通身大肉已脱,或两手寻衣摸床,或无邪而言语失伦……或忽然暴病,即沉迷烦躁,昏不知人,或一时卒倒,即眼闭口开,手撒遗尿,若此者,虽其脉无凶候,必死无疑,以其形之神去也。"这里提出了据患者面目表情、言语气息、形态动静等方面来望神的法则,是可以举一反三的(表2-1)。

1. 得神

得神即有神,是精充气足神旺的表现。在病中,则虽病而正气未伤,属于轻病。

得神的表现是:神志清楚,语言清晰,目光明亮,精彩内含;面色荣润含蓄,表情丰富自然;反应灵敏,动作灵活,体态自如;呼吸平稳,肌肉不削。

神志清楚,语言清晰,面色荣润,表情自然,是心的精气充足的表现;目光明亮,精彩内含,反应灵敏,动作灵活,体态自如,是肝肾精气充足的表现;呼吸平稳,肌肉不削,是肺脾精气充足的表现。总之,这是正常人的神气,即使有病也是脏腑功能不衰,预后良好。

表 2-1 望神简表

观察点	得 神	失 神	假 神
形色	形色如常,肌肉不削,面色明润含蓄	形羸色败,大肉消削,面色暗晦暴露	突然颧赤如妆
眼神	活动灵敏,精彩内含,炯炯有神	活动迟钝,目无精彩,目暗睛迷	目光突然转亮
神志	不乱,语言动作如常	不清,语言动作失常(如暴病沉迷烦躁,或循衣摸床)	突然转佳、言语清亮
呼吸	呼吸调匀	呼吸异常	
饮食			突然能食

2. 失神

失神即无神,是精损气亏神衰的表现。病到如此程度,已属病情严重阶段。

失神的表现是:神志昏迷,或言语失伦,或循衣摸床,撮空理线;目暗睛迷,瞳神呆滞;面色晦暗,表情淡漠呆板;反应迟钝,动作失灵,强迫体位;呼吸异常,大肉已脱。

神昏谵语或言语失伦,面色晦暗,表情淡漠或呆板,是心的精气衰败;目暗睛迷,反应迟钝,动作失灵,强迫体位,是肝肾精气俱衰;呼吸异常,大肉已脱,是肺脾精气衰竭。若见循衣摸床,撮空理线,神昏谵语,是邪陷心包,阴阳离绝的危候。总之,失神是脏腑功能衰败的表现,预后不良。

3. 假神

假神,是指垂危患者出现精神暂时"好转"的假象,称之为假神。是临终前的预兆,并非佳兆。

假神的表现是:久病重病之人,本已失神,但突然精神转佳,目光转亮,言语不休,想见亲人;或病至语声低微断续,忽而清亮起来;或原来面色晦暗,突然颧赤如妆;或原来毫无食欲,忽然食欲增强。这是由于精气衰竭已极,阴不敛阳,以致虚阳外越,暴露出一时"好转"的假象。古人比喻做"残灯复明""回光返照",这是阴阳即将离绝的危候。

(三)神气不足与神志异常

神气不足是轻度失神的表现,常见于虚证患者,是正气不足的缘故。如精神不振,健忘,嗜睡,声低懒言,倦怠乏力,动作迟缓等等,多属心脾两亏,或肾阳不足,以致神气不旺。

神志异常包括烦躁不安,谵妄神昏,以及癫、狂、痫等精神失常的表现。

烦躁不安,神昏谵妄,多由邪热客于心肺,或入于肾。烦者胸中烦,神不安,多属于热。

癫病表现为淡漠寡言,闷闷不乐,精神痴呆,喃喃自语,哭笑无常。多由痰气郁结,阻蔽神明所致。间或亦有神不守舍,心脾两虚者。

狂病多表现为疯狂怒骂,打人毁物,不避亲疏,或登高而歌,弃衣而走,或自高贤、自辩智、自尊贵,少卧不饥,妄行不休。多由气郁化火,痰火扰心所致;或为阳明热盛,邪热扰乱神明;或由蓄血瘀阻,蒙蔽神明。

痫病多表现为突然昏倒,口吐涎沫,四肢抽搐,醒后如常。多由肝风挟痰,上窜蒙蔽清窍;或属痰火扰心,肝风内动。

二、望 面 色

望面色,是医生观察患者面部颜色与光泽。颜色就是色调变化,光泽则是明度变化。古人把颜色分为五种,即青、赤、黄、白、黑,称为五色诊。五色的变化,以面部表现最为明显。因此,本书以望面色来阐述五色诊的内容。

(一) 面部色诊原理及其临床意义

《素问·脉要精微论》曰:"夫精明五色者,气之华也。"《四诊抉微》则说:"夫气由脏发,色随气华。"可见色泽是脏腑气血之外荣。不仅心之华在面,其他脏腑之精气,也通过经脉而上荣于面。正如《灵枢·邪气脏腑病形》所说:"十二经脉,三百六十五络,其血气皆上于面而走空(孔)窍。"这说明面色与内脏具有内在联系,故望面部色泽可以了解脏腑气血之盛衰以及邪气之所在。

据阴阳五行和脏象学说的理论,五脏应五色是:青—肝,赤—心,黄—脾,白—肺,黑—肾。

就气与色的关系而言,则气指生机,隐含于皮肤之内,色为血色,彰显于皮肤之表。《望诊遵经》说:"光明润泽者,气也,青赤黄白黑者,色也。有气不患无色,有色不可无气也。合而言之,而气色之见不可离,分论之,而气色之辨不可混。"气属阳,色属阴,故气色不可离,但气尤为重要。"气至色不至者生,色至气不至者死",因为"色随气华","内含则气藏,外露则气泄"(《四诊抉微》),气藏则生,气泄则死。总之,失去生气,不论何色,都属病重。

就神与色的关系而论,则《医门法律·望色论》说:"色者,神之旗也。神旺则色旺,神衰则色衰,神藏则色藏,神露则色露。"可见望色也可以察神。

总之,色与气、神的关系,体现了脏象学说中精、气、神三者之间的关系。在望色中,五色为阴血,光泽属神气,如《医原·望病须察神气论》所说:"神气云者,有光有体是也。光者,外面明朗,体者,里面润泽。"气血无乖,阴阳不争,自然光体俱备,此谓色之有神气。临床上,据此可以判断疾病的轻重顺逆,确定其预后。

(二) 面部与脏腑相关部位

面部的各部位分属脏腑,是面部望诊的基础。色与部位结合起来,更能进一步了解病情。

面部分脏腑部位:根据《灵枢·五色》的分法,把整个面部的名称分为:鼻——明堂,眉间——阙,额——庭(颜),颊侧——藩,耳门——蔽(图2-1)。

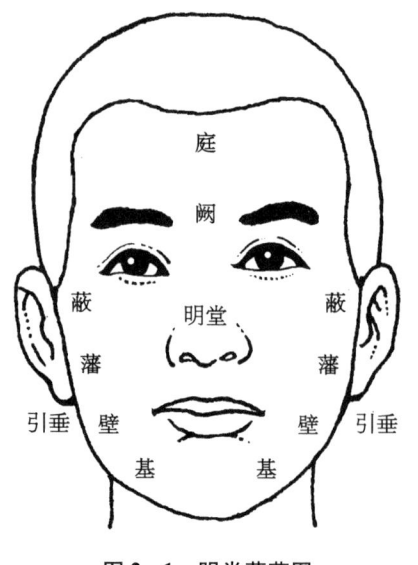

图2-1 明堂藩蔽图

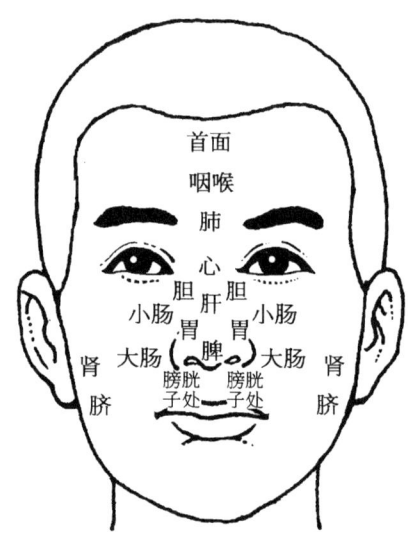

图2-2 面色诊分属部位图

按照上述名称和五脏相关的位置是：庭——首面，阙上——咽喉，阙中（印堂）——肺，阙下（下极，山根）——心，下极之下（年寿）——肝，肝部左右——胆，肝下（准头）——脾，方上（脾两旁）——胃，中央（颧下）——大肠，挟大肠——肾，明堂（鼻端）以上——小肠，明堂以下——膀胱子处（图2-2）。

另外，《素问·刺热》把五脏与面部相关部位，划分为：

左颊——肝，右颊——肺，额——心，颏——肾，鼻——脾。

以上两种方法，原则上以前一种为主要依据，后一种可作临床参考。总之，病有深浅，色有显晦，发病的病机很多，所以部位的观察也不能过于机械呆板，而必须灵活运用，四诊合参，但也不能放过部位望诊，因部位的划分是色诊的基础。

（三）望色十法

《望诊遵经》云："大凡望诊，先分部位，后观气色，欲识五色之精微，当知十法之纲领。"可见十法具有望诊纲领的意义。汪宏据《内经》理论，总结个人临床经验，提出的十法是：浮沉、清浊、微甚、散抟、泽夭。

浮是色显于皮肤之间，主病在表；沉是色隐于皮肤之内，主病在里。初浮后沉是病自表入里；初沉后浮是病由里出表。

清是清明，其色舒，主病在阳；浊是浊暗，其色晦，主病在阴。自清而浊，是阳病转阴；自浊而清，是阴病转阳。

微是色浅淡，主正气虚；甚是色深浓，主邪气盛。

散者疏离，其色开，主病近将解；抟者壅滞，其色闭，主病久渐聚。先散后抟，病虽近而渐聚；先抟后散，病虽久而将解聚。

泽是气色润泽，主生；夭是气色枯槁，主死。先夭而渐泽，精神复盛；先泽而后夭，血气益衰。

总之，十法可从总体上辨表里、阴阳、虚实、久近、成败。《望诊遵经》曰："盖十法者，辨其色之气也，五色者，辨其气之色也。"这就是十法的意义及其与望色的关系。

（四）常色与病色

1. 常色

常色指人在正常生理状态时面部的色泽，表示人体精神气血津液的充盈与脏腑功能的正常。由于精气内含，容光外发，所以正常人的面色应是光明润泽。正如《望诊遵经》所说："光明者，神气之著；润泽者，精血之充。"

我国正常人的面色是：红黄隐隐，明润含蓄。这就是有胃气、有神气的常色。但是由于体质禀赋不同，有人可能偏红、偏黑或偏白；由于生理活动的变化，有时可能偏青、偏白、偏红等等，这些都是正常现象，所以不论何色，只要有神气、有胃气，便是常色。所谓有神气，即光明润泽；所谓有胃气，即隐约微黄，含蓄不露。

由于时间、气候、环境等变化，常色又有主色、客色之分。

（1）主色：人群中，每人的面色是不一致的，属于个体特征，其面色、肤色一生不变者，称为"主色"。如由于遗传、地域、工作条件等造成某些人面色或白或黑或红或黄或青等等，只要终生不变，都属主色，正如《医宗金鉴·四诊心法要诀》所说："五脏之色，随五形之人而见，百岁不变，故为主色也。"按五行理论，木形之人青，土形之人黄，火形之人赤，金形之人白，水形之人黑，这是禀赋主色的缘故。

(2) 客色：人与自然是相应的，由于生活条件的变动，人的面色、肤色也会相应变化，称为"客色"。例如随四时、昼夜、阴晴等天时的变化，面色亦相应而变。按《内经》理论，春气在经脉，夏气在孙络，长夏气在肌肉，秋气在皮肤，冬气在骨髓。随气的内外变化，色也有浮沉的变化。而按五行理论，春应稍青，夏应稍红，长夏应黄，秋应稍白，冬应稍黑，四季皆黄。这些变化不十分明显，要细心观察，才能发现和领会。昼则气行于阳，色当光辉而外映；夜则气行于阴，色当明润而内含；晴则气热，热则气淖泽，淖泽则黄赤；阴则气寒，寒则血凝泣，凝泣则青黑，这些都属客色。正如《医宗金鉴·四诊心法要诀》所说："四时之色，随四时加临，推迁不常，故为客色也。"

主色和客色都是生理正常的现象。此外，如饮酒、跑步、七情等一时的影响，或因职业、工作关系少见阳光，或久经日晒，以及风土、种族等而有所变化，也不是病色，诊断时必须注意。

2. 病色

病色是指人体在疾病状态时的面部色泽，称为"病色"。可以认为除上述常色之外，其他一切反常的色泽都属病色。病色的出现，不论何色，或晦暗枯槁，或鲜明暴露，或虽明润含蓄，但不应时应位，或某色独见，皆为病色。古代医家据大量临床经验，不仅发现五色各与相应脏腑病变有关，而且也反映了一定病邪的性质。由于病情轻重不同，光泽也有不同变化，所以病色又有恶善之分。

(1) 五色善恶顺逆：凡五色光明润泽者为善色，说明虽病而脏腑精气未衰，胃气尚荣于面，称为"气至"，多预后良好。凡五色晦暗枯槁者为恶色，说明脏腑或有败坏，胃气已竭，不能荣润，称为"气不至"，多预后不佳。《望诊遵经》认为色以润泽为本，即以胃气为本之意，色贵有神，亦指色之润泽。

《素问·五脏生成》具体描述了五色善恶的模型：青如翠羽，赤如鸡冠，黄如蟹腹，白如豕膏，黑如乌羽等都是主生的善色；青如草兹，赤如衃血，黄如枳实，白如枯骨，黑如炲等都是主死的恶色。这就生动地描写了善色的明润和恶色的枯暗，对领会五色善恶的区别是有帮助的。

临床上还可观察动态变化，由善色转恶，是病情加重，由恶色转善，则是病有转机，可能好转、痊愈。

此外，病色交错可断病之顺逆吉凶。若病与色相应为正病正色，若反见他色，病与色不相应，称病色交错。在交错中，又有相生相克的善恶关系，相生为顺，相克为逆。例如肝病见青色，是正病正色，为病色相应，属疾病发展的正常现象。若见黑色（水生木）或赤色（木生火），是不相应中的相生之色，属顺证；若见黄色（木克土）或白色（金克木），是不相应中的相克之色，属逆证。在顺证中，色生病为吉中之顺，病生色为吉中小逆；在逆证中，色克病为凶中之逆，病克色为凶中之顺（表2-2，表2-3）。余脏可仿此类推。但在临床运用时，不可过于机械，应四诊合参，灵活运用，综合评判，才能得到正确的诊断。正如《望诊遵经》所说："倘色夭不泽，虽相生亦难调治，色泽不夭，虽相克亦可救疗。"

(2) 五色主病：五色主病，若结合部位与十法，则相当复杂，但是，若得要领，则可举一反三，灵活应变（表2-4）。兹将五色主病纲领分述如下：

1) 青色：主寒证、痛证、瘀血和惊风。

寒凝则气滞血瘀，经脉拘急收引，故面色发青，甚至青紫；经脉瘀阻，不通则痛；血不养筋，肝风内动则惊风搐搦。

表2-2 病色交错简表(1)

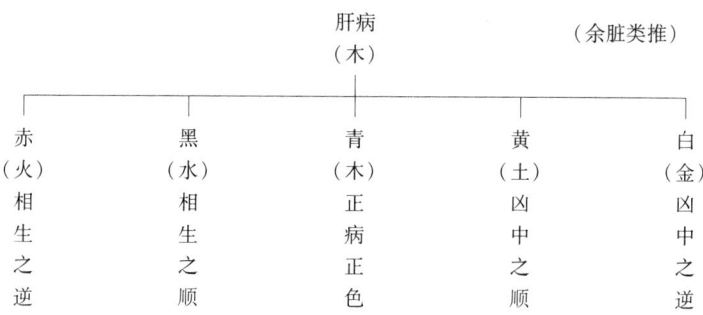

表2-3 病色交错简表(2)

五脏	正病正色	病色交错				附注
		色生病 (吉中之顺)	病生色 (吉中小逆)	病克色 (凶中之顺)	色克病 (凶中之逆)	
肝	青	黑	赤	黄	白	1. 相生为吉,顺证。色生病为吉中大顺,病生色为吉中小逆
心	赤	青	黄	白	黑	
脾	黄	赤	白	黑	青	2. 相克为凶,逆证。病克色为凶中顺,色克病为凶中逆
肺	白	黄	黑	青	赤	
肾	黑	白	青	赤	黄	

表2-4 五色主病表

颜色	五行	五脏	主病及机理			特点
青	木	肝	主风	风气通肝,肝失疏泄,气血不畅		面色青
			主痛	气道不通,气血阻滞		阵发性
			主寒	寒主收引,经脉拘急,血行不畅		青黑
			主血瘀	瘀阻血脉		青紫
赤	火	心	主热	实	热则血行加快,络脉血液充盈	满面通红
				虚		颧部潮红
			戴阳证	虚阳外越		面红如妆
黄	土	脾	主湿	湿证	湿邪阻遏,气血受困	面黄而垢
				黄疸	湿郁发黄 {阳黄 / 阴黄}	黄如橘子 / 黄如烟熏
			主虚—脾虚	生化之源不足,营血亏损		淡黄消瘦
				水湿失运,阻遏气血		淡黄浮胖
白	金	肺	主虚	阳虚 / 气虚	推动无力,气血不充	㿠白 / 淡白
				血虚	荣血亏损,不能上荣	淡白黄瘦
			主脱血	血脉空虚		白而无华
黑	水	肾	主寒		血失温养,血行不畅	面色黧黑
			主肾虚	阳虚		黑而干焦
				阴虚	阴虚内热,虚火上灼	眼眶黑
			主水饮	肾虚水泛,气血受困		
			主血瘀	瘀阻经脉		紫黑

阴寒内盛,经脉拘急,气血瘀阻,以致脘腹剧痛,可见面色苍白,淡青或青黑。

心阳不振,血行不畅,心血瘀阻,以致心胸刺痛,可见面色青灰,口唇青紫。

小儿惊风或欲作惊风,多在眉间、鼻柱、口唇四周显现青色。

妇女面青,必肝强脾弱,少食多怒,或月经不调。

面青颊赤,为寒热往来之少阳病;面青耳赤,多为肝火;青赤而晦暗,多为郁火。

脾病见青色,多属难治。

2）赤色:主热证,赤甚属实热,微赤为虚热。

气血得热则行,热盛而血脉充盈,血色上荣,故面色赤。

满面通红,多为阳盛之外感发热,或脏腑实热;若两颧潮红娇嫩,则属阴虚火旺的虚热证。

若久病重病患者,面色苍白,却时而泛红如妆,嫩红带白,游移不定,多为虚阳浮越,称之为"戴阳证",此属真寒假热之危重证候。

肺病见赤色,多属难治。

3）黄色:主虚证,湿证。

黄色乃脾虚湿蕴之征象。脾失健运,则水湿内停,气血不充,故面色发黄。

面色淡黄,枯槁无光,称为"萎黄"。常见于脾胃气虚,气血生化不足者。

面黄虚浮,称为"黄胖"。多是脾气虚衰,湿邪内阻所致。

若面目一身俱黄,称为"黄疸"。黄而鲜明如橘子色者,属"阳黄",为湿热熏蒸之故;黄而晦暗如烟熏者,属"阴黄",为寒湿郁阻之故。

黄而枯瘦者,为胃病虚热;黄而色淡者,为胃病虚寒。

腹胀而面黄肌瘦者,为虚胀;若面色苍黄,腹筋起而胀,或面萎黄而夹红点血丝如蟹爪,称作"臌胀",多属脾虚肝郁、血瘀水停所致。

小儿面黄肿或青黄或乍黄乍白,腹大青筋,为"疳积"。

印堂、准头黄而明润者,是胃气来复,病将愈。

4）白色:主虚证,寒证,脱血,夺气。

白为气血不荣之候。阳气虚衰,气血运行迟滞,或耗气失血,气血不充,或寒凝血涩,经脉收缩,皆可导致面呈白色。

㿠白虚浮,或苍白,或晦滞,多为阳虚。突然苍白,伴冷汗淋漓,多为阳气暴脱。

淡白或㿠白,多为气虚;白而无华,或黄白如鸡皮者,为血虚或夺血。

里寒证剧烈腹痛或战栗时,亦可见面色苍白。肺胃虚寒,亦可见面色淡白。

肝病见白色,多属难治。

5）黑色:主肾虚,寒证,痛证,水饮和瘀血。

黑为阴寒水盛之色。由于肾阳虚衰,水饮不化,阴寒内盛,血失温养,经脉拘急,气血不畅,故面色黧黑。

颧与颜黑为肾病。面黑而干焦,多为肾精久耗,虚火灼阴。黑而浅淡者,为肾病水寒,凡黑而暗淡者,不论病之新久,总属阳气不振。

眼眶周围发黑,往往是肾虚或有水饮,或为寒湿下注之带下病。

面黑而手足不遂,腰痛难以俯仰,为肾风骨痹疼痛。

面色黧黑而肌肤甲错,属瘀血。

心病额见黑色为逆证,口鼻黑多为肾绝。

(五) 色、脉、症合参

色、脉、症都是疾病的反映,在一般疾病中,色、脉、症往往是相应出现。例如肝病色青,脉弦,胸胁痛、口苦、目眩等,便是色、脉、症相应。有时疾病的色、脉、症的出现是不相应的,必须具体分析,了解疾病的全貌,认识疾病的本质才能正确指导治疗。例如,患者发热,面色潮红,表现为热证的现象。如果不加切脉,即用寒凉泻下的方药,很容易发生偏差。脉象数而有力的,是实热证候;若脉沉细无力,似有似无,或浮大而空,那是真寒假热,误用寒凉泻下就危险了。总之,在诊断过程中,必须全面地观察,色、脉与症,不可分割来看,所以色、脉、症合参是诊断的重要原则。

三、望 形 态

望形态是通过观察患者形体与姿态,来进行诊断的一种诊法,也是望诊的主要内容之一。

据阴阳五行学说和脏象经络学说,人体内以五脏分属五行,外以皮毛、肌肉、血脉、筋、骨等五体合于五脏,形体的强弱胖瘦与内脏的坚脆盛衰是统一的,而人体的动静姿态,又与阴阳气血的消长有关。所以望形态可以测知脏腑气血的盛衰,阴阳邪正的消长,以及病势的顺逆和邪气之所在。

(一) 望形体

主要观察患者形体的强弱胖瘦、肢体、体型等情况。

强指身体强壮,弱是身体衰弱。如骨骼粗大,胸廓宽厚,肌肉充实,皮肤润泽等,是强壮的征象;骨骼细小,胸廓狭窄,肌肉瘦削,皮肤枯燥等,是衰弱的征象。形体强壮者,内脏坚实,气血旺盛,虽病亦预后良好。形体衰弱者,内脏也脆弱,气血多不足,体弱多病,预后较差。

胖是肥胖,并非健壮;瘦指瘦削,亦非正常。《四诊抉微》云:"形之所充者气,形胜气者夭,气胜形者寿。"气为气力,无论胖瘦,凡无气力者,即形胜气,皆为气不充之故,因而主夭;有气力者,皆气胜形,故主寿。

胖而能食,为形盛有余;肥而食少,是形盛气虚,多为脾虚有痰;胖人大腹便便,每易聚湿生痰,易患中风暴厥之症。肥人多中风,是因形厚气虚,难以周流,而多郁滞生痰,痰壅气塞成火,故易患暴厥。

形瘦食多,为中焦有火;形瘦食少,是中气虚弱。瘦人肉消著骨,即《内经》所谓"大骨枯槁、大肉陷下",此为气液干枯,脏腑精气衰竭,是无神之恶候。瘦人阴虚,血液衰少,相火易亢,故易患劳嗽。

至于"鸡胸""龟背""箩圈腿"等,多属先天禀赋不足,肾之精气亏损,或后天失养,脾胃虚弱;亦有胸如圆桶状,多为素有伏饮积痰,以致肺气耗散,或伤及肾气,致肾不纳气。若胸廓扁平者,多属肺肾阴虚或气阴两虚。若单腹肿大,四肢反瘦,为臌胀,多属肝郁或脾虚,以致气滞水停血瘀。腹肿胀者,病气有余;腹消减者,形气不足;腹皮甲错,着于背而成深凹者,多属胃肠干瘪,为脏腑精气衰败之恶候。脊骨如锯曰脊疳,亦属脏腑精气亏损已极。

关于体型,则与体质有关,往往代表阴阳气血等禀赋特点,在一定程度上,反映了对疾病的易感受性。早在《内经》中就对体质、体型与疾病的关系做了探讨,如《素问》的"异法方宜论",《灵枢》的"通天""寿夭刚柔""阴阳二十五人"等篇,都有较详细的阐述。人体的体型特点,从某个侧面反映了体质特点,而特定的体质,又往往易患某些特定的疾病。如上述对胖人瘦人的认识即是。比较一致的认识是可将人类体质分为阳脏、阴脏和阴阳和平三大类。阳脏人多阴虚阳盛,体型特点偏于瘦长,头长形,颈细长,肩狭窄,胸狭长平坦,身体姿势多前屈;阴脏人多阳虚阴盛,体型特点偏于矮胖,头圆形,颈短粗,肩宽平,胸宽短圆形,身体姿势多后仰;阴阳和平之人则无偏盛偏衰,气血调匀,得其中正,故体形特点也得其中。

总之,形体的强弱与体型,对疾病的发生及预后有一定的关系,但这不是绝对的,还要看各种条件而定。

(二)望姿态

患者的动静姿态,和疾病有密切的关系,不同的疾病产生不同的病态。睑、面、唇、指(趾)不时颤动,在外感热病中,多是发痉的预兆;在内伤杂病中,多是血虚阴亏,经脉失养。手足蠕动,多属虚风内动。四肢抽搐或拘挛,项背强直,角弓反张,为"痉病",或因于风,或因于寒,或因于湿,或因于热,或因于虚,多见于肝风内动之热极生风、小儿惊风、温病热入营血,亦可见于气血虚筋脉失养。此外,痫证、破伤风、狂犬病等,亦致动风发痉。四肢或全身振颤,头独动摇,手如索物,是元气已虚,或肝风内动之象。身瞤动,振振欲擗地者,是阳气与阴液大伤。战栗常见于疟疾发作,或外感邪正相争欲作战汗之兆。若两手撮空,或循衣摸床,则是失神的危重证候。若手足软弱无力,行动不灵而无痛,为"痿证",多由阳明湿热或脾胃气虚,或肝肾不足所致。关节肿痛,以致肢体动作困难,为"痹证"。四肢不用、麻木不仁,或拘急,或痿软,为瘫痪。卒然昏倒,半身不遂,口眼㖞斜,为中风入脏;若神志清楚,仅半身不遂(偏瘫),或口眼㖞斜,为风中经络,或中风之后遗症。卒倒而口开,手撒遗尿,是中风脱证;牙关紧闭,两手握固,是中风闭证。若卒然昏倒,而呼吸自续,为"厥证"。盛夏卒倒面赤而汗出,多为中暑。

痛证也往往有特殊的姿态,如以手护腹,行动前倾,多为腹痛;以手护腰,弯腰曲背,转动艰难,多有腰腿病;行走之际,突然停步,以手护心,不敢行动,多为真心痛。蹙额捧头,俯不欲仰,多是头痛。《望诊遵经》还提到意态望诊,如患者畏缩多衣,必是恶寒,非表寒即里寒;常欲揭衣被,则知其恶热,非表热便是里热。伏首畏光,多为目疾;仰首喜光,多为热病。阳证多欲寒,欲得见人;阴证则欲得温,欲闭户独处,恶闻人声。

从坐形来看,坐而喜伏,多为肺虚少气;坐而喜仰,多属肺实气逆。但坐不得卧,卧则气逆,多为咳喘肺胀,或水饮停于胸腹。坐则神疲或昏眩,但卧不得坐,多为气血俱虚,或夺气脱血。坐而欲起,多为水气痰饮所致;坐卧不安,是烦躁之征,或腹满胀痛之故。

再从卧式来看,卧时常向外,身轻能自转侧,为阳证、热证、实证;反之,卧时喜向里,身重不能转侧,多为阴证、寒证、虚证;若重病至此,多是气血衰败已极,预后不良。蜷卧成团者,多为阳虚畏寒,或有剧痛;反之,仰面伸足而卧,则为阳证热盛而恶热。

四、望头颈五官九窍

头指头颅,颈指颈项,五官是眼、耳、口、鼻、舌,九窍是五官七窍加前后二阴等九个孔窍。

根据脏象学说,内在的五脏,各与外在的五官九窍相连,而官窍则是人体与外界相联系的通道。五官七窍又都集中在头部,称为"上窍"或"清窍",而前后二阴则称为"下窍"。《灵枢·邪气藏府病形》说:"十二经脉,三百六十五络,其血气皆上于面而走空窍。"因此,头面耳目口舌鼻等五官九窍的色泽形态,足以反映脏腑经络的常与变。

(一) 望头面颈项与头发

头为诸阳之会,督脉及三阳经经脉皆上于头面,阳明经行于颈,太阳经行于项,少阳经行于两侧。阴经唯有任脉和足厥阴肝经上于头。头为精明之府,是精神所居之处,中藏脑髓,而脑为元神之府。脑又为髓海,为肾所主,肾其华在发,而发又为血之余。血脉上荣于面,而心之华在面。所以望头面颈项与头发,主要是了解心、肾及气血之盛衰。

1. 头面

(1) 头形:小儿头形过大或过小,皆为畸形,多由先天禀赋所致,或为肾精不足,先天发育不良,或为先天大脑积水,多伴有智能不全。

(2) 囟门:小儿囟门下陷,称为"囟陷",多属虚证。可见于吐泻伤津,或气血不足,或脾胃虚寒,或先天不足,以致发育不良,脑髓不足(6个月以内,囟门微陷等,仍属正常)。囟门高突,称为"囟填",多属实热证。可见于温病火邪上攻者,或为风热,或为湿热等邪气所侵,以致脑髓有病(小儿哭闹时,囟门暂时突起者,仍为正常)。囟门迟闭,骨缝不合,称为"解颅",属肾气不足,或发育不良,常见于小儿佝偻病。

(3) 头摇:头摇不能自主,无论成人或儿童,多为风病,或气血虚衰。《医学准绳六要》认为:"头摇属风属火,而高年病后辛苦人,多属虚,因气血虚而火犯上鼓动也。"

(4) 面肿:最多见的是水肿,水肿有阴水与阳水之分。阳水肿起较速,眼睑头面先肿;阴水肿起较慢,先从下肢、腹部肿起,最后波及头面。若头面皮肤焮红肿胀,色如涂丹,压之褪色,伴有疼痛,是"抱头火丹",多由风热火毒上攻所致,每易致邪毒内陷。头肿大如斗,面目肿盛,目不能开,是"大头瘟",由天行时疫,毒火上攻所致。

(5) 腮肿:腮部突然肿起,面赤咽痛,或喉不肿痛,但外肿而兼耳聋,此为"痄腮",是温毒证。若颧骨之下,腮颌之上,耳前一寸三分,发疽肿起,名为"发颐",属少阳、阳明经热毒上攻所致。

(6) 口眼㖞斜:单见口眼㖞斜,肌肤不仁,面部肌肉,患侧偏缓,健侧紧急,患侧目不能合,口不能闭,不能皱眉鼓腮,饮食言语皆不利。此为风邪中络,或络脉空虚,风痰痹阻,多病在阳明之经。

2. 颈项

(1) 瘿瘤:颈前颌下结喉之处,有肿物如瘤,或大或小,可随吞咽移动,称之"瘿瘤"或"颈瘿"。多由肝郁气结痰凝所致,或与地方水土有关。

(2) 瘰疬:颈侧颌下,肿块如垒,累累如串珠者,称之"瘰疬"。多由肺肾阴虚,虚火灼津,结成痰核;或感受风火时毒,致气血壅滞,结于颈项。

(3) 项强与项软:头项强直者,邪气实,多由温病火邪上攻所致;项软弱,头重倾垂者,正气虚,多属肾气亏损。

(4) 颈脉动:颈脉跳动明显者,多见于水肿病。《灵枢·水胀》说:"水始起也,目窠上微肿,如新卧起之状,其颈脉动。"这有助于水病的诊断。卧则颈脉怒张,常见于心阳虚衰,水气凌心之证。

3. 头发

发黑浓密润泽者,是肾气盛而精血充足的表现。发黄稀疏干枯者,为精血不足,常见于大病之后,或虚损患者,甚至全部头发脱光。突然大片脱发,多属血虚受风,又称"斑秃";青壮年头发稀疏易落,多属肾虚或血热。青少年发白,或老年发黑,是因禀赋不同,不作疾病论;但青少年白发而伴有肾虚症状者,属肾虚,若伴有心虚症状者,是劳神伤血。小儿发结如穗,多见于疳积,由于先天不足,或后天失养,以致脾胃虚损。

(二) 望目

目为肝之窍,《灵枢·大惑论》曰:"五脏六腑之精气,皆上注于目而为之精。"这说明目与五脏六腑都有密切的关系,望目不仅在望神中有重要意义,而且可测知五脏的变化,甚至对某些疾病的诊断,可起"见微知著"的作用。因此,早在《内经》中十分重视目部望诊,认为目部与面部五色诊具有同等重要的价值,都是望诊的重要部位。后世医家也很重视,《重订通俗伤寒论》云:"凡病至危,必察两目,视其目色,以知病之存亡也,故观目为诊法之首要。"

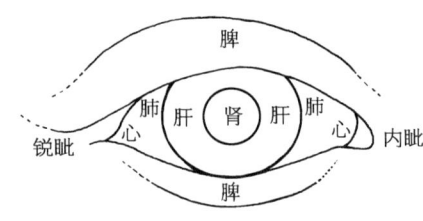

图 2 - 3 目部五脏分属图

1. 目部的脏腑相关部位

《灵枢·大惑论》曰:"精之窠为眼,骨之精为瞳子,筋之精为黑眼,血之精为络,其窠气之精为白眼,肌肉之精为约束。"后世医家据此发展成为"五轮"学说,以目部不同部位的形色变化,诊察相应脏腑的病变。目部的脏腑相关部位是:内眦及外眦的血络属心,称为"血轮",因为心主血,血之精为络;黑珠属肝,称为"风轮",因肝属风主筋,筋之精为黑睛;白珠属肺,称为"气轮",因肺主气,气之精为白睛;瞳人属肾,称为"水轮",因肾属水,主骨生髓,骨之精为瞳人;眼胞属脾,称为"肉轮",因脾主肌肉,肌肉之精为约束(眼睑)(图2-3)。

2. 诊眼神

眼睛黑白分明,精采内含,神光充沛,有眵有泪,视物清晰,是眼有神,虽病易治。反之白睛暗浊,黑眼色滞,失却精彩,浮光暴露,无眵无泪,视物模糊,是眼无神,病属难治。

3. 目部色诊

(1) 白睛色诊:《灵枢·论疾诊尺》说:"目赤色者病在心,白在肺,青在肝,黄在脾,黑在肾。"这是五色诊法在望目上的运用,还需四诊合参进行分析,不可拘泥。

(2) 全目色诊:目眦赤为心火。白睛赤为肺火,黄为湿热内盛。珠肿为肝火。眼胞皮红湿烂,是脾火。全目赤肿,是肝经风热。目清澈者为寒,目暗浊者为热。目眦淡白者是血亏。目胞上下鲜明者,是痰饮病,目胞色暗晦,多属肾虚。

4. 目形主病

(1) 目窠肿:目窠微肿,如新卧起之状,面有水气色泽,是水肿病初起之征。脾虚与脾热也有上下眼睑肿的,脾热的肿势急而色红,脾虚的肿势缓而宽软无力。老年人肾气衰,亦多见下睑肿。

(2) 目窠内陷:目睛下陷窠内,是五脏六腑精气已衰,病属难治。如仅微陷,是脏腑的精气未脱,病属可救。若里陷已深视不见人,真脏脉现,便是阴阳竭绝的死证。

(3) 眼睛突起:眼睛突起而喘者,是肺胀。颈肿眼突是瘿肿。单眼突出,多属恶候。

（4）眼生翳膜：翳生于黑睛，膜生于白睛，皆属外障眼病。多由六淫邪毒外侵，或内有食滞、痰火、湿热等，或七情郁结，脏气虚损，或由外伤所致。外观正常，或瞳仁变色变形，出现视力障碍者，皆为内障眼病。多由七情内伤，气血两虚，或肝肾不足，阴虚火旺，或外邪引动积热而发。总之外障多实，内障多虚。

（5）胬肉攀眼：目眦赤脉胬肉，横布白睛，渐侵黑睛，故名"胬肉攀睛"。多由心肺二经风热壅盛，经络瘀滞，或脾胃湿热蕴蒸，血滞于络，或由肾阴暗耗，心火上炎所致。

（6）针眼、眼丹：胞睑边缘，起核如麦粒，红肿较轻，称"针眼"；若红肿较重，胞睑漫肿，称"眼丹"，常溃后排脓始愈。二证皆由风热相搏，客于胞睑，或由脾胃蕴积热毒，上攻于目所致。

5. 目态主病

目翻上视、瞪目直视、戴眼反折等，都是危重症状。横目斜视（先天者例外），是肝风内动。目睛微定，是痰热内闭。昏睡露睛多由脾虚清阳之气不升，致胞睑失养，启闭失司。常见于小儿脾胃虚弱，或慢脾风。眼睑下垂，称"睑废"。双睑下垂，多为先天性睑废，属先天不足，脾肾两虚。单睑下垂，或双睑下垂不一，多为后天性睑废，因脾虚气弱，或外伤后气血不和，脉络失于宣通所致。开目喜明者为阳证，闭目恶明者为阴证。羞明流泪者，多为暴风客热，天行赤眼，胞轮振跳，称"目瞤"，多因风热外来，贼邪不泻，或血衰气弱，经络失养所致。

瞳仁扩大，多属肾精耗竭。《重订通俗伤寒论》曰："瞳神散大者，神虚散。"但也可见于肝胆风火上扰的绿风内障及某些中毒症。若瞳仁缩小，多属肝胆火炽，或劳损肝肾、虚火上扰，或为中毒。

（三）望耳

耳为肾之窍，手足少阳经之脉布于耳，手足太阳经和阳明经亦行于耳之前后，所以说耳为"宗脉之所聚"。现代耳针疗法所取得的成绩，足以证明耳不仅与肾和某些经脉有关，而且通过经络，与五脏六腑、四肢百骸都发生密切的联系。

耳部望诊，主要是观察耳廓色泽、形态以及分泌物的变化。据现代耳针疗法，耳部还有脏腑身形相关部位的区域划分。

1. 色泽变化

（1）润枯：正常人的耳，肉厚而润泽，是先天肾阴充足的表现；反之，耳薄干枯，是先天肾阴不足的缘故。

（2）色白：白为寒，常见于暴受风寒，或寒邪直中者；耳薄而白，为肾败，见于垂危之人。

（3）色黑：青黑为痛，常见于剧痛患者；耳轮干枯焦黑，多为肾水亏极的征象，可见于温病后期肾阴久耗，以及消渴病下消证。

（4）色红：耳轮红润，是正常的表现，说明肾气充足。若红肿，则属少阳相火上攻，或为肝胆湿热火毒上蒸。若耳背见有红络，伴耳根发凉，多为麻疹先兆。

2. 形态变化

（1）耳厚而大是形盛，属肾气足；耳薄而小是形亏，属肾气亏。

（2）耳肿起者是邪气实，多属少阳相火上攻；耳瘦削者是正气虚，多属肾精亏虚或肾阴不足。耳轮萎缩，是肾气竭绝，多属死证。

（3）耳轮甲错，为久病血瘀，或有肠痈。

(4) 耳内长出小肉,形如樱桃或羊奶头,称"耳痔"。若小肉头大蒂小,状如蕈,称"耳蕈"。若小肉如枣核细长,努出耳外,触之痛者,称"耳挺"。三者皆因肝经怒火、肾经相火、胃经积火,郁结而成。

3. 耳道分泌物

(1) 耵聍:正常外耳道有耵聍腺分泌耵聍液,还有皮脂腺分泌物,干后是白色碎屑。若耵聍过多,可致阻塞。

(2) 脓耳:耳内流脓,黄脓曰"聤耳",亦曰"耳湿";白脓曰"缠耳";红脓曰"耳风毒";臭脓曰"耳疳";清脓曰"震耳"。皆由足少阴、手少阳二经风热上壅,或肝胆湿热,或肾虚相火上攻所致。

(四) 望鼻

鼻为肺窍而属脾经,与足阳明胃经亦有联系。《灵枢·五色》说:"五色决于明堂,明堂者鼻也。"《金匮要略·脏腑经络篇》中也提到观鼻五色以诊断疾病。

望鼻应注意观察色泽、形态的变化。

1. 五色主病

鼻头色青,腹中痛;色黄是里有湿热;色白是亡血;色赤是脾肺二经有热;色微黑是有水气。鼻色明润,是无病或病将愈之征。鼻头黄黑枯槁,为脾火津涸,亦属恶候。鼻孔干燥,属阳明热证。干燥而色黑如烟煤状,是阳毒热深。冷滑而色黑,是阴毒冷极。

2. 形态变化

鼻肿起者,是邪气盛。鼻红肿生疮,此为血热。鼻中膜胀窒塞为"鼻窒",由热客阳明所致。鼻内息肉,结如榴子,渐大下垂,闭塞孔窍,称为"鼻痔"。由肺气热极,或风湿郁滞,日久凝浊,结成息肉,甚者又称"鼻齆"。鼻头色红生粉刺者,为"酒皶鼻",多因血热入肺所致。鼻柱溃陷,多见于梅毒患者;鼻柱崩塌,眉毛脱落,则是麻风恶候。

鼻翼煽动,初病多是热邪风火壅塞肺脏。气喘鼻干,病势严重,多见于小儿。久病鼻煽,喘而汗出,有可能是肺绝之征。

(五) 望口唇

脾开窍于口,其华在唇,足阳明胃经之脉环口唇。故望口唇,可诊脾胃的病变。一般也是观察其形、色、润燥等变化。

1. 唇色变化

口唇色诊与面部五色诊基本相同。因唇黏膜薄而透明,其色泽变化更为明显,望诊更为方便。

(1) 唇色红润,此为正常人的表现,说明胃气充足,气血调匀。

(2) 唇色淡白,为血亏,血不上荣,故毫无血色,可见于大失血的患者。

(3) 唇色淡红,为虚为寒,多属血虚或气血两虚。

(4) 唇色深红,为实为热。深红而干,是热盛伤津。赤肿而干者,为热极。如樱桃红色者,每见于煤气中毒。

(5) 唇色青黑:唇淡红而黑的是寒甚,唇口青黑则是冷极;口唇色青,为气滞血瘀,所以青黑也主痛;青而深紫,是内有郁热。环口黑色是肾绝,口唇干焦紫黑更是恶候。

2. 形态变化

(1) 口唇干裂,为津液损伤。见于外感燥热,邪热伤津。亦见于脾热,或为阴虚津液不足。

(2) 口角流涎，多属脾虚湿盛，或胃中有热。往往见于小儿，或因中风口㖞，不能收摄。

(3) 新生儿撮口，不能吸吮，见于小儿脐风。撮口色青，抽搐不止，是肝风侮脾。口噤亦见于疫毒痢，也称噤口痢。

(4) 口开不闭主病虚。口开如鱼口，不能合者为脾绝；口开而气直，但出不还者是肺绝。

(5) 久病、重证人中满而唇翻者，是脾阳已绝。人中短缩，唇卷缩不能覆齿者，是脾阴已绝。

(6) 口糜者是口内糜腐，色白形如苔藓，拭去白膜则色红刺痛。多由阳旺阴虚或脾经湿热内郁，以致热邪熏蒸而成。口疮是口内唇边生白色小泡，溃烂后红肿疼痛，亦称"口破""口疳"，出于心脾二经积热上熏所致。实火者烂斑密布，色鲜红；虚火者，有白斑而色淡红。婴儿满口白斑如雪片，称"鹅口疮"，系胎中伏热蕴积心脾所致。

(7) 口唇发痒，色红且肿，破裂流水，痛如火灼，称"唇风"。多由阳明胃火上攻所致。唇上初结似豆，渐大如蚕茧，坚硬疼痛，妨碍饮食，称"茧唇"。亦属胃中积热，痰随火行，留注于唇。

(六) 望齿、龈

齿为骨之余，而肾主骨，故《杂病源流犀烛》曰："齿者，肾之标，骨之本也。"手足阳明经脉络于齿龈。可见齿与龈和肾、胃、大肠密切相关，望齿、龈可以测知肾与肠胃的病变，特别是对温病的辨证，更有重要意义。温病学派对辨舌验齿十分重视，在阳明气热或热伤肾阴的情况下，观察齿龈的润燥，可以了解胃津肾液的存亡。

望齿、龈，主要是观察其润枯、色泽与形态。

1. 望齿

(1) 牙齿洁白润泽，是津液内充，肾气充足的表现，虽病而津未伤。牙齿黄而干燥者，是热盛伤津，见于温病极期；若光燥如石，是阳明热盛；若燥如枯骨，是肾阴枯涸。总之，枯槁为精气内竭。

(2) 咬牙啮齿，是湿热动风，将成痉病。咬牙而不啮齿，多属胃热，气窜经络之故；若咬牙而脉证衰者，是胃气不足而筋脉失养之故。若咬紧牙关难开者，为风痰阻络，或热盛动风。睡中龂齿者，多为内热或积滞。

(3) 牙齿松动稀疏、齿根外露者，多属肾虚，或虚火上炎。小儿齿落久不生者，是肾气亏；病重而齿黄枯落者，是骨绝。牙床腐烂，牙齿脱落者，是"牙疳"之凶候。外伤齿折或动摇者，曰斗齿。龋齿腐洞，乃饮食余渍，积齿缝间，腐蚀腌渍所致。

2. 望龈

(1) 牙龈淡白者，多是血虚。血少不能充于龈络所致。龈肉萎缩而色淡者，多属胃阴不足，或肾气虚衰。齿龈红肿者，多是胃火上炎。

(2) 齿龈之际，有蓝迹一线者，为沾染铅毒之征。若服水银、轻粉等药，亦致牙床壅肿而有此征。

(3) 齿缝出血，痛而红肿，多胃热伤络；若不痛不红微肿者，多为气虚，或肾火伤络。

(七) 望咽喉

咽喉为肺、胃之门户，是呼吸、进食之要冲，为诸经脉所络。故许多脏腑的病变可从咽喉的异常变化反映出来，尤其是对肺、胃、肾的病变，诊断价值更大。

正常的咽喉，色泽淡红润滑，不肿不痛，呼吸、发声、吞咽，皆通畅无阻。

1. 辨红肿溃烂

（1）咽红肿胀而痛，甚则溃烂或有黄白色脓点，此为"乳蛾"，多因肺胃炽热，火毒壅盛所致，属实热证。若红色娇嫩，肿痛不甚，多为肾水亏少，阴虚火旺所致，属虚热证。

（2）若咽喉漫肿，色淡红者，多为痰湿凝聚。若色淡红不肿，微痛反复发作，或喉痒干咳，多气阴两虚，虚火上浮。

2. 辨伪膜

溃烂处上覆白腐，形如白膜，故曰伪膜。

伪膜松厚，容易拭去，去后不复生，此属胃热，证较轻。若伪膜坚韧，不易剥离，重剥则出血，或剥去随即复生，此属重证，多是"白喉"，又称"疫喉"，因肺胃热毒伤阴而成。

3. 辨脓液

咽喉局部红肿高突，有波动感，压之柔软凹陷者，多已成脓；压之坚硬则尚未成脓。

脓液稠黄者，属实证；清稀或污秽者，多为正虚不能胜邪。

脓液易排出，创面愈合快，属体壮正气足；若脓液难清除，溃处愈合慢，属体弱正虚。

（八）望下窍

下窍即指前阴和后阴。前阴包括男、女外生殖器，称阴茎、阴囊和阴户；后阴为肛门，又称魄门，肾开窍于二阴而司二便。精窍通于肾，阴户通于胞宫，亦与肾相关，尿窍通于膀胱。前阴为宗筋所聚，又为太阴、阳明之所合。肝、胆经脉络阴器。可见前阴与肝、胆、肾、膀胱、太阴、少阴、厥阴、少阳、阳明等脏腑和经络有密切联系，因此望前阴可诊断各有关脏腑经络的病变。后阴肛门通于直肠、大肠，故与肺和脾胃有关。此外，前、后阴皆与任、督二脉有密切关系。

1. 前阴

（1）阴囊肿胀，不痒不痛，称为阴肿，多因坐地触风受湿，或为水肿之严重者。阴户肿胀，亦称"阴肿"，作痛者，多由劳伤血分所致，不痛者，多为水肿。阴囊肿大而透明者，称"水疝"，肿大而不透明，不坚硬者，往往是小肠坠入囊中，称为"狐疝"。睾丸肿痛，亦属疝证。疝证有气、血、筋、癞、寒、水、狐等七种，均属睾丸或肿或痛之病。多由肝郁、受寒、湿热、气虚或久立远行所致。

（2）阴茎、阴囊或阴户收缩入腹者，称为"阴缩"。多因寒凝经络所致，但也有外感热病，热入厥阴，阴液大伤，以致宗筋失养所致者。临床上常见于阴阳虚极之危证。

（3）妇女阴户中有物突出如梨，此称"阴挺"或"阴茄"，多由中气不足，脾虚下陷所致，或因产后用力过早，努伤所致。

（4）前阴生疮，破后腐烂，血水淋漓，或流脓水，多因梅毒引起，或房事不洁所致。

（5）小儿阴囊紧实，或色紫红者，是气充形足，多健壮；若松弛下坠，或色白者，为气血亏虚而体弱多疾。

2. 后阴

（1）肛裂：肛门裂口疼痛，便时流血，多因大肠热结，燥屎撑裂，或伴有痔疮。

（2）痔瘘：肛门内外生有小肉突出如峙，统称"痔疮"。生于肛门之外的称"外痔"，生于肛门之内的称"内痔"，内外皆有，称"混合痔"。痔疮溃烂，日久不愈，形成瘘管，管道或长或短，或有分支，或通入直肠，此称"肛瘘"。痔瘘乃由肠内湿热风燥四气相合而成。

（3）脱肛：肛门上段直肠脱垂，称"脱肛"。轻者大便时脱出，便后可以缩回；重者脱出后不易缩回,须用手慢慢推入肛门内。多因中气不足,气虚下陷所致,常见于老人,小儿及妇女产后,或见于泄痢日久的患者,习惯性便秘,长期咳嗽等,亦常为本病诱因。

五、望 皮 肤

皮肤在一身之表,为人体之藩篱,卫气循行其间,内合于肺脏。感受外邪,皮表首当其冲,脏腑气血的病变,亦可通过经络反映于肌表。因此,望皮肤色泽、形态的异常,可了解邪气的性质和气血津液的盛衰,测知内脏的病变,判断疾病的预后。

望皮肤色泽与面部五色诊法基本相同,望皮肤形态,包括润枯、肿胀、痘疮、斑疹、白㾦,以及痈、疽、疔、疖等。

(一) 色泽

皮肤色泽亦可见五色,与五色诊法同,其常见而有特殊意义者,为发赤、发黄与发黑。

1. 皮肤发赤

皮肤变红,如染脂涂丹,称为"丹毒"。发于全身,初起有如红色云片,往往游行无定,或浮肿作痛,称为"赤游丹毒"。多因心火偏旺,风热乘袭所致,在小儿则与胎毒有关。若发于局部,则称"流火",由于部位不同,其原因、名称也略有出入。如下肢红肿,多为肾火内蕴,湿热下注。

2. 皮肤发黄

皮肤、面目、爪甲皆黄,明显地超出常人之黄,是黄疸病。分阳黄、阴黄两大类。

(1) 阳黄:黄色鲜明如橘子色,伴有汗,尿色深黄如黄柏汁,口渴,舌苔黄腻者,为"阳黄"。多因脾胃或肝胆湿热所致。

(2) 阴黄:黄色晦暗如烟熏,伴有畏寒,口淡,舌苔白腻者,为"阴黄"。多因脾胃为寒湿所困。

3. 皮肤发黑

皮肤黄中显黑,黑而晦暗,称"黑疸",系黄疸之一,多从黄疸转变而来。因其多由色欲伤肾而来,故又称"女劳疸"。

(二) 润枯

(1) 皮毛润泽者,太阴气盛,皮毛枯槁者,太阴气衰。皮聚毛落者,肺损;皮枯毛折者,肺绝。

(2) 皮枯如鱼之鳞,称为肌肤甲错。若兼眼眶暗黑,为内有干血;若兼腹中急痛,多为内生痈脓。

(3) 皮肤脱若蛇皮,或遍身如癣者,或皮肤溃烂而无脓者,多属疠风皮病。

(三) 肿胀

肿与胀不同,头面、胸腹、腰背、四肢浮肿者曰肿;只腹部膨胀鼓起者曰胀,亦称臌胀。肿胀而见缺盆平,或足心平,或背平,或脐突,或唇黑者,多属难治。

(四) 痘疮

皮肤起疱,形似豆粒,伴有外感证候,此为痘疮,有天花与水痘两种(表2-5)。

1. 天花

天花古称"正痘",是为疫毒所染,证候凶险,属烈性传染病。

天花痘形特点是，圆形、根红而深，顶白凹陷如脐，往往大小齐等，一齐出现，灌浆色浊，浆污如脓，愈时结痂，痂脱留痕，形成麻脸。

2. 水痘

水痘是外感时邪，发于脾、肺二经，有外感表证，证候较轻。多在儿童中传染。

水痘痘形特点是：椭圆形，肤浅易破，一般顶部无脐，只偶有脐凹；大小不等，陆续出现；浆薄如水，晶莹明亮；不结厚痂，不留痘痕。

表2-5 天花水痘鉴别简表

病名 见证	天 花	水 痘
布痘	痘粒成对，一齐出现，大小齐等	痘粒散见，陆续出现，大小不齐
痘形	痘形顶上有凹陷（即痘脐），顶白根红	无脐，痘泡易破易干，泡水易出
灌浆	浆厚如脓，色混浊，结痂厚	浆薄如水，色晶莹明亮，不结厚痂
痘痕	遗留痘痕	不留痘痕

（五）斑疹

斑和疹都是皮肤上的病变，是疾病过程中的一个症状。斑色红，点大成片，平摊于皮肤下，摸不应手。疹形如粟粒，色红而高起，摸之碍手。由于病因不同，故有麻疹、风疹、隐疹之别。其具体情况分述如下。

1. 斑

斑有阴斑与阳斑之分。

（1）阳斑：通称发斑，是温病邪入营血分所表现的一种症状。在这个过程中也可以发疹。多由于热郁肺胃，充斥内外，营血热炽，透于肌表，为邪热壅盛所致。从肌肉而出则为斑，从血络而出则为疹。

斑疹布点稀少，色红，身热，先从胸腹出现，然后延及四肢，同时热退神清，是邪气透泄的佳兆，是轻证、顺证。若布点稠密，色现深红或紫黑，并且斑疹先从四肢出现，然后内延胸腹，同时大热不退，神识昏迷，为正不胜邪，邪气内陷，是重证、逆证。斑疹色黑而晦滞焦枯的，较危重。

（2）阴斑：多由内伤气血亏虚所致。其斑点大小不一，大者如钱如环，小者如点，隐隐稀少，色多淡红或暗紫，发无定处，出没无常，但头面背上则不见，神志多清醒，同时兼见脉细弱、肢凉等诸虚症状。

2. 疹

（1）麻疹：麻疹是儿童常见的传染病。发作之前，咳嗽喷嚏，鼻流清涕，眼泪汪汪，耳冷，耳后有红丝出现。发热三四日，疹点出现于皮肤，从头面到胸腹四肢，色似桃红，形如麻粒，尖而稀疏，抚之触手，逐渐稠密。

1）顺证：发热，身有微汗，疹出透彻，色泽红润，依出现的先后逐渐回隐，身热渐退。

2）逆证：壮热无汗，疹点不能透发，色淡红而暗（风寒外闭），或赤紫暗滞（热毒内盛），或白而不红（正气虚陷）。若疹点突然隐没，神昏喘息，是疹毒内陷。

（2）风疹：本病是临床上常见的一种皮肤疾患，由于风热时邪所致。疹形细小稀疏，稍稍隆起，其色淡红，瘙痒不已，时发时止，称为"风疹"。身有微热或无热，一般不妨碍饮食和工作。

(3) 隐疹:其症肤痒,搔之则起连片大丘疹,或如云片,高起于皮肤,色淡红带白,时现时隐,称为"隐疹"。由于营血虚而风邪中于经络,血为风动,而发于皮肤。

（六）白㾦与水疱

白㾦与水疱都是高出皮肤的疱疹,疱内为水液。不过白㾦是细小的丘疱疹,而水疱则泛指大小不一的一类疱疹。

1. 白㾦

暑湿、湿温患者,皮肤上出现一种白色小颗粒,晶莹如粟,称为"白㾦",多由湿郁,汗出不彻所致。白㾦出现,则湿郁有外泄之机。白㾦有晶㾦、枯㾦之分,色白,点细,形如粟粒,明亮滋润像水晶的,称为"晶㾦",是顺证;若㾦色干枯,则称为"枯㾦",是津液枯竭,为逆证。湿温病,湿蕴热伏,一时难以透泄,故白㾦可反复多次出现。

2. 痱子

是皮肤发生密集的尖状红色小粒,瘙痒刺痛,后干燥成细小鳞屑,为痱子。多发于夏季,小儿和肥胖之人多见,由于湿热之邪郁于肌肤而发。

3. 热气疮

是针头到绿豆大小的水疱,有痒和烧灼感,好发于口角唇缘,或眼睑、外阴、包皮等处,为热气疮。常见于高热患者,正常人亦可发生,多由风热之毒,阻于肺、胃二经,湿热熏蒸皮肤而发。

4. 缠腰火丹

多发于腰腹与胸胁部。初起皮肤灼热刺痛,出现成簇水疱,绿豆至黄豆大小,围以红晕,称"缠腰火丹"。多由肝火妄动,致湿热熏蒸皮肤而发。

5. 湿疹

湿疹又称"浸淫疮",表现多样。初起多为红斑,迅速形成肿胀、丘疹或水疱,继之水疱破裂、渗液,出现红色湿润之糜烂,为湿疹。以后干燥结痂,痂脱后留有痕迹,日久可自行消退。此症多因风、湿、热留于肌肤,或病久耗血,以致血虚生风化燥,致使肌肤失养而受损。

（七）痈、疽、疔、疖

痈、疽、疔、疖皆属疮疡一类外科疾患。

1. 痈

红肿高大,根盘紧束,伴有焮热疼痛者,称"痈"。多由湿热火毒内蕴,气血瘀滞,热盛肉腐而成痈。

2. 疽

漫肿无头,肤色不变,不热少疼者,称"疽"。多由气血虚而寒痰凝滞,或五脏风毒积热,攻注于肌肉,内陷筋骨所致。

3. 疔

初起如粟如米,根脚坚硬较深,麻木或发痒,顶白而痛者,称"疔"。疔毒较一般疮疖为重。若患处起红线一条,由远端向近端蔓延,称"红丝疔",或曰"疔毒走黄",是火热毒邪流窜经脉,有内攻内陷之势。疔毒多由暴气毒邪,袭于皮肤,传注经络,以致阴阳二气不得宣通,气血凝结而成。

4. 疖

疖起于浅表,形小而圆,红肿热痛不甚者,称"疖"。疖容易化脓,脓溃即愈。多由暑湿阻于肌肤,或脏腑蕴积湿热,向外发于肌肤,使气血壅滞而成。

六、望 络 脉

(一) 望小儿食指络脉

诊小儿食指络脉,原称望小儿指纹。

食指络脉诊法始见于唐代王超《水镜图诀》,此法从《灵枢》诊鱼际络脉法而发展,对三岁以内的小儿,在诊断上有重要的意义。因食指内侧的络脉,也是由手太阴之脉分支而来的(手太阴之脉,自胸走手,上鱼际,出大指端,其支者,从腕后直出次指内廉,出其端),所以诊小儿食指络脉,与诊鱼际络脉和寸关尺脉,是同出一辙的。由于小儿脉部短小,诊脉时又常哭闹躁动,以致影响切脉的准确性;而小儿皮肤薄嫩,脉络易于暴露,食指络脉更为显著,因此,望络脉较脉诊更为方便。

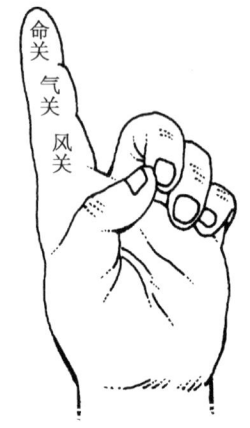

图 2-4 小儿指纹三关图

1. 三关部位

食指络脉的显现与分布,可分为风、气、命三关。食指的第一节部位为风关,即掌指关节横纹向远端至第二节横纹之间;第二节为气关,即第二节横纹至第三节横纹之间;第三为命关,即第三横纹至末端(图 2-4)。

2. 诊络脉手法

抱小儿向光,医师用左手握小儿食指,以右手大拇指用力适中,从命关向气关、风关直推,推数次,络脉愈推愈明显,便于观察。

3. 三关辨轻重

凡肌表感受外邪,往往由浅入深,首先入络,进一步则入客于经,再深入才入客于脏腑。络脉的形色和出现的部位,恰好随着这种邪气侵入的深浅而变化。络脉显于风关时,是邪气入络,邪浅而病轻。络脉从风关透至气关,其色较深,是邪气入经,主邪深入而病重。若络脉显于命关,是邪气深入脏腑,可能危及生命,因此称为命关。若络脉直达指端,叫做"透关射甲",病更凶险,预后不佳。对内伤杂病的诊法,也同样是以络脉见于风关为轻,气关为重,命关更重。

4. 形色主病

(1) 正常形色:正常的络脉色泽浅红,红黄相兼,隐隐于风关之内;大多不浮露,甚至不明显,多是斜形、单枝、粗细适中。但粗细也与气候寒热有关,热则变粗增长,寒则变细缩短。长短也与年龄有关,一岁以内多长,随年龄增长而缩短。

(2) 浮沉:络脉浮露者,主病在表,多见于外感表证。络脉沉滞者,主病在里,多见于外感和内伤之里证。

(3) 深浅:色深浓的病重,色浅的病轻;色淡为虚,色滞为实。有阴阳暴脱者,由于阳气不达四末,以致浅淡到不见其形。若邪陷心包的闭证,常致气血郁闭,络脉色深而滞。

(4) 色泽:色紫红的,主内热;色鲜红的,主外感表证;色青主风,也主各种痛证;色淡的为虚;紫黑色主血络闭郁,为病危之象。

(5) 形状：络脉日渐增长的，为病进，日渐加重；日渐缩短的，为病退，日渐减轻。但也有津伤液竭、气阴两衰者，由于气血不充，而络脉缩短在风关以下。阴虚阳浮者，多见络脉延长。

络脉增粗者，多属热证、实证；变细者，多属寒证、虚证。单枝、斜形，多属病轻；弯曲、环形、多枝，为病重，多属实证。

（二）望鱼际络脉

鱼际是手拇指本节后肌肉丰满处。鱼际属手太阴肺经之部，望鱼际络脉诊断的原理和切脉独取寸口的原理是一致的。此外络脉中的气血，是以脾胃为化源，胃气上至于手太阴，故诊鱼络亦可候胃气。

《灵枢·经脉》曰："凡诊络脉，脉色青则寒且痛，赤则有热。"因为寒则气血凝泣，凝泣则青黑；热则气血淖泽，淖泽则黄赤。所以胃中寒，寒气达于鱼际，鱼际之络多青；若青而短小者，是少气，属虚证。胃中热，热气达于鱼际，故鱼际络赤。《四诊抉微》总结说："多赤多热，多青多痛，多黑久痹，赤黑青色，多见寒热。"

（三）望指甲形色

指甲是筋之余，为肝胆之外候，肝藏血而主疏泄，因此望爪甲可测知气血的旺衰及其循行情况。

正常的指甲，红润含蓄，坚韧而呈弧形，带有光泽，压其尖端，放开后血色立即恢复。这说明气血充足，运行流畅。

若甲床色深红，是气分有热；色黄是有黄疸，多为湿热熏蒸之故；色淡白是血虚，或为气血两虚；色苍白为虚寒，多为脾肾阳衰；色紫黑，是血瘀，或血凝、死证；色青者，多为寒证。

按压指甲变白，放时血色恢复缓慢者，是血瘀或气滞；不复红者，多是血亏。指甲扁平而反凹者，称为"反甲"，多为肝血不足。爪甲枯者，为痹病骨痛。色苍而爪枯者，是肝热。

七、望排泄物与分泌物

排泄物指人体排出于体外的代谢废物，分泌物指官窍所分泌的液体，在病理情况下其分泌量增大，也成为排出体外的排泄物。二者总称排出物，包括呕吐物、痰、涎、涕、唾、二便及经带、泪、汗液、脓液等等，其中二便、经带、泪、汗液、脓液则在各有关章节中介绍。

通过观察排出物形、色、质、量的变化，可以了解各有关脏腑的病变以及邪气的性质。因为排出物都是各有关脏腑生理活动和病理活动的产物，所以能测知其脏气盛衰和邪气的性质。

（一）痰、涎、涕、唾

痰是由肺和气道排出的黏液，其浊而稠的为痰，清而稀的为饮，都属有形之痰。涕是鼻腔分泌的黏液。涎是从口腔流出的清稀黏液，唾是从口腔吐出的带泡沫的黏液。

1. 痰与涕

（1）痰黄黏稠，坚而成块者，属热痰。因热邪煎熬津液之故。

（2）痰白而清稀，或有灰黑点者，属寒痰。因寒伤阳气，气不化津，湿聚为痰之故。

（3）痰清稀而多泡沫，多属风痰。因肝风挟痰，上扰清空，往往伴有面青眩晕，胸闷或喘急等。

（4）痰白滑而量多，易咯出者，属湿痰。因脾虚不运，水湿不化，聚而成痰，故量多而滑利易出。

（5）痰少而黏，难于咯出者，属燥痰，甚者干咳无痰，或有少量泡沫痰，亦属肺燥。因秋燥伤肺。

（6）痰中带血，色鲜红者，为热伤肺络，临床上以阴虚火旺者为多见。若咳吐脓血腥臭痰，或吐脓痰如米粥者，属肺痈。由热邪犯肺，热毒久蓄，肉腐而成脓。

（7）咳吐涎沫，口张气短者，是肺痿。

（8）鼻流浊涕是外感风热，鼻流清涕是外感风寒。久流浊涕不止者，为鼻渊。

2. 涎与唾

（1）口流清涎者，由于脾冷；吐黏涎者，由于脾热。临床上，口中涎多，往往见于脾胃虚寒，口中涎黏，多见于脾胃湿热。

（2）涎自口角流出而不自知，睡则更甚，多属脾气虚不能收摄。小儿胃热虫积，也常致流涎。

（3）吐出多量唾沫，多为胃中有寒，或有积冷，或有湿滞，或有宿食。

（4）多唾亦可见于肾寒、肾虚证。

（二）呕吐物

呕吐是胃气上逆所致。呕吐物多种多样，有饮食物，也有清水或痰涎，还可能混有脓血。通过观察其形色质量，可了解胃气上逆的各种原因。

（1）呕吐物清稀无臭，多为寒呕。因胃阳不足，难以腐熟水谷，水饮内停，致胃失和降，多由脾肾阳衰或寒邪犯胃所致。

（2）呕吐物秽浊酸臭，多为热呕。因邪热犯胃，或肝经郁火，致胃热上逆。

（3）吐物酸腐夹杂不化食物，多属食积。多因暴饮暴食，损伤脾胃，宿食不化，久则腐败，致胃气不降，故吐出酸腐食物。若呕吐不化食物而无酸腐味，多属气滞，常频发频止，由肝郁犯胃所致。

（4）呕吐清水痰涎，伴口干不饮，苔腻胸闷，多属痰饮。脾失健运，则胃内停饮，痰饮随胃气上逆而吐出。

（5）呕吐黄绿苦水，多为肝胆湿热或郁热。肝气横逆犯胃，热迫胆汁上溢，胃失和降而呕黄绿苦水。

（6）呕吐鲜血或紫暗有块，夹杂食物残渣，多属胃有积热或肝火犯胃，或素有瘀血，血不归经。若脓血混杂，多为胃痈。

八、望　舌

望舌具有悠久的历史，早在《黄帝内经》和《伤寒论》等古典医籍中，就有关于望舌诊病的记载。至13世纪，已有舌诊专著出现，名为《敖氏伤寒金镜录》，是我国古代第一部舌诊专著。至16世纪时，温病学派兴起，对辨舌验齿颇为重视，于是舌诊在外感热病辨证中得到了突飞猛进的发展。现在舌诊已成为在中医理论指导下的一种独特的诊断方法。

（一）舌诊的临床意义

中医舌诊的临床意义，在于作为辨证时不可缺少的客观依据，无论八纲、病因、脏腑、六经、卫气营血和三焦等辨证方法，都以舌象为重要的辨证指标。正如《临症验舌法》书中所说:"凡内外杂证,亦无一不呈其形,著其色于舌……据舌以分虚实,而虚实不爽焉;据舌以分阴阳,而阴阳不谬焉;据舌以分脏腑配主方,而脏腑不差,主方不误焉。危急疑难之顷,往往证无可参,脉无可按,而惟以舌为凭;妇女幼稚之病,往往闻之无息,问之无声,而惟有舌可验。"由此不难理解历代医家对舌诊的重视。舌黏膜上皮薄而透明,其血液供应极为充足,舌乳头变化极其灵敏,所以舌象是反映体内变化的非常灵敏的标尺。舌象的变化,能客观地反映正气盛衰、病邪深浅、邪气性质、病情进退,可以判断疾病转归和预后,可以指导处方遣药。兹分述如下。

1. 判断正气盛衰

《辨舌指南·绪言》引用徐灵胎的话说:"舌为心之外候,苔乃胃之明征,察舌可占正之盛衰,验苔以识邪之出入。"但苔乃胃气所生,故验苔亦可察胃气之存亡。如舌质红润,为气血旺盛;舌质淡白,为气血亏虚;苔薄白而润,是胃气旺盛;舌光无苔,为胃气衰败,或胃阴枯竭。

2. 分辨病位深浅

《辨舌指南》说:"辨舌质,可诀五脏之虚实。视舌苔,可察六淫之浅深。"无论外感、内伤,察其苔之厚薄,足以反映邪气之深浅轻重。如苔薄多为疾病初期,邪入尚浅,病位在表;苔厚则为病邪入里,病位较深;舌质绛则为热入营血,病位更深,病情危重。

3. 区别病邪性质

不同性质的邪气,在舌象上都能有所反映。如黄苔多主热邪,白滑苔则主寒邪;腐腻苔多是食积痰浊,黄厚腻苔则为湿热;舌偏歪多为风邪,舌有瘀斑瘀点则是瘀血。

4. 推断病情进退

苔色与苔质,往往随正邪消长和病情的进退呈相应的动态变化,特别是在外感热病中,变化十分迅速,就是在内伤杂病中,舌象变化也同样反映了病情的进退。如舌苔由白转黄,又进一步变灰黑,说明病邪由表入里,由轻变重,由寒化热;舌苔由润转燥,多是热渐盛而津渐伤;若苔由厚变薄,由燥转润,往往是病邪渐退,津液复生。

但是,临床上有时也遇到某些特殊情况,如有时病重而舌象无大变化,有时正常人而舌象异常。正如《辨舌指南》所说:"无病之舌,形色各有不同,有常清洁者,有稍生苔层者,有鲜红者,有淡白色者,或为紧而尖,或为松而软,并有牙印者……此因无病时,各有禀体之不同,故舌质亦异也。"可见望舌时,必须四诊合参,全面分析,才能做出正确的诊断。

(二) 舌与脏腑的关系及舌诊原理

1. 舌的形态结构

舌附着于口腔底、下颌骨和舌骨,其上面叫舌背,中医习惯称舌面,下面叫舌底。舌表面有黏膜层,薄而透明;黏膜上有三种舌乳头,即丝状乳头、菌状乳头和轮廓乳头。在后两种乳头内有味蕾,所以舌有感受味觉、调节声音、拌和食物等功能。舌的这种结构,和五脏六腑有密切的联系。《形色外诊简摩·舌质舌苔辨》说:"夫舌为心窍,其伸缩展转,则筋之所为,肝之用也。其尖上红粒,细如之粟者,心气挟命门真火而鼓起者也。其正面白色软刺如毫毛者,肺气挟命门真火而生出者也。至于苔,乃胃气之所熏蒸,五脏皆禀气于胃,故可借以诊五脏之寒热虚实也。"所谓红粒即指菌状乳头而言,白色软刺,是丝状乳头,这是舌苔的主要组成部分。可见舌的结构和脏腑气血有密切的联系。

2. 舌与脏腑的关系及舌诊原理

舌和脏腑的联系,主要是通过经络和经筋的循行联系起来的。例如手少阴心经之别系舌本,足太阴脾经连舌本、散舌下,足少阴肾经挟舌本,足厥阴肝经络舌本……再如足太阳之筋,其支者,别入络于舌本;足少阳之筋,入系舌本;上焦出于胃上口,上至舌,下足阳明……这些说明五脏六腑都直接或间接地,通过经络、经筋与舌相联,脏腑的精气上荣于舌,脏腑的病变也必然影响精气的变化而反映于舌象。

在脏腑中,尤以心和脾胃与舌的关系更为密切。因为舌为心之苗窍,又为脾之外候,而舌苔乃胃气之所熏蒸。

舌质的血络最丰富,与心主血脉的功能有关;舌的灵活运动可调节声音形成语言,又与心主神志的功能有关。因此,舌象首先可反映心的功能状态。而心为五脏六腑之大主,主宰全身脏腑气血的功能状态,所以心的功能状态反映了全身脏腑气血的功能状态。可见脏腑气血的疾病,必然通过心而反映于舌。这是舌诊原理之二。

其三是舌的味觉,可影响食欲,与脾主运化和胃主受纳的功能有关。而脾胃为后天之本,是气血之化源,对全身各部分都有举足轻重的影响。因此,舌象不单单反映了脾胃的功能状态,而且也代表了全身气血津液的盛衰。然而五脏六腑之精又都归藏于肾,肾为先天之本,其经脉系于舌,因此说五脏六腑之精气,通过后天脾胃和先天肾脏而与舌相联系,所以五脏六腑的病变都可反映于舌象。

3. 脏腑在舌面上的分部

中医积千百年的经验发现,脏腑不仅与舌有密切的联系,而且在舌面上有相应的分野。具体划分方法有二:一是以胃经划分,一是以五脏划分。

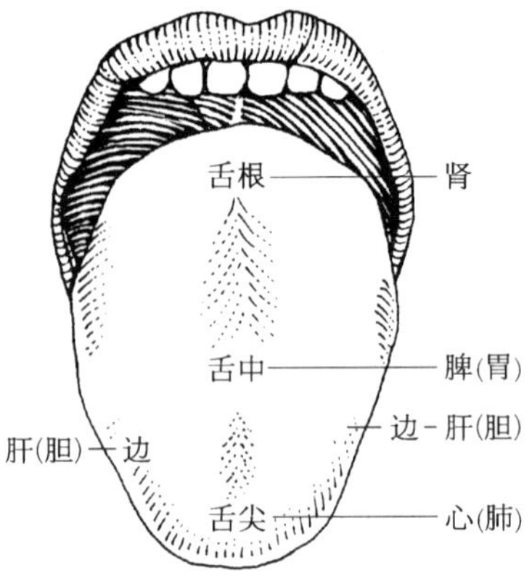

以胃经来划分是:舌尖属上脘,舌中属中脘,舌根属下脘。此法适用于胃病的诊断。以五脏来划分,各家学说略有出入。但比较一致的意见是以舌尖属心肺,舌边属肝胆,中心属脾胃,舌左边属肝,右边属胆,舌根属肾(图2-5)。

临床上应与舌质舌苔合参不能过于机械拘泥。

图2-5 舌诊脏腑部位分属图

(三)舌诊的方法及注意事项

望舌要获得准确的结果,除熟悉基本理论,掌握主要内容外,还必须讲究方式方法,注意一些问题,兹分述如下。

1. 光线

光线的强弱,对颜色的影响极大,常常使我们对同一颜色产生不同的感觉,发生错误的认识。以充足而柔和的自然光线为好。如在晚上或在暗处,可用日光灯为好,但必要时,白天应再复查1次。此外还应注意避开有色门窗和周围反光较强的有色物体。

2. 姿势

一般要求患者取正坐姿势,要尽量张开口,自然舒展地将舌伸出口外,充分暴露。舌体紧张、卷曲、过分用力、时间过久都会影响舌体血循环而出现假象。因此,有的患者需反复训练几次,以使舌体放松,向两侧展平,舌尖下垂。

3. 顺序

要养成按一定顺序进行观察的习惯,往往是先观察舌苔的有无、厚薄、腐腻、色泽、润燥等情况,次察舌体的色泽、斑点、胖瘦、老嫩及动态等情况。部位方面,可先从舌尖、舌中、舌根和舌两边进行观察。同时也要重视舌下络脉的观察及其变化。

4. 饮食

饮食常使舌苔形、色发生变化。如某些食物或药物,会使舌苔染色,称为"染苔"。如饮牛乳或乳儿因乳汁关系,大都附有白苔;食花生、瓜子、豆类、桃杏仁等富含脂肪的食品,往往在短时间使舌面附着黄白色渣滓,好像腐腻苔;吃酸梅汤、咖啡茶、葡萄汁或酒、陈皮梅、盐橄榄等或含铁的补品,往往使舌苔呈黑褐色或茶褐色;食蛋黄、橘子、柿子及有色糖果等,或服用黄连粉、核黄素等药物,都可使苔呈黄色;服用丹砂制成的丸散剂,常常染成红苔。由于进食的摩擦,或刮舌习惯,往往使厚苔变薄;过冷或过热的饮食及刺激性食物,常使舌色改变,张口呼吸或刚刚饮水,会使舌面润燥情况改变。这些情况,应注意鉴别。

5. 季节与时间

正常舌象,往往随不同季节和不同时间而稍有变化。如夏季暑湿盛时,舌苔多厚,或有淡黄色;秋季燥气当令时,苔多薄而干;冬季严寒,舌常湿润。再如晨起舌苔多厚,白天进食后则舌苔变薄;刚刚起床,舌色可见暗滞,活动之后,往往变得红活。

6. 年龄与体质

在正常人群中,随着年龄的不同与体质的差异,舌象也可呈现不同的情况。如老年人气血常常偏虚,舌多现裂纹,舌乳头也常见萎缩;小儿易患舌疾,出现白屑或剥苔等;肥胖之人舌多略大且质淡;消瘦之人舌体略瘦而质偏红。诸如以上一些现象,在临床上应结合具体情况予以辨别。

7. 刮舌与揩舌

有时为了探察舌面的润燥以及苔的松腐与坚敛、有根与无根等情况,往往需配合刮舌与揩舌。具体方法是:用经过消毒的刮舌板或压舌板,以轻重适中的力量,由舌根向舌尖慢慢刮,可连续三五次;或用经过消毒的纱布一小块,卷在食指上,蘸少许生理盐水,使其湿润,以适中的力量,从舌根至舌尖,连续揩抹四五次。两种方法的目的,都是为了检查舌苔是否易刮或揩去,露出的舌体色泽情况,以及舌苔的再生情况等,也可了解舌苔是否燥裂或粗糙如砂石。较薄的浮松苔,可用揩法;较坚实的厚腻苔,可用刮法。

(四) 舌诊的内容和正常舌象

舌诊的内容主要分望舌质和舌苔两方面。舌质,又称舌体,是舌的肌肉脉络组织。舌苔,是舌体上附着的一层苔状物。望舌质又分神、色、形、态四方面;望舌苔则分苔质、苔色两方面。最后舌质和舌苔还要综合诊察,故以舌色为纲,舌苔为目,罗列一些常见舌象,其中包括正常舌象和危重舌象。

正常舌象,舌质淡红明润,大小适中,柔软灵活;舌苔薄白均匀,干湿适中。简称"淡红舌,薄白苔"。

1. 望舌质

(1) 舌神:指舌质的"荣"和"枯"。"荣"就是荣润红活,有生气,有光彩,故谓之神,虽病也是善候。"枯"是干枯死板,毫无生气,失去光泽,故谓之无神,乃是恶候。

(2) 舌色:主病的舌色,约有5种,兹分述如下。

淡白舌:舌色较正常人的淡红色浅淡,甚至全无血色,称为淡白舌。由于阳气不足,生化阴血的功能减弱,推动血液运行的力量亦衰,致使血液不能充分运于舌质中,故舌色浅淡。主虚证、寒证或气血两亏。若淡白湿润,而舌体胖嫩,多为阳虚寒证,淡白光莹,或舌体瘦薄,则属气血两亏。

红舌：较淡红色为深的，甚至呈鲜红色，称为红舌。因血得热则行，热盛则气血沸涌，舌体脉络充盈，故色呈鲜红。主热证。若舌鲜红而起芒刺，或兼黄厚苔的，多属实热证；若鲜红而少苔，或有裂纹或光红无苔，则属虚热证。

绛舌：较红舌更深的红色，称为绛舌。主病有外感与内伤之分。在外感病若舌绛或有红点、芒刺，为温病热入营血。在内伤杂病，若舌绛少苔或无苔，或有裂纹，则是阴虚火旺；另有舌绛少苔而津润者，多为血瘀。

紫：舌质色紫，即为紫舌。主病有寒热之分。绛紫而干枯少津，属热盛伤津、气血壅滞；淡紫或青紫湿润者，多为寒凝血瘀。

青舌：舌色如皮肤上暴露之"青筋"，缺少红色，称为青舌，古书形容如水牛之舌。由于阴寒邪胜，阳气郁而不宣，血液凝而瘀滞，故舌色发青。主寒凝阳郁和瘀血。全舌青者，多是寒邪直中肝肾，阳郁而不宣；舌边青者，或口燥而漱水不欲咽，是内有瘀血。

在上述各色舌中，若多少带些青紫成分，其舌色必偏晦暗，故偏暗之舌，多少总有些气血瘀滞之象，正如《温热经纬·叶香岩外感温热篇》所说："热传营血，其人素有瘀伤宿血在胸膈中，挟热而搏，其色必紫而暗，扪之湿。"

（3）舌形：是指舌体的形状，包括胖瘦、老嫩、胀瘪以及一些特殊病态形状等。分述如下。

老嫩：老是指舌质纹理粗糙，形色坚敛苍老，称为"老舌"。不论苔色如何，都属实证。嫩是指舌质纹理细腻，形色浮胖娇嫩，称为"嫩舌"，一般都属虚证。

胖大：舌体较正常舌为大，伸舌满口的，称为"胖大舌"。多因水湿痰饮阻滞所致。若舌淡白胖嫩，舌苔水滑，属脾肾阳虚，津液不化，以致积水停饮。若舌淡红或红而胖大，伴黄腻苔，多是脾胃湿热与痰浊相搏，湿热痰饮上溢所致。

肿胀：舌体肿大，盈口满嘴，甚者不能闭口，不能缩回，称为"肿胀舌"。其成因有三，一是心脾有热，血络热盛而气血上壅，舌多鲜红而肿胀，甚者伴有疼痛。一是素善饮酒，又病温热，邪热挟酒毒上壅，多见舌紫而肿胀。一是因中毒而致血液凝滞，则舌肿胀而青紫晦暗。亦有因先天舌部血络郁闭，以致舌紫而肿胀者，如舌血管瘤患者便是。

瘦薄：舌体瘦小而薄，称为"瘦薄舌"。总由气血阴液不足，不能充盈舌体所致。因此主气血两虚和阴虚火旺。瘦薄而色淡者，多是气血两虚，瘦薄而色红绛干燥者，多是阴虚火旺，津液耗伤。

芒刺：舌面上的软刺及颗粒增大，形成尖锋，高起如刺，摸之棘手，称为"芒刺舌"。舌生芒刺，是热邪内结所致，无论热在上焦、中焦或下焦，也无论在气分或营分，总属邪热亢盛。芒刺而兼焦黄苔者，多为气分热极；绛舌无苔而生芒刺者，则是热入营血，阴分已伤。据芒刺出现的部位，还可分辨热在何脏，如舌尖芒刺为心火亢盛，舌中芒刺为胃肠热盛等。

瘀点、瘀斑：舌面上出现大小不等、形状不一的青紫色或紫黑色斑点，不突出于舌面，称为"瘀点舌"或"瘀斑舌"。舌见瘀斑，在外感热病，为热入营血，气血壅滞，或将要发斑。在内伤杂病，多为血瘀之征。

裂纹：舌面上有多少不等、深浅不一、各种形态明显的裂沟，称为"裂纹舌"。有深如刀割剪碎的，有横直皱纹而短小的，有纵形、横形、井字形、爻字形，以及辐射状、脑回状、鹅卵石状等等，统属阴血亏损，不能荣润舌面所致。故其主病有三，一是热盛伤阴，一是血虚不润，一是脾虚湿侵。红绛舌而有裂纹,多是热盛伤津,或阴虚液涸;淡白舌而有裂纹,多是血虚不润;若淡白胖嫩,边有齿痕而又有裂纹者,则属脾虚湿侵。

光滑:舌面光洁如镜,光滑无苔,称为"光滑舌",也叫"镜面舌"、"光莹舌"。主要是由于胃阴枯竭、胃气大伤,以致毫无生发之气,故舌面光洁无苔。不论何种舌色,皆属胃气将绝的危候。若淡白而光莹,是脾胃损伤,气血两亏已极;若红绛而光莹,是水涸火炎,胃肾阴液枯竭。

齿痕:舌体边缘见牙齿的痕迹,称为"齿痕舌"或"齿印舌"。多因舌体胖大而受齿缘压迫所致,故常与胖大舌同见。由于脾虚不能运化水湿,以致舌体胖大,因此齿痕舌主脾虚和湿盛。若淡白而湿润,则属寒湿壅盛;淡红而有齿痕,多是脾虚或气虚。

重舌:舌下血络肿起,好像又生一层小舌,称"重舌"。若二三处血脉皆肿起,连贯而生,又称为"莲花舌"。主要是由于心经火热,循经上冲所致。故其主病为心火,或外邪引动心火。在小儿较为多见。

舌衄:舌上出血,称"舌衄"。多由心经热甚,迫血妄行所致,但亦有肺胃热盛,或肝火,或脾虚不能统摄所致者。所以其主病是心火、胃热、肝火、脾虚或阳浮。

舌痈:舌上生痈,色红高起肿大,往往延及下颏亦红肿硬痛,称"舌痈"。一般也是心经火热亢盛所致;若生于舌下者,多为脾肾积热,消津灼液而成。

舌疔:舌上生出豆粒大的紫色血疱,根脚坚硬,伴有剧痛,称"舌疔"。多由心脾火毒引起。

舌疮:舌生疮疡,如粟米大,散在舌四周上下,疼痛,称"舌疮"。若由心经热毒上壅而成,则疮凸于舌面而痛;若为下焦阴虚,虚火上浮而成,则疮多凹陷不起,亦不觉痛。

舌菌:舌生恶肉,初如豆大,渐渐头大蒂小,好像"泛莲"、"菜花"或"鸡冠",表皮红烂,流涎极臭,因其形似蕈,称"舌菌"。伴有剧痛而妨碍饮食。多由心脾郁火,气结火炎而成。溃烂者,多属恶候,若生长极慢,不溃不痛者,预后较好。

舌下络脉:将舌尖翘起,舌底脉络隐隐可见两条较粗的青紫色脉络。舌系带两侧为金津、玉液穴处,正常舌下脉络呈淡青紫色,脉络不粗,也无分枝和瘀点。若舌下有许多青紫或紫黑色小疱,多属肝郁失疏,瘀血阻络;若舌下络脉青紫且粗张,或为痰热内阻,或为寒凝血瘀。总之,舌底络脉青紫曲张为气滞血瘀所致,是血瘀证的重要指征之一。

(4) 舌态:是指舌体的动态,包括软、硬、颤、纵、歪、缩、吐弄等。

强硬:舌体板硬强直,运动不灵,以致语言謇涩,称为"强硬舌"又称"舌强"。其成因有二:一是外感热病,热入心包,扰乱心神;高热伤津,使筋脉失养,因而舌体失其灵活与柔和,呈现强硬。一是内伤杂病,肝风挟痰,阻于廉泉络道,或肝阳上亢,风火上攻,筋脉失于濡养,以致舌体强硬失和。因此其主病是热入心包、高热伤津、痰浊内阻、中风或中风先兆。因热盛者,舌质多见深红;因痰浊者,多舌胖而有厚腻苔;属中风者,舌多淡红或青紫。

痿软:舌体软弱,无力屈伸,痿废不灵,称为"痿软舌"。多由气血虚,阴液亏损,筋脉失养所致。故其主病有三:一是气血俱虚,一是热灼津伤,一是阴亏已极。久病舌淡而痿,多是气血俱虚;新病舌干红而痿,是热灼津伤;久病舌绛而痿,是阴亏已极。

颤动:舌体震颤抖动,不能自主,称为"颤动舌",亦称"颤抖"或"舌战"。其成因不外虚损和动风两个方面。由于气血两虚,亡阳伤津,使筋脉失于温养和濡润,因而抖颤难安;或为热极津伤而动风,于是颤动不已。久病舌颤,蠕蠕微动,多属气血两虚或阳虚;外感热病见之,且习习煽动者,多属热极生风,或见于酒毒患者。

歪斜:舌体偏于一侧,称为"歪斜舌"。多因风邪中络或风痰阻络所致。病在左,偏向右,病在右,偏向左,主中风或中风先兆。若舌紫红势急者,多为肝风发痉;舌淡红势缓者,多为中风偏枯。

吐弄:舌伸出口外者,称为"吐舌";舌微露出口,立即收回,或舐口唇上下左右,掉动不停,称为"弄舌"。两者皆因心、脾二经有热所致。心热则动风,脾热则津耗,以致筋脉紧缩不舒,频频动摇。吐舌多见于疫毒攻心或正气已绝,往往全舌色紫。弄舌多见于动风先兆,或小儿智能发育不全,或老年性痴呆。

短缩:舌体紧缩不能伸长,称为"短缩舌"。无论因虚因实,皆属危重证候。其成因有四:一是寒凝筋脉,则舌多淡白或青紫而湿润;一是痰浊内阻,多舌胖而苔粘腻;一是热盛伤津动风,舌多红绛而干;一是气血俱虚,则舌多淡白胖嫩。

舌纵:舌伸长于口外,内收困难,或不能收缩者,称为"舌纵"。多由舌的肌筋舒纵所致。若舌色深红,舌体胀满,舌形坚干者,为实热内踞,痰火扰心。若舌体舒宽,麻木不仁,是气虚之证。凡伸不能缩,舌干枯无苔者,多属危重;伸而能缩,舌体津润者较轻。

舌麻痹:舌有麻木感而运动不灵的,称为"舌麻痹"。总因营血不能上荣于舌所致。其主病是血虚肝风内动,或风气挟痰。

2. 望舌苔

(1) 苔色:主病的苔色,主要有白、黄、灰、黑四种。兹分述如下。

白苔:一般常见于表证、寒证。由于外感邪气尚未传里,舌苔往往无明显变化,仍为正常之薄白苔。在伤寒为太阳病,在温病为卫分证。若舌淡苔白而湿润,常是里寒证或寒湿证。但在特殊情况下,白苔也主热证。如舌上满布白苔,有如白粉堆积,扪之不燥,为"积粉苔",或称"粉白苔",是由外感秽浊不正之气,毒热内盛所致。皆因温病化热迅速,内热暴起,津液暴伤,苔尚未转黄而里热已炽,常见于温病或误服温补之药。

黄苔:一般主里证、热证。由于热邪熏灼,所以苔现黄色。淡黄热轻,深黄热重,焦黄为热结。外感病,苔由白转黄,为表邪入里化热的征象,在伤寒为阳明病,在温病为气分证。但是苔薄淡黄,也常见于外感风热表证或风寒化热。若舌淡胖嫩,苔黄滑润者,多是阳虚水湿不化。

灰苔:灰苔即浅黑色,《辨舌指南·灰色脾经》说:"如以青黄和入黑中则为灰色也"。常由白苔晦暗转化而来,也可与黄苔同时并见。主里证,常见于里热证,也见于寒湿证。

苔灰而干,多属热炽伤津,可见外感热病,或为阴虚火旺,常见于内伤杂病。苔灰而润,见于痰饮内停,或为寒湿内阻。

黑苔:黑苔较灰苔色深,多由灰苔或焦黄苔发展而来,常见于疫病严重阶段。主里证,或为热极,或为寒盛。若苔黑而燥裂,甚则生芒刺,多为热极津枯;若苔黑而滑润,多属寒盛阳衰。

(2) 苔质:即苔的形质。兹分厚薄、润燥、腐腻、偏全、剥落、消长以及真假等叙述如下。

厚薄:苔质的厚薄,以"见底"和"不见底"为标准,即透过舌苔能隐隐见到舌体的为"薄苔",不能见到舌体的为"厚苔"。厚薄可测邪气之深浅。薄苔本是胃气所生,属正常舌苔;若有病见之,亦属疾病轻浅,正气未伤,邪气不盛。故薄苔主外感表证,或内伤轻病。

厚苔是胃气夹湿浊邪气熏蒸所致,故厚苔主邪盛入里,或内有痰饮湿食积滞。

润燥:舌面润泽,是干湿适中的正常舌象。若水分过多,扪之湿而滑利,甚者伸舌涎流欲滴,称为"滑苔"。望之干枯,扪之无津,称为"燥苔"。甚者颗粒粗糙如砂石,扪之糙手,称为"糙苔";若质地板硬,干燥裂纹,称为"燥裂苔"。润燥可了解津液的变化。

润泽是津液上承之征,说明病中津液未伤。滑苔则为寒为湿,因三焦阳气衰少,不能运化水湿,湿聚而为痰饮,随经脉上溢于苔,故舌苔水滑,临床上常见于阳虚而痰饮水湿内停者。

干燥是津不上承所致,或由于热盛伤津,或由于阴液亏耗,也有因阳虚气化不行而津不上承的以及燥气伤肺的。因此燥苔主病是:热盛伤津;阴液亏耗;阳虚气不化津,燥气伤肺,糙苔属热盛津伤者为多。

腐腻:苔质颗粒疏松,粗大而厚,形如豆腐渣堆积舌面,揩之可去,称为"腐苔"。若舌上粘厚一层,有如疮脓,称"脓腐苔"。苔质颗粒细腻致密,揩之不去,刮之不脱,上面罩一层油腻状黏液,称为"腻苔"。察腐腻可知阳气与湿浊的消长。

腐苔多因阳热有余,蒸腾胃中腐浊邪气上升而成,多见于食积痰浊为患。也见于内痈和湿热口糜。一般病程中,舌苔由板滞不宣而化腐,由腐而渐退,渐生浮薄新苔,这是正气胜邪的苔象,为病邪解尽。若肺痈、胃痈、肝痈以及下疳结毒等,见有脓腐苔,则是邪盛病重。霉腐苔亦因胃脘腐败,津液悉化为浊腐上泛所致。

腻苔多是湿浊内蕴,阳气被遏所致,因此其主病为湿浊、痰饮、食积、顽痰等。凡苔黄厚腻,多为痰热、湿热、暑温、湿温、食热积滞,以及湿痰内结,腑气不利等;若苔白滑腻,则为寒湿、寒痰、寒饮、寒食积滞;若厚腻不滑,白如积粉,多为时邪夹湿,自里而发;若白腻不燥,自觉胸闷,多是脾虚湿重;若白厚黏腻,口中发甜,乃脾胃湿热,气聚上泛所致。

剥落:舌苔全部退去,以致舌面光洁如镜,称为"光剥舌",即前述之光滑舌,又叫镜面舌。若舌苔剥落不全,剥脱处光滑无苔,余处斑斑驳驳地残存舌苔,界限明显,称为"花剥苔";若不规则地大片脱落,边缘厚苔界限清楚,形似地图,称为"地图舌";若剥脱处并不光滑,似有新生颗粒,称为"类剥苔"。观剥落,可测胃气、胃阴之存亡,判断疾病预后。

光剥舌主病已如前述,花剥苔也是胃之气阴两伤所致。若花剥而兼腻苔者,多为痰浊未化,正气已伤,病情更为复杂。类剥苔则主久病气血不续。若厚苔中间剥落一瓣,或有凹点,底见红燥,须防液脱中竭。

消长:消是舌苔由厚变薄,由多变少地消退,长是舌苔由无而有,由薄变厚地增长。苔的消长,反映着邪正相争的过程,可判断疾病的进退预后。

凡舌苔由少变多由薄变厚,一般都说明邪气渐盛,主病进;反之,舌苔由厚变薄,由多变少,则说明正气渐复,主病退。无论消长,都以逐渐转变为佳。若骤增骤退,多为病情暴变的征象。如薄苔突然增厚,说明正气暴衰,邪气急剧入里;若满舌厚苔,骤然消退,往往是胃气暴绝的反映。《察舌辨证新法》称舌苔逐渐消退为"真退真化",即由化而后退,退后渐生薄白新苔,是"胃气渐复,谷气渐进"之佳兆;反之,骤然退去,多是"假退"。一种是骤然退去,不再生新苔,以致出现镜面舌,这是胃之气阴衰竭的恶候;另一种是多处剥落,形成花剥苔,亦非佳兆,仍属逆证;再一种是满舌厚苔忽然退去,舌面仍留污质腻湿,或见朱砂点,或见裂纹,一二日间,必续生厚苔,此为湿浊邪盛,邪正相持。

真假:判断舌苔真假,以有根无根为标准。凡舌苔坚敛着实,紧贴舌面,刮之难去,象从舌体长出来的,称为"有根苔",此属真苔。若苔不着实,似浮涂舌上,刮之即去,不像是从舌上生出来的,称为"无根苔",即是假苔。辨舌苔真假,可判断疾病的轻重与预后。

真苔:凡病之初期、中期,舌苔有根比无根的为深重,后期有根苔比无根苔为佳,因为胃气尚存。若舌面上浮一层厚苔,望似无根,其下却已生出一层新苔,此属疾病向愈的善候。

假苔,意义有三,一是清晨舌苔满布,饮食后苔即退去,虽属假苔,并非无根,此为无病;若退后苔少或无苔,则是里虚。二是有苔有色,刮之则去,病轻浅;若揩之即去,病更轻浅。三是厚苔一片而无根,其下不能续生新苔,是原有胃气,其后胃气虚乏,不能上潮。多由过服凉药伤阳,或过服热药伤阴所致。

(五) 舌质和舌苔的综合诊察

疾病是一个复杂的发展过程,人体的病理变化也是一个复杂的整体性变化,所以在分别掌握舌质、舌苔的基本变化及其主病的同时,还应注意到舌质和舌苔的相互关系,并将二者结合起来进行分析。即所谓舌质与舌苔既要分看,又要合看。

一般地说,察舌质重在辨正气的虚实,当然也包括邪气的性质;察舌苔重在辨邪气的浅深与性质,当然也包括胃气的存亡。正如《医门棒喝·伤寒论本旨》所说:"观舌本(即舌质),可验其阴阳虚实;审苔垢,即知其邪之寒热浅深也。"此外,血病观质,气病察苔。如《形色外诊简摩》说:"若推其专义,必当以舌苔主六腑,以舌质主五脏。"并且认为:"舌质如常,舌苔虽恶,胃气浊秽而已。舌质既变,即当察其色之死活,活者细察底里,隐隐犹见红活,此不过血气之有阻滞,非脏气之败坏也;死者底里全变干晦枯痿,毫无生气,是脏气不至矣,所谓真脏之色也"。这是说舌质与舌苔的区别,需要分看。但是二者又联系密切,必须合参才能全面认识病变。如《伤寒指掌》说:"如舌苔白而厚或兼干,是邪已到气分;白内兼黄,仍属气分之热"。"白苔边红,此温邪入肺,灼干肺津"。可见舌苔与质,如影随形,是非常密切的。

在一般情况下,舌质与舌苔的变化是统一的,其主病往往是两者的综合。例如,内有实热,多见舌红苔黄而干;病属虚寒,则多见舌淡苔白而润。这是学习舌诊执简驭繁的要领。但是也常有舌质与舌苔变化不一致的情况,需四诊合参,加以综合评判。如白苔一般主寒主湿,但红绛舌兼白干苔,多属燥热伤津,由于燥气化火迅速、苔色未能转黄,便已进入营分阶段;再如白积粉苔,也主热邪炽盛,并不主寒,还有灰黑苔可主热证,亦主寒证,这些都需四诊合参才能诊断。有时舌与苔的主病虽属矛盾,但实际上也是两者的综合,如红绛舌而兼白滑腻苔者,在外感病,属营分有热,气分有湿;在内伤病,多是阴虚火旺而又有痰浊食积。这些都需要结合临床实际,具体分析,灵活权变。为了举一反三,兹将临床常见的情况略述如下,以有助于对舌诊基本内容的理解。

1. 淡白舌兼各色舌苔

(1) 淡白舌透明苔:舌色浅淡,苔薄白而透明,淡白湿亮,似苔非苔。此由中阳不运,水湿之气上滋所致,故主脾胃虚寒。

(2) 淡白舌白干苔:舌淡白,苔干而板硬,或苔糙如砂石。前者是阳虚津亏,邪热滞于中焦所致,故主脾胃热滞;后者是津液枯涸,邪热内结之故,主热结津伤。

(3) 淡白舌黄裂苔:舌淡而满布浅黄色苔,或厚或薄,却有裂纹,津液微干,偶见滑润。前者是素体衰弱,气津双亏,浮热上扰所致,主气虚津少,后者为气虚夹湿,湿浊上溢之故,主气虚津少夹湿。

(4) 淡白舌黑燥苔:舌淡白而苔灰黑,干燥如刺,刮之即净。此为阳虚不能输布津液所致,故主阳虚寒甚。

2. 淡红舌兼各色舌苔

(1) 淡红光莹舌：舌淡红而嫩，光莹无苔，干湿适中。此乃胃之气阴不足，常见于胃肾阴虚或气血两亏之人。

(2) 淡红舌偏白滑苔：舌质淡红，左有白滑苔一条，余处光净无苔。此由肝胆湿热化燥伤阴所致，故主病邪入半表半里，或病在肝胆，湿浊化燥伤阴，或阴虚而胃停宿垢。

(3) 淡红红点舌白腻干苔：舌淡红而边尖有红点，苔白腻而干。此由血热内蕴，而外受风寒侵袭所致，故其主病为风寒外束，热蕴营血；或热盛伤津，而脾胃湿滞。

(4) 淡红舌根白尖黄苔：舌淡红，满布薄白苔，尖部淡黄色。此为热在上焦，或外感风热在表，或风寒化热，将欲传里。

(5) 淡红舌黄黑苔：舌质淡红，外周为黄糙苔，中心为厚腻之黑褐苔。此为痰湿郁热，有化燥伤阴之势，或为脾胃湿热蕴结。

3. 红绛舌兼各色舌苔

(1) 红舌浮垢苔：舌质红而有晦暗之浮垢苔。若见热病后期，是因邪热虽渐退，而脾胃之气尚未恢复，以致秽浊湿邪随余热上升而成。故主正气虚，湿热未净。

(2) 红舌白滑苔：舌鲜红而苔白滑润，津液甚多。若舌质苍老的，是热在里，而有水湿之邪，主里热挟湿。若舌质娇嫩浮胖，是虚阳上浮水湿内停之故，主阳虚湿盛。

(3) 红舌黑(灰)滑苔：舌红而质浮胖，苔灰黑带白，润滑易剥落。此因寒极之时，虚阳上越，故舌红娇艳，非有形寒湿郁积，故苔滑易剥，主虚寒证。

(4) 边红中黑润苔：舌边尖鲜红，中心有黑润苔。舌边尖红是热象，而中部黑润又是寒，故见于寒热兼夹的病变。其主病有三，一是里寒外热；二是外感暑热，内停生冷；三是肝胆热而胃肠寒。

(5) 舌根红尖黑苔：舌尖满布黑苔，中根部无苔而色红，为里热内炽，心热最重的表现，主心热内炽。

(6) 红瘦舌黑苔：舌红不润，舌体瘦瘪，上布薄黑苔。此由热盛伤津，或阴虚火旺，以致血燥津枯所致，故主津枯血燥。

(7) 绛舌薄白苔：舌深红，苔薄白均匀，不滑不燥。此属素体阴虚火旺，复感风寒之邪，其绛舌必出现在表证之前；或为表邪未解，热入营血，其绛舌必逐渐变化而成。

(8) 绛黏腻舌：舌质绛，望之似干，摸之觉有津液，此为津亏而湿热上蒸，或有痰浊。若舌绛而上有黏腻透明之一层黏液，似苔非苔，是热盛而中焦挟有秽浊之征，或为营热或为阴虚火旺。

(9) 绛舌黄白苔：舌初起绛色，上有白黄苔，此为邪在气分，未尽入营。但已开始入营，故主气营两燔。

(10) 绛舌黄润苔：舌深红，苔色黄，滑而光亮。此因热中夹湿，热逼水湿上潮的缘故。其主病有四：一是阴虚夹湿，阴虚火旺而胃肠积有湿热；二是血热夹湿，嗜酒成性，积久生湿，湿郁化热，蕴于血分；三是营热湿重，外感邪热入营，而胃肠湿重于热；四是热初入营，乃外感热病，热邪由气分初入营分。

(11) 绛舌黄黏腻苔：舌深红，上铺一层黄黏液，颇似鸡子黄。此为阴虚营热，又有痰饮停积，胶结难分，故主阴虚营热兼痰饮。

(12) 红绛舌黄瓣苔：舌鲜红，黄苔满布，干涩而厚，分裂成若干小块，裂缝可见红底，称为"黄瓣苔"。此由胃肠燥热内结所致,故主胃肠热结,唇舌色绛而有瓣苔,是胃肠热结且热已入营。

(13) 红绛舌类干苔:舌鲜红或深红,满布厚或薄白苔,望之似干,扪之湿润,称类干苔。其成因有二:一是湿热伤津,但湿邪却不断上溢;二是气虚挟湿,气虽不能布津,但湿气却源源上渗。舌绛而苔厚腻者,是湿热伤津;舌淡红而苔薄类干者,是气虚挟湿。

4. 青紫舌兼各色舌苔

(1) 紫舌白腻苔:舌紫而苔白厚腻,此多见于嗜酒成性者,致舌色变紫,或因外感表邪入里,或因酒积化生湿热,上熏而成厚腻苔。其主病有二,一是酒毒内积,风寒入里;二是湿热内盛。

(2) 青紫舌黄滑苔:舌色紫中带青,苔黄厚润滑。此因寒滞血瘀,故舌见青紫;饮食内停,热犹未盛,故苔虽黄而润滑。主病有二,一是寒凝血脉;二是食滞脾胃。

(3) 淡紫舌灰苔:舌淡紫,苔色灰。或边尖淡紫,中铺灰苔;或中心淡紫,边有灰苔。此淡紫舌由淡白舌转化而来,因素体虚弱,又染温疫热病,以致湿中生热,热伤血分所致。故主虚弱病体,热入血分。

(4) 青舌黄苔:舌淡白带青,上布淡黄苔。此因夏日感受暑热,又恣食生冷,以致中寒吐泻;或因阴盛于内,逼热上浮,而成真寒假热之象,故黄苔不作热论,而是寒湿蕴积,深陷于血分。主病为寒湿内盛。

(5) 葡萄疫舌:舌质青一块,紫一块,苔色黄一块,黑一块,舌上起疱,形如葡萄,泡内含水,或蓝或紫,故名。往往在口腔其他部分亦可出现,伴咽痛、唇肿、口秽熏人。此由热毒遏伏,秽浊郁结,熏蒸上涌所致。见于瘟疫病,称葡萄瘟疫。

5. 危重舌象诊法

病至危重,阴阳气血精津告竭,则舌质和舌苔,也有特殊的形色表现。阴气将绝的舌象如:

舌上没有苔,好像去了膜的猪肾样,或如镜面的——危候(多见于热病伤阴或胃气将绝)

舌粗糙有刺,像沙鱼皮,而又干枯燥裂的——危候(津液枯竭)

舌头敛缩有如荔枝干肉,完全没有津液的——危候(热极津枯)

舌本干晦如猪肝色,或舌红如柿色的——危候(气血败坏)

舌质短而阴囊缩——危候(肝气将绝)

舌质色赭带黑——危候(肾阴将绝)

舌起白色如雪花片——危候(脾阳将绝)

以上危候多属难治,但还要四诊合参,才不致误。

望 诊 小 结

望诊居四诊之首,使医生首先获得对患者的初步印象,为进一步诊察提供线索,因此为历代医家所重视。

望诊的全部内容,可概括为观察人体全身和局部的神、色、形、态。审神气的存亡,可测生死;察色泽的善恶,形态的常变,可别疾病的轻重浅深。

神色是脏腑气血显示于外的标志。察神色的衰旺,辨五色的变化,可知脏腑气血的盈亏,疾病的寒热表里。故望诊必须对神色倍加注意。面部五色诊法与舌诊,体现了中医诊断的传统经验与特色,应该首先掌握。

掌握得神、失神与假神,主要从目光、表情与动态方面来观察。

掌握常色和病色的特征及意义,是学习望诊的重点之一。色以明润含蓄为常,枯暗暴露为病,是分辨常色病色的关键。关于五色应五脏,以及"青黑为痛、黄赤为热、白为寒",是理解五色主病的要点。

舌诊在辨证中占居重要地位,舌通过经络气血与脏腑密切相联,舌质可反映脏腑气血的虚实,舌苔可辨别邪气的浅深与胃气的存亡,大抵气病察苔,血病观质。舌淡主虚寒,舌红主热证,青紫为寒(润)、为热(燥);白苔主表证、寒证,亦主里,黄苔主里证、热证,黑苔则为寒(润)、为热(燥),此皆舌诊常理,需结合舌之形态和苔之形质综合判断。

望小儿食指络脉,也与五色诊法有关,也是中医诊断的特色之一。以浮沉分表里,红紫辨寒热,淡滞定虚实,三关测轻重等,皆为儿科中不可忽视的诊法。

望形体的强弱胖瘦,望姿态的动静阴阳,皆可测知脏腑气血的盛衰,阴阳邪正的消长,以及邪气之所在和病势之顺逆,再结合望神色,便可获得一个总的印象。以此为线索,再进一步有重点地对有关局部进行仔细观察。诸如头颈、五官、九窍、皮肤等等以及各部分的排泄物,对窥察脏腑的病变都有重要意义。首先熟悉分部望诊的基本理论和原理,然后才容易理解和熟悉各分部望诊的基本内容。总之,只要有助于望诊,不拘细微末节,均应注意辨识。

第二节 闻 诊

闻诊包括听声音和嗅气味两方面。听声音是指诊察患者的声音、语言、呼吸、咳嗽、呕吐、呃逆、嗳气、太息、喷嚏、肠鸣等各种声响。嗅气味是指嗅患者体内所发出的各种气味以及分泌物、排泄物和病室的气味。

早在《内经》时代就有闻诊的记载,《素问·阴阳应象大论》首次提出了五音、五声应五脏的理论;而《素问·脉要精微论》更以声音、言语、呼吸等,来判断正气盈亏和邪气盛衰。《伤寒论》与《金匮要略》也以患者的语言、呼吸、喘息、咳嗽、呕吐、呃逆、呻吟等作为闻诊的主要内容。后世医家更将口气、鼻气以至各种分泌物、排泄物等异常的气味,列入闻诊范围。其基本原理在于各种声音和气味都是在脏腑生理和病理活动中产生的,所以能反映脏腑的生理和病理变化。

一、听 声 音

声音的发出,是肺、喉、会厌、舌、齿、唇、鼻等器官的协调活动,共同发挥作用的结果。肺是发声的动力,肺主一身之气,气动则有声;喉是发声的机关,发声必由喉出;其余部分则对声音起调节作用。声音的异常变化主要与肺气有关,但肾主纳气,必由肾间动气上出于舌而后能发其声,其他脏腑的病变亦可通过经络影响于肺肾。因此,听声音不仅可诊察与发音有关器官的病变,还可根据声音的变化,进一步诊察体内各脏腑的变化。一般情况下,新病其声多不变,惟有久病、苛疾,其声乃变。

(一) 正常的声音

健康人的声音,虽有个体差异,但发声自然、音调和畅,刚柔相济,此为正常声音的共同特点。由于人们性别、年龄、身体等形质禀赋之不同,正常人的声音亦各不相同,男性多声低而浊,女性多声高而清,儿童则声音尖利清脆,老人则声音浑厚低沉。

声音与情志的变化也有关系。如喜时发声欢悦而散,怒时发声忿厉而急,悲哀则发声悲惨而断续,欢乐则发声舒畅而缓,敬则发声正直而严肃,爱则发声温柔而和。这些因一时感情触动而发的声音,也属于正常范围,与疾病无关。

(二) 病变的声音

1. 发声

五音是角、徵、宫、商、羽,五声是呼、笑、歌、哭、呻,并分别与肝、心、脾、肺、肾相对应。在正常情况下,反映了人们情志的变化;在病理情况下,则分别反映了五脏的病变。特别是情志方面的病变,往往会出现呼笑歌哭呻等异常表现以及音调的变化,可以据此推断其相应脏腑的病变。

音哑和失音,有轻重之别,轻者声嘶,重者完全不能发音。新病音哑或失音,属实证。多因外感风寒或风热,寒热交相袭肺;或痰浊壅滞,以致肺气不宣,清肃失职,称之为"金实不鸣"。久病音哑或失音,多属虚证。是因精气内伤,肺肾阴虚,虚火灼金,以致津枯肺损,声音难出,称之为"金破不鸣"。暴怒叫喊,伤及喉咙,也可导致音哑或失音,亦由气阴耗伤所致。有妊娠失音者,多为胞胎阻碍肾之精气不能上荣所致。

发声高亢有力,声音连续,前轻后重,多是形壮气足;患病闻此,多属实证、热证。若感受风寒湿诸邪,常有鼻塞而声音重浊。发声低微细弱,声音断续,前重后轻或语声轻清,多是体弱气怯之人,患病闻此多属虚证、寒证。

睡中鼾声,多是气道不利,并非全是病态。若昏睡不醒,鼾声不绝,手撒遗尿,多是中风入脏之危证。

呻吟不止,多是身有痛楚或有胀满,攒眉呻吟,必苦头痛;呻吟不起,多为腰腿痛;呻吟而扪心或护腹,多是胸脘或腹痛,扪腮可能为齿痛。语声寂然,喜惊呼者,骨节间病,或病深入骨;语声暗然不彻者,心膈间病。阵发惊呼,发声尖锐,表情惊恐,多是惊风证。小儿夜啼亦多惊恐为病,或心脾经有热,或脾寒腹痛。

2. 语言

沉默寡言,多属虚证、寒证;烦躁多言,多属热证、实证。言语轻迟低微,欲言不能复言者,称为"夺气",是中气大虚之证。

语言謇涩,属风痰蒙蔽清窍,或风痰阻络。

语言错乱,为神明之乱,亦属心病,有虚实不同。

谵语:指神识不清,语无伦次,声高有力,称为"谵语",多属热扰心神之实证。多见于温病邪入心包或阳明腑实证,有血热、瘀血、燥屎、痰凝的不同。

郑声:是神识不清,语言重复,时断时续,声音低弱,称为"郑声",属心气大伤,精神散乱之虚证。

独语:是自言自语,喃喃不休,见人则止,首尾不续,称为"独语"。语言错乱,说后自知,称为"错语"。独语、错语均属心气不足,神失所养的虚证。

狂症：是笑骂狂言，语无伦次，登高而歌，弃衣而走，称为"狂症"，属阳热实证。多见于痰火扰心或伤寒蓄血证。

3. 呼吸

患者呼吸如常，是形病而气未病；呼吸异常，是形气俱病。外感邪气有余，呼吸气粗而快，属热证、实证。内伤正气不足，呼吸气微而慢，属虚证、寒证。气粗为实，气微为虚，但久病肺肾之气欲绝，气粗而断续者为假实证；温热病，热在心包，气微而昏沉者为假虚之证。呼吸微弱困难，气来短促，不足以息，为元气大伤，阴阳离决之危证。病态呼吸的临床表现，还有喘、哮、上气、少气、短气等病症。

喘症：是指呼吸困难，短促急迫，甚者张口抬肩，鼻翼煽动，不能平卧，称为"喘症"。喘有虚实之分，实喘发作急骤，气粗声高息涌，惟以呼出为快，仰首目突，形体壮实，脉实有力，多属肺有实热，或痰饮内停。虚喘发病徐缓，喘声低微，慌张气怯，息短不续，动则喘甚，但以引长一息为快，形体虚弱，脉虚无力，是肺、肾虚损，气失摄纳所致。

哮症：是指呼吸急促似喘，声高断续，喉间痰鸣，往往时发时止，缠绵难愈，称为"哮症"。多因内有痰饮，复感外寒，束于肌表，引动伏饮而发。也有感受外邪，失于表散，束于肺经所致者，或久居寒湿地区，或过食酸咸生冷，都可诱发哮喘。

哮症和喘症常同时出现，所以往往称为哮喘。关于喘与哮的区别，虞抟的《医学正传》说："喘促喉中如水鸡声者谓之哮，气促而连续不能以息者谓之喘。"

上气：是指肺气不得宣散，上逆于喉间，气道窒塞，呼吸急促，称之为"上气"。咳逆上气，兼见时时吐浊，但坐不得卧，是痰饮内停胸膈；若阴虚火旺，火逆上气，则感咽喉不利；外邪束于皮毛，肺气壅塞，水津不布，则上气多兼身肿。

短气：是指呼吸气急而短，不足以息，数而不能接续，似喘而不抬肩，喉中无痰鸣声，称之为"短气"。短气当辨虚实，饮停胸中，则短气而渴，四肢历节痛，脉沉，属实证；肺气不足，则体虚气短，小便不利。伤寒心腹胀满而短气，是邪在里，属实证；腹濡满而短气，也是邪在里，但属虚证。

少气：又称气微，是指呼吸微弱，短而声低，称之为"少气"。形体状态一般无改变。少气主诸虚不足，是身体虚弱的表现。

4. 咳嗽

咳嗽多见于肺脏疾病，与其他脏腑病变亦有密切关系。根据咳嗽的声音和兼见症状，可鉴别病症的寒热虚实。

咳声紧闷，多属寒湿。如咳嗽声音重浊，兼见痰清稀白，鼻塞不通，多是外感风寒。咳而声低，痰多而易咳出，是寒咳或湿咳或痰饮。

咳声清脆者，多属燥热。如干咳无痰，或咳出少许黏液，是燥咳或火热咳嗽。

咳声不扬，痰稠色黄，不易咳出，咽喉干痛，鼻出热气，属于肺热。咳声不畅，多是肺气不宣。

咳声阵发，发则连声不绝，甚则呕恶咳血，终止时作"鹭鸶叫声"者，称作"顿咳"，也称"百日咳"。常见于小儿，是属肺实，多由风邪与伏痰搏结，郁而化热，阻遏气道所致。白喉，则咳声如犬吠样，多属肺肾阴虚，火毒攻喉。

无力作咳，咳声低微，咳出白沫，兼有气促，属于肺虚。夜间咳甚者，多为肾水亏。天亮咳甚者，脾虚所致，或寒湿在大肠。

5. 呕吐

呕吐有呕、干呕、吐三种不同情况。呕指有声有物；干呕指有声无物，又称"哕"；吐指有物无声。三者均为胃气上逆，据呕吐的声音，可辨寒热虚实。

虚寒证的呕吐，吐势徐缓，声音微弱，吐物呈清水痰涎；实热证的呕吐，吐势较猛，声音壮厉，吐物呈黏痰黄水，或酸或苦；重者热扰神明，呕吐呈喷射状。有些呕吐，还需结合望、问、切诊，才能查明原因。如食物中毒，需追查饮食；霍乱则吐利并作；反胃见朝食暮吐，是胃阳虚，或脾肾俱虚，不能消谷；口干欲饮，饮后则呕，为水逆症，是太阳蓄水证或有痰饮；胸闷腹满，便秘不通之呕吐，是肠有燥屎，秽浊上犯；气郁之呕吐，胸闷胁痛，多是肝气犯胃；胃痈则呕吐脓汁。

6. 呃逆

呃逆，唐代以前称"哕"，因其呃呃连声，后世称之为呃逆。当胃气上逆从咽部冲出，发出一种不由自主的冲击声者，称为"呃逆"，俗称"打嗝"。可据呃声之长短，高低和间歇时间不同，以诊察疾病之寒热虚实。

新病闻呃，其声有力，多属寒邪或热邪客于胃；久病闻呃，其声低气怯，为胃气将绝之兆。呃声频频，连续有力，高亢而短，多属实热。呃声低沉而长，音弱无力，良久一声，多属虚寒。呃逆上冲，其声低怯而不能上达咽喉或时郑声，为脾胃气衰，虚气上逆，亦属虚寒证。呃声不高不低，持续时间短暂，患者神清气爽，无其他兼症，为进食仓促，或偶感风寒，一时气逆所致，可自愈。

7. 嗳气

嗳气，古名"噫"。当胃气上逆出于咽喉而发出的声音者，称作"嗳气"。饮食之后，偶有嗳气，并非病态。若嗳出酸腐气味，兼胸脘胀满者，是宿食不消，胃脘气滞；嗳声响亮，频频发作，得嗳与矢气则脘腹宽舒，属肝气犯胃，常随情绪变化而嗳气减轻或增剧。

嗳气低沉，无酸腐气味，纳谷不馨，为脾胃虚弱，多见久病或老人。寒气客于胃，以致胃气上逆而为噫；汗、吐、下后，胃气不和，亦致噫气不除。

8. 太息

太息为情志病之声。当情绪抑郁时，因胸闷不畅，引一声长吁或短叹后，则自觉舒适，称作"太息"。多由心有不平或性有所逆，愁闷之时而发出，为肝气郁结之象。

9. 喷嚏

喷嚏是由肺气上冲于鼻而作，外感风寒多见此证。外邪郁表日久不愈，忽有喷嚏者，为病愈之佳兆。

10. 肠鸣

肠鸣是腹中漉漉作响。据部位、声音可辨病位和病性。若其声在脘部，如囊裹浆，振动有声，起立行走或以手按抚，其声则漉漉下行，为痰饮留聚于胃；如声在脘腹，漉漉如饥肠，得温、得食则减，受寒、饥饿时加重，此属中虚肠胃不实之病；若腹中肠鸣如雷，则属风胜；湿邪胜则脘腹痞满，大便濡泄；寒甚则脘腹疼痛，肢厥吐逆。

二、嗅 气 味

嗅气味，分病体的气味与病室的气味两种，都是指和疾病有关的气味而言。病室的气味,是由于病体本身或排泄物所发出,气味从病体发展到病室,可以说明病的沉重情况。

(一) 病体的气味

1. 口气

正常人说话时不会发生臭气,如有口臭,多属消化不良,或有龋齿,或口腔不洁。口出酸臭气的,是内有宿食;口出臭秽气的,是胃热;口出腐臭气的,多是内有溃腐疡疮。

2. 汗气

患者身有汗气,可知已曾出汗。汗有腥膻气,是风湿热久蕴于皮肤,津液受到蒸变的缘故。

3. 鼻臭

鼻出臭气,流浊涕经常不止的,是鼻渊证。

4. 身臭

应检查病体是否有溃腐疮疡。

有些异常的气味,病者也能自觉。因此,对于排泄物,如痰涎、大小便、妇人经带等的异常气味,通过问诊(问患者或其家属),可以得知。如咳吐浊痰脓血,有腥臭气的为"肺痈"。大便臭秽为热;有腥气为寒。小便黄赤浊臭,多是湿热。屁出酸臭,多是宿食停滞。妇人经带有臭气的是热;有腥气的是寒。

(二) 病室的气味

瘟疫病开始,即有臭气触人,轻则盈于床帐,重的充满一室。病室有腐臭或尸臭气味的,是脏腑败坏,病属危重。病室有血腥臭,患者多患失血证。还有病室特殊气味,如尿臊味(氨味),多见于水肿病晚期患者;烂苹果样气味(酮体气味),多见于消渴病患者,均属危重证候。

闻 诊 小 结

闻诊包括听声音、嗅气味两个方面。声音的产生,与气之盛衰有密切关系。气味的产生,则与排出物有关。

听声音主要是根据声音的大小、高低、清浊,区别寒热虚实。一般来说,初病声嘶多属实证,久病失音多属虚证。声高气粗重浊多属实证,反之则属虚证。"言为心声",语言错乱多属心之病变,为神明失守所致。其中狂言、谵语常见于实证、热证;郑声、独语、错语常见于寒证、虚证。呼吸、咳嗽、喷嚏多与肺病有关;呕吐、呃逆、嗳气往往是胃失和降,胃气上逆的表现。但究其原因则是多方面的,涉及许多脏腑经络的寒热虚实。一般也是以声高壮厉属实,声低气怯属虚。此外,太息多与肝郁有关,呵欠多与心肾有关。

闻气味可分病体和病室气味两个方面。病体之气味主要是由于邪毒使人体脏腑、气血、津液产生败气,以致从体窍和排出物发出臭气,因此,据此可辨脏腑气血的寒热虚实以及邪气之所在。一般认为,凡气味酸腐臭秽者,多属实热证;而无臭或略有腥气者,多属虚寒证。至于尸臭恶味,多是脏腑败坏之绝症。特异气味,亦属严重情况。病室气味,则是病体气味和排出物气味散发所致,说明病情严重或卫生护理极差。

第三节 问　　诊

问诊是医生询问患者或陪诊者,了解疾病的发生、发展、治疗经过、现在症状和其他与疾病有关的情况,以诊察疾病的方法。

问诊是临床诊察疾病的重要一项,在四诊中占有重要地位。因为对于疾病的很多情况,如患者的病史、自觉症状、既往健康状况和家族史等,只有通过问诊才能获得。了解上述方面的情况,可为医生分析病情、判定病位、掌握病性、辨证治疗提供可靠的依据,特别是对于那些只有自觉症状而缺乏客观体征的疾病和因情志因素所致的疾病,问诊就显得更为重要。同时,询问患者的主要疾病,又可为医生有目的、有重点地检查病情提供线索。所以历代医家向来重视问诊。如《素问·三部九候论》说:"必审问其所始病,与今之所为病,而后各切循其脉。"《素问·疏五过论》说:"凡欲诊病,必问饮食居处。"《素问·征四失论》说:"诊病不问其始,忧患饮食之失节,起居之过度,或伤于毒,不先言此,卒持寸口,何病能中。"都说明了问诊的重要意义。明代张景岳也认为问诊是"诊病之要领,临证之首务"。并在《景岳全书·十问篇》中对问诊的内容及其辨证意义作了详细的阐述。清代喻嘉言也在《寓意草·与门人定议病式》中对问诊的项目作了详细的规定。

问诊时,医生要首先抓住患者的主要病痛,然后再围绕主要病痛进行有目的、有步骤的询问,既要突出重点,又要全面了解。同时,医生要以高度热忱的精神和认真负责的态度进行详细询问,对患者要寄予同情,说话要和蔼可亲,通俗易懂(不能用医学术语问话)、耐心细致,这样才能取得患者信任,使患者详细地倾吐病情。如发现患者叙述有不清楚不全面之处,医生可进行必要的提示和启发,但切不可用自己的主观意愿套问或暗示患者,以免使问诊资料与实际情况不符。在问诊中医生还要注意,不要给患者精神带来不良刺激或产生不良影响,要帮助患者建立起战胜疾病的信心。对于危重患者,医生要为抢救患者作扼要的询问和重点检查,及时进行抢救,然后对不详细之处再作补问,不可为苛求完整记录而耽误对患者的抢救。

一、问一般情况

一般情况包括患者的姓名、年龄、性别、婚否、民族、职业、籍贯、现住址等。了解上述情况,便于书写病历,对患者诊治负责。同时也可作为诊断疾病的参考。如问年龄则可根据乳幼儿、青壮年和老年人的体质各有不同,来判断身体的强弱,给予适当的药量进行治疗。性别不同,则患有不同的疾病,如妇女可有经、带、胎、产等方面的疾病,同时在其他疾病的辨证上也有一定的参考价值。问职业可帮助了解某些病的病因,如水中作业者易中湿邪。还可了解某些职业病,如矽肺、铅中毒等。问籍贯、住址往往与地方病有关,如瘿瘤病、大骨节病等。

二、问 主 诉

主诉,是指患者就诊时自觉最痛苦的症状、体征及持续时间。一般只有一两个主要症状,即是主症。通过主诉可抓住疾病的重点,对分析疾病的病势、病位等具有重要的诊断价值。对主诉的描述要准确、简练,使人一目了然。

三、问生活史、家族病史和既往病史

生活史(习惯)包括患者的生活经历、饮食嗜好、劳逸起居等。了解这些问题,对诊断疾病具有重要意义。在生活经历方面,其劳动性质(体力劳动或脑力劳动)、经济状况等对疾病的发生有一定的影响。如心情愉快,则气血调和,多为健康无病。若经历曲折,心情苦闷则气血拂郁,多患肝郁气滞等病。在饮食方面,偏食五味,常致脏气的偏盛偏衰。喜热恶凉者,多属阴气偏盛;喜凉恶热者,多属阳气偏盛。生活艰苦,劳倦太过,则多见劳伤病证。生活富裕或好逸恶劳,脾不健运,多生痰湿。起居失常亦可导致疾病的发生。故《素问·上古天真论》说:"逆于生乐,起居无节,故半百而衰也。"

家族病史是患者直系亲属的健康状况,曾患何种疾病?可帮助诊断某些传染病和遗传性疾病,如肺痨、癫狂病等。

既往史,是患者既往健康情况和曾患过的主要疾病,可作为诊断现有疾病的参考。如素体肝阳上亢者,易患中风病。如患有癫狂病者,常因受到精神刺激而复发。因此问明既往史,对诊断当前病证很有帮助。

四、问 起 病

问起病,即问此次疾病发生发展治疗等全过程。这对诊察疾病具有重要意义。问发病原因可以了解疾病的性质。如冬季外感风寒致病者,多为表寒证;因情志郁结致病者多为肝气郁滞等。问病程长短可了解疾病的虚实。如耳暴聋,多属肝火上炎的实证;耳渐聋多为肾阴不足的虚证。问治疗经过和效果如何?可作为辨证用药的参考。如患者服寒药无效者,可能不是热证;服热药症状减轻者,可能确属寒证。若主症胀满,服行气消胀药物反而胀满加重者,则是因脾胃虚弱,无力化食所致的虚证。可见,只有问其疾病的全部经过,才能作出正确的诊断。

五、问现在症状

问患者的现在症状,是问诊的主要内容,是辨证的重要依据。中医学对现在症状的问诊极其重视。所问内容极为详细,对各种症状的临床意义有深刻认识。明代医学家张景岳在总结前人问诊要点的基础上写成《十问歌》,后人又将其略作修改补充为:"一问寒热二问汗,三问头身四问便,五问饮食六问胸,七聋八渴俱当辨,九问旧病十问因,再兼服药参机变,妇女尤必问经期,迟速闭崩皆可见,再添片语告儿科,天花麻疹全占验。"《十问歌》内容言简意赅,可作问诊的参考。但在实际问诊中,还必须根据患者的具体病情灵活而重点地询问,不能千篇一律地机械套问。

(一) 问寒热

问寒热,是询问患者有无寒热的感觉。寒与热是临床上常见的症状,是问诊的重点内容之一。

询问患者寒与热的不同表现,为确定疾病的表里寒热虚实提供依据,临床上常见以下四种情况,恶寒发热、但寒不热、但热不寒、寒热往来。

1. 恶寒发热

恶寒,是患者有寒冷的感觉,虽覆被加衣近火取暖仍不能解其寒。

发热,是患者体温升高,或体温正常,患者全身或局部有发热的感觉。

恶寒发热,是患者自觉寒冷,同时伴有体温升高。可见于外感表证。

恶寒发热产生的原因,是由于外邪袭表,影响卫阳"温分肉"的功能,肌表失煦则恶寒;正气奋起抗邪,则阳气趋向于表,又因寒邪外束,玄府闭塞,阳气不得宣发,则郁而发热。其特点,由于邪正相争,恶寒与发热并见,发热持续而不间断。古人说:"有一分恶寒便有一分表证。"

根据恶寒发热的轻重不同和有关兼症,又可分为以下三种类型:

(1) 恶寒重,发热轻:为表寒证。是外感寒邪所致。因寒为阴邪,束表伤阳,故恶寒明显。

(2) 发热重,恶寒轻:为表热证。是外感热邪所致。因热为阳邪,易致阳盛,故发热明显。

(3) 发热轻,恶风自汗:为太阳中风证。是外感风邪所致。因风性开泄,使玄府开张,故自汗恶风。

表证寒热的轻重,除与感受外邪的性质有关外,还与感邪轻重关系密切。一般而言,病邪轻者,则恶寒发热俱轻;病邪重者,则恶寒发热俱重。

2. 但寒不热

但寒不热,即患者但感畏寒而无发热。可见于里寒证。

其产生的原因,多因素体阳虚,不能温煦肌表;或寒邪直接侵袭,损伤机体阳气所致。

里证畏寒的特点是患者经常自觉怕冷,但加衣被或近火取暖可以缓解。

根据发病的缓急和有关兼症,可以分为以下两种类型:

(1) 久病体弱畏寒,脉沉迟无力者,属虚寒证。是因久病阳气虚衰,不能温煦肌表所致。

(2) 新病脘腹或其他局部冷痛剧烈。脉沉迟有力者,属实寒证。是因寒邪直接侵入体内,损伤脏腑或其他局部阳气所致。

3. 但热不寒

但热不寒,即患者但感发热而无怕冷感觉。可见于里热证。

(1) 按症状有壮热、潮热和微热。

壮热:即患者身发高热,持续不退(体温超过39℃以上),属里实热证。可见有满面通红、口渴饮冷、大汗出、脉洪大等症。是表邪入里化热或风热内传,正盛邪实,邪正剧争,里热亢盛,蒸达于外的表现。

潮热:即患者定时发热或定时热甚,有一定规律,如潮汐之有定时,称为"潮热"。临床常见的有以下三种类型。①阳明潮热。其特点是热势较高,日晡热甚,兼见腹胀便秘。属阳明腑实证。因邪热结于阳明胃与大肠,日晡(申时,即下午3~5时)为阳明经气当旺之时,阳明气盛而又加之有实热,故日晡热甚。②湿温潮热。其特点是身热不扬(即肌肤初扪之不觉很热,但扪之稍久即感灼手),午后热甚,兼见头身困重等症。属湿温病。因湿邪黏腻,湿遏热伏,故身热不扬,午后机体阳气渐衰,抗病能力减弱,故午后热甚。③阴虚潮热。其特点是午后或入夜低热,有热自骨内向外透发的感觉,兼见颧红、盗汗等症,属阴虚证。因午后阳气渐衰,机体抗病能力低下,邪气独居于身,故病情加重而发热。夜间卫阳之气入内而蒸于阴,故有热自骨内向外透发的感觉。

微热:即轻度发热,其热势较低,多在 37～38℃,常见于某些内伤病和温热病的后期。

(2) 按病机有阴虚发热、气虚发热和小儿夏季热。

阴虚发热:见阴虚潮热。

气虚发热:其临床表现是长期微热,烦劳则甚,或高热不退,兼见有少气自汗、倦怠乏力等症,属脾气虚损。因脾气虚损,无力升发清阳,阳气不能正常地升发敷布,郁于肌表故发热。

小儿夏季热:其临床表现是小儿在夏季气候炎热时长期发热不已,兼见烦躁、口渴、无汗、多尿等症,至秋凉时不治自愈。是由于小儿气阴不足(体温调节机能尚不完善),不能适应夏令炎热气候所致。

4. 寒热往来

寒热往来,就是恶寒与发热交替发作,是半表半里证的表现,可见于少阳病和疟疾。在临床上有以下两种类型。

(1) 恶寒与发热交替发作,发无定时,兼见口苦、咽干、目眩、胸胁苦满、不欲饮食、脉弦等症,属少阳病。是外感病邪由表入里而尚未达于里,邪气停于半表半里之间的阶段。因邪正交争于半表半里之间,邪胜则恶寒,正胜则发热,故恶寒与发热交替发作。

(2) 寒栗鼓颔与壮热交替发作,发有定时,每日发作 1 次,或二三日发作 1 次,兼见头痛剧烈、口渴、多汗等症。属疟疾病。是因疟邪侵入人体,潜伏于半表半里的膜原部位,疟邪内入与阴争则恶寒战栗,外出与阳争则身发壮热,故寒战与壮热交替出现。

(二) 问汗

汗是津液的组成部分。《灵枢·决气》说:"腠理发泄,汗出溱溱,是谓津。"由阳气蒸化津液从玄府出于体表者谓之汗。正常的出汗有调和营卫、滋润皮肤等作用。

无论外感内伤,皆可引起出汗失常。询问患者出汗的异常情况,可以鉴别疾病的表里寒热虚实。询问时,要着重了解患者有汗无汗,出汗的时间、多少、部位,以及主要兼症等项。

1. 表证辨汗

对外感表证患者,询问出汗情况,可辨别外感表邪的性质和了解机体营卫是否失常。

(1) 表证无汗,兼见恶寒重、发热轻、头项强痛、脉浮紧者,是外感寒邪所致,属表寒证(表实证)。因寒为阴邪,其性收引,寒邪收敛束表,腠理玄府闭塞,故无汗。

(2) 表证有汗,兼见发热恶风、脉浮缓者,是外感风邪所致的太阳中风证(表虚证)。因风为阳邪,其性开泄,风邪袭表,腠理玄府开张,津液外泄,故有汗。若表证有汗,兼见发热重、恶寒轻、头咽痛、脉浮数者,是外感热邪所致的表热证。因热为阳邪,其性升散,热邪袭表,则可使腠理开,津液外泄,故有汗。

2. 里证辨汗

对里证患者询问出汗情况,可了解病性的寒热和机体阴阳的盛衰。里证常见的出汗异常主要有以下四种。

（1）自汗：患者日间汗出，活动尤甚者，称"自汗"。兼见畏寒、神疲、乏力等症，属阳虚或气虚。因阳虚（卫阳不足）不能固密肌表，玄府不密，津液外泄，故自汗出。活动时机体阳气敷张，津随阳敷外泄，故出汗更为明显。

（2）盗汗：患者睡时汗出，醒则汗止者，称"盗汗"。兼见潮热、颧红等症，属阴虚或气阴两虚。因阴虚化燥生热，入睡时卫阳入里，不能固密肌表，虚热蒸津外泄，故睡眠时汗出较多；醒后卫气复出于表，肌表固密，故醒则汗止。

（3）大汗：即汗出量多，津液大泄，临床上有虚实之分。

患者蒸蒸发热，汗出不已，兼见面赤、口渴饮冷、脉洪大者，属实热证。是因表邪入里化热或风热内传，里热亢盛，蒸津外泄，故壮热汗出量多。

患者冷汗淋漓，兼见面色苍白、四肢厥冷、脉微欲绝者，属亡阳证。是因阳气暴脱于外，不能固密津液，津无所依而随阳气外泄，故见冷汗淋漓。见于重病、危证患者。

（4）战汗：患者先恶寒战栗，表情痛苦，几经挣扎，而后汗出者，称为"战汗"。见于伤寒病邪正相争剧烈之时，是疾病发展的转折点。

战汗者多属邪盛正馁，邪伏不去。一旦正气来复，邪正剧争，则发战汗。如汗出后热退脉缓，则是邪去正安、疾病好转的表现；如汗出后仍身发高热，脉来急疾，则是邪盛正衰、疾病恶化的表现，故战汗为疾病好转或恶化的转折点。

3. 局部辨汗

有些患者的出汗异常，仅表现于身体的某些局部，询问局部的异常出汗情况，亦有助于对疾病的诊断。临床常见的局部出汗异常情况有以下几种。

（1）头汗：患者仅头部或头颈部出汗较多，又称"但头汗出"。多因上焦邪热或中焦湿热上蒸，或病危虚阳上越所致。

头面多汗，兼见面赤、心烦、口渴、舌尖红、苔薄黄、脉数者，是上焦邪热循阳经上蒸于头面所致。若头面多汗，兼见头身困重、身热不扬、脘闷、苔黄腻者，是中焦湿热循阳经上蒸于头面所致，见于湿温病。

重危患者额部汗出如油，兼见四肢厥冷，气喘脉微者，是久病精气衰竭、阴阳离绝、虚阳上越、津随阳泄的表现。

（2）半身汗：患者仅半侧身体有汗，或为左侧、或为右侧、或为下半身，另一侧则经常无汗者，属患侧（无汗一侧）经络阻闭，气血运行不周所致。可见于中风、痿证、截瘫等患者。

（3）手足心汗：即患者手足心出汗较多。其原因多与脾胃有关。脾主四肢，手足为诸阳之本。脾胃有病，运化失常，津液旁达于四肢，而手足心汗出。

（三）问头身

头身疼痛，是常见的症状。根据痛苦的久暂、部位和休止的时间、寒热的有无等情况可以辨别阴阳、表里、寒热、虚实。

1. 问头部

头为诸阳之会，精明之府，脑为髓海；肾主骨生髓，髓聚而为脑。无论外感内伤，皆可引起头部病证。根据头部症状的不同性质，可鉴别何经为病，病性的寒热虚实等。

（1）头痛：根据头痛部位不同，可辨识病在何经。如前额部连眉棱骨痛，属阳明经头痛。因足阳明经循发际至额颅，行于前头部及额部，故邪犯阳明经可引起前额痛；侧头部，痛在两侧太阳穴附近为甚者，属少阳经头痛。因足少阳胆经起于目外眦，上抵头角，行于侧头部,故邪犯少阳经可引起侧头痛;后头部连项痛,属太阳经头痛。因足太阳膀胱经从巅入络脑,还出别下项,行于后头及项部,故邪犯太阳经可引起后头痛;巅顶痛,属厥阴经头痛。因足厥阴肝经系目系,与督脉络于巅,行于巅顶部,故邪犯厥阴经可引起巅顶痛;头痛连齿属少阴经头痛。因少阴肾脉主骨生髓充于脑,脑为髓海;若头痛晕沉,腹泻自汗,属太阴脾经。因脾属中州而主升,脾虚则清阳不升故头痛晕沉。

根据头痛性质不同,可辨识外感内伤和病性的寒热虚实。

凡发病急、病程短、头痛较剧、痛无休止者,多为外感头痛,属实证。如患者头痛连项,遇风加重者,属风寒头痛,是外感风寒之邪,阻遏足太阳经脉转输,经气郁塞所致;患者头痛怕热、面红目赤者,属风热头痛,是外感风热之邪上扰清窍所致;患者头痛如裹、肢体困重者,属风湿头痛,是外感风湿之邪阻遏阳气,清阳不升所致。

凡发病慢、病程长、头痛较缓、时痛时止者,多为内伤头痛,属虚证。如患者头痛绵绵、过劳则甚者,属气虚头痛,因中气亏损、清阳不升,脑府失养所致;患者头痛眩晕、面色苍白者,属血虚头痛,因营血亏虚,不能上荣,清窍失养所致;患者头脑空痛、腰膝酸软者,属肾虚头痛,是肾精不足,髓海不充所致。

(2) 头晕:头晕即患者自感头部眩晕,轻者闭目自止,重者视物旋转、不能站立,常伴有恶心呕吐,甚则晕倒;根据头晕的不同情况,可以鉴别疾病的不同性质。

如患者头晕胀痛,兼见面赤耳鸣,口苦咽干者,为肝阳上亢所致。因肝阳亢逆,扰动清窍,阳亢生风,故见头晕。

如头晕昏沉,兼见胸闷呕吐痰涎者,属痰湿内阻所致。因痰湿内困,清阳不升,故见头晕。

如头晕眼花,过劳或突然起立则甚,兼见面白舌淡、心悸失眠者,为气血两亏所致。因气虚血少,不能上荣,脑府失养,故见头晕。

如头晕耳鸣、遗精健忘、腰膝酸软者,为肾精亏虚所致。因肾精不足,髓海不充,脑府失养,故见头晕。

2. 问周身

周身、四肢为十二经脉循行之处,脏腑气血所荣;又脾主肌肉、四肢,腰为肾之府。无论外感风、寒、湿邪,导致经络气血阻滞,或内伤脾肾亏虚,四肢、肌肉、腰府失养,皆可引起四肢、肌肉、腰部发生病变。故询问上述方面的异常表现,亦可诊察疾病的不同属性。

(1) 身痛:患者周身疼痛,多见于外感风寒、风湿之邪的表证,是因寒湿之邪凝滞经络,经气不舒、气血不和所致。若因外感暑湿疫毒,面赤发斑,身痛如被杖打,称为"阳毒",系湿热疫毒阻滞气血运行之故。若久病卧床不起而周身疼痛,多由营气不足、气血不和所致。

(2) 身重:患者头身困重,兼见脘闷苔腻、纳呆便溏者,为感受湿邪所致,因湿邪黏腻沉重、困阻阳气,经络不畅,故见身重。若患者身重嗜卧、少气懒言、倦怠乏力者,为脾气亏虚所致。因脾虚不能运化精微,清阳不升,肌肉、四肢失养,故亦致身重。

(3) 四肢痛:四肢关节疼痛,多见于痹证,是外感风寒湿邪所致。其中关节游走窜痛者为行痹,以感风邪为主,因风性善行数变、游走不定,故见窜痛;疼痛剧烈者为痛痹,以感寒邪为主,因寒性收引凝滞,使经络气血凝涩不通,故见痛剧;痛处沉重不移者为著痹,以感湿邪为主,因湿性黏腻沉重,阻滞局部气机,故见疼痛沉重不移。若风湿郁而化热,则可见四肢关节红肿疼痛,或小腿部兼见结节红斑,为热痹。

(4) 腰痛：患者腰部绵绵作痛，酸软无力者，属肾虚腰痛，是肾精亏损，骨髓不充，腰府失养所致。患者腰部冷痛沉重，阴雨天加剧者，属寒湿腰痛，是因寒湿之邪侵袭腰部，阻滞经络，气血运行不畅所致。患者腰部痛如针刺，痛处固定不移、拒按，不能转侧俯仰者，属瘀血腰痛，是因跌仆闪挫，瘀血停于局部，阻滞经脉，气血运行不畅所致。

（四）问胸胁脘腹

胸腹部是脏腑所在，先知其部位所属，问患者所苦，便知病在何处。

1. 问胸部

两乳中（膻中穴）之上，谓之胸；胸下两乳中间至鸠尾处，谓之膺胸。一般统称为胸。胸属上焦，心肺藏于胸中，心偏左侧，为心包、膻中所在，宗气所聚之处。胸部疾病，多属心肺疾患；因心主血，肺主气，也可由内外因素等引起气滞血瘀的病变。故询问胸部的异常感觉，主要可以了解心肺的病变。

（1）胸痛憋闷、痛引肩臂者，为胸痹。是因胸阳不振，痰浊内阻，或气虚血瘀，而导致心脉气血运行不畅所致。

（2）胸背彻痛剧烈、面色青灰、手足青至节者，为真心痛。是因心脉急骤闭塞不通所致。

（3）胸痛、壮热面赤、喘促鼻煽者，属肺实热证。是外感风热犯肺，肺失宣肃所致。

（4）胸痛、潮热盗汗、咳痰带血者，属肺阴虚证。是阴虚化燥生热，虚火灼伤肺络所致。

（5）胸闷咳喘、痰白量多者，属痰湿犯肺。是因脾虚聚湿生痰，痰浊上犯所致。

（6）胸痛身热、咳吐脓血痰、味腥臭者，属肺痈。是因热毒蕴肺，气血瘀结，肉腐成脓所致。

（7）胸胀痛走窜、太息易怒者，属气滞为病。是因情志郁结不舒，胸中气机不利所致。

（8）胸部刺痛、固定不移者，属血瘀为病。是因跌扑外伤，瘀血阻滞胸部脉络所致。

（9）胸满而不痛，兼有胸冷、咳吐涎沫、脉迟等症，为寒痞；烦渴，脉数，为热痞；少气，呼吸不畅，脉弱，善太息，为虚痞；咯痰多，脉滑，为痰痞。

2. 问胁部

乳下两旁至肋骨尽处，谓之胁；肋骨尽处之下，谓之季胁。胁部膈下末肋之内为肝胆所居，又是肝胆经脉循行分布之处。肝脉由下循胁而上，胆脉由上循胁而下。胁部疾患多属肝胆及其经脉的病变；此外，亦可见于悬饮及气滞血瘀等病证。故询问胁部的异常变化，主要可以了解肝胆及其经脉的病变。如：

（1）胁胀痛、太息易怒者，多为肝气郁结，情志不畅所致。

（2）胁肋灼痛、面红目赤者，多为肝火郁滞，火灼胁部脉络所致。

（3）胁肋胀痛、身目发黄者，为肝胆湿热蕴结所致的黄疸病。

（4）胁部刺痛、固定不移者，为跌仆闪挫，瘀血阻滞，经络不畅所致。

（5）胁痛，患侧肋间饱满，咳唾引痛者，为悬饮病。是饮邪停留于胸胁所致。

（6）伤寒胸胁苦满，往来寒热者，为少阳证。杂病初起，胸胁胀痛，情志不畅，是肝气郁结。

3. 问胃脘部

胃脘指上腹中部鸠尾下（包括上、中、下脘及整个胃体），是胃所在的部位。鸠尾下至中脘，谓之心下。心下至下脘之间，为阳明胃所属。胃主受纳腐熟水谷，以和为善，以降为顺。凡寒热、食积、气滞等病因及机体阴阳失调，皆可损伤胃腑而出现脘部的异常症状。故询问脘部的异常情况，主要可以诊察胃脘疾病的寒热虚实。

（1）胃脘冷痛剧烈、得热痛减者，属寒邪犯胃。是寒邪直接损伤胃腑阳气，使胃脘收缩拘急所致。

（2）胃脘灼热疼痛、消谷善饥、口臭便秘者，属胃火炽盛。是火邪伤津，胃的腐熟功能亢进所致。

（3）胃脘胀痛、嗳气、郁怒则痛甚者，属胃腑气滞。是因气郁不舒、肝气犯胃所致。

（4）胃脘刺痛、痛有定处者，属胃腑血瘀。是因瘀血内停，胃腑脉络阻滞所致。

（5）胃脘隐痛、喜暖喜按、呕吐清水者，属胃阳虚。是因阳虚生寒，胃腐熟功能衰减所致。

（6）胃脘灼痛嘈杂、饥不欲食、舌红少苔者，属胃阴虚。是因阴虚津亏，虚火内扰所致。

4. 问腹部

腹部范围较广，大腹当脐者，乃太阴脾之所属。肠绕腹中。从气街上行挟脐两旁者，属于冲脉。脐上脐下正中，为任脉之部。脐下至毛际，为小腹，属膀胱、胞宫之部。小腹两旁为少腹，为厥阴肝经所过。厥阴之脉络阴器。询问腹部的病理表现可以察知疾病所在的脏腑和病性的寒热虚实。

（1）大腹隐痛、喜暖喜按、便溏者，为脾胃虚寒、运化失职所致。

（2）小腹胀痛，小便不利者，为癃闭，是膀胱气化不利所致；小腹刺痛、小便自利者，为蓄血，是瘀血停于下焦所致。

（3）少腹冷痛，牵引阴部者，是寒凝肝脉，肝脉拘急收缩所致。

（4）绕脐痛，起包块按之可移者，为虫积。

（5）凡腹痛暴急剧烈、胀痛、拒按、得食痛甚者，多属实证。

（6）凡腹痛徐缓、隐痛、喜按、得食痛减者，多属虚证。

（7）凡腹痛得热痛减者，多属寒证。

（8）凡腹痛，痛而喜冷者，多属热证。

（五）问耳目

肾开窍于耳，手足少阳经分布于耳，耳又为宗脉之所聚；目为肝之窍，五脏六腑之精气皆上注于目。故询问患者耳、目的情况，可以了解肝、胆、三焦与肾和其他脏腑的病变。

1. 问耳

耳部临床常见的自觉症状有耳鸣、耳聋、重听等病。

（1）耳鸣：即耳中有响声，如潮水或蝉鸣，妨碍听觉，或单侧或双侧，或持续，或时发时止。

若暴鸣声大，以手按之更甚者，属实证。多由肝胆三焦之火循经上扰所致。若脾湿过盛，清阳不升，清窍失养，亦可致耳鸣。若鸣声渐小，以手按之可减轻者，属虚证。多由肾虚精亏，髓海不充，耳失所养而成。

（2）耳聋：即患者有不同程度的听力减退，甚至听觉丧失。

伤寒耳聋，多系邪在少阳，经气闭塞所致；温病耳聋，多为邪火蒙蔽清窍，阴精不能上达所致。从伤寒、温病耳聋的轻重，可了解病势的进退，随着治疗，耳聋渐轻者为病退，反之为病进。亦有外感风温、鼻塞头重而致耳聋者。以上属实证，较易治。

若久病、病重出现耳聋，则为心气虚衰、肾惫精脱所致，病属危重。老年耳聋，为气虚精衰。以上属虚证，难治。

（3）重听：即听声音不够清楚的，为"重听"。多为风邪所致，或属肾经有热，或是下元已亏,上盛下虚。

2. 问目

两目临床常见的自觉症状有目痛、目眩、目昏、雀目等病。

(1) 目痛:目剧痛,连及头痛,恶心呕吐,瞳孔散大,如云雾状,色青或绿或黄者,为青(或绿、或黄)风内障。

(2) 目眩:即视物眩转动荡,如在舟车之上。兼见头晕头胀、面赤耳鸣、腰膝酸软者,为肾阴亏虚、肝阳上亢所致;兼见头晕胸闷、体倦肢麻、恶心、苔腻者,为痰湿内蕴、清阳不升所致。

(3) 目昏:两目昏花、干涩、视物不清者,可见于久病、虚证及老年人,多由气虚,肝血不足、肾精亏耗、目失所养而致。

(4) 雀目:即一到黄昏视力明显减退,如雀之盲,称"雀目",属肝虚为病。

(六) 问饮食与口味

问饮食多少,可知脾胃的盛衰;问口味好恶,可察脏腑的虚实。

1. 问口渴与饮水

口渴是临床常见的一个自觉症状,饮水是人体内津液的主要来源。口渴与否、饮水多少,与机体内津液的盈亏、输布情况和阴阳的盛衰有着密切关系,故询问患者口渴与饮水的情况,可以了解患者津液的盛衰和输布障碍,以及病性的寒热虚实。如《景岳全书·传忠录》说:"渴与不渴,可以察里证之寒热,而虚实之辨亦从以见。"

临床上应根据口渴的特点、饮水的多少和有关兼症来加以辨证分析。

(1) 口不渴:为津液未伤,见于寒证患者,亦可见于虽非寒证而体内亦无明显热邪的患者。

(2) 口渴多饮:即患者口渴明显,饮水量多。是津液大伤的表现。临床常见的有以下三种情况。①口大渴喜冷饮,兼见面赤壮热,烦躁多汗,脉洪大者,属实热证。是里热亢盛,津液大伤,饮水自救的表现。②大渴引饮,小便量多,兼见能食消瘦者,为消渴病。是肾阴亏虚所致。因肾主水液、主二便、司开合,肾阴久亏,损及肾阳,故开多合少,小便量多,津液耗伤,故大渴引饮。③大汗后,或剧烈吐下后,或大量利尿后,出现口渴多饮者,是因汗、吐、下、利后,耗伤津液所致。

(3) 渴不多饮:即患者虽有口干或口渴感觉,但又不想喝水或饮水不多。是轻度伤津液或津液输布障碍的表现。可见于阴虚、湿热、痰饮、瘀血等证。①口干但不欲饮,兼见潮热、盗汗、颧红等症者,属阴虚证。因阴虚津液不足,不能上承于口,则口干;体内无实热耗津,故不欲饮。②口渴饮水不多,兼见头身困重,身热不扬,脘闷、苔腻者,属湿热证。因湿热内困,津液气化障碍,不能上承于口,则口渴;因内有湿邪,则不能多饮。③患者渴喜热饮,但饮量不多,或水入即吐,兼见头晕目眩,胃肠有振水音者,属痰饮内停。因痰饮为阴邪,内停伤阳,津液不能化气上承则口渴喜热饮,为津液输布障碍而非津液不足,故渴不多饮;饮停于胃,胃失和降,故水入即吐。④口干,但欲漱水而不欲咽,兼见舌质暗红发青或有青紫色瘀斑,脉涩者,属内有瘀血。因瘀血内阻,气化不利,津液不能化气上承则口干;亦属津液输布障碍,并非津液真正亏乏,故不欲咽。

2. 问食欲与食量

《灵枢·海论》说:"胃者,水谷之海。"胃主收纳、腐熟水谷,脾主运化、转输水谷精微,两者为后天之本。人的饮食情况与脾胃功能的正常与否关系非常密切。又人以胃气为本,胃气的有无直接关系到疾病的轻重和转归。所以,询问患者的食欲和食量情况,可以了解脾胃功能的强弱、判断疾病的轻重和估计预后的好坏。询问患者的食欲和食量情况,要结合有关兼症加以辨证分析。

(1) 食欲减退:又称为"纳呆"或"纳少",即患者不思进食甚则厌食。临床常见者有以下四种。①食少纳呆,兼见消瘦乏力,腹胀便溏,舌淡脉虚者,属脾胃气虚。是因脾胃腐熟运化功能低下所致,可见于久病虚证和素体气虚的患者。②脘闷纳呆,兼见头身困重,便溏苔腻者,属湿邪困脾。因脾喜燥而恶湿,湿邪困脾,脾失运化,则脘闷纳少腹胀。如长夏感受暑湿之邪多见此证。③纳少厌油食,兼见黄疸胁痛,身热不扬者,属肝胆湿热。因湿热蕴结,肝失疏泄,木郁克土,脾失运化,而致纳少。④厌食,兼见嗳气酸腐,脘腹胀痛,舌苔厚腻者,属食滞内停。因暴饮暴食,损伤脾胃,致使脾胃腐熟运化功能失常,故纳呆厌食。如《丹溪心法》说:"伤食必恶食。"《订补明医指掌》说:"脾不和,则食不化;胃不和,则不思食。"

此外,如已婚妇女停经,厌食呕吐,脉滑数冲和者,为妊娠恶阻。是因妊娠冲脉之气上逆,胃失和降所致,不严重者属生理现象,不须治疗。

(2) 消谷善饥:即患者食欲过于旺盛,食后不久即感饥饿,进食量多,身体反见消瘦,称之为"消谷善饥"。临床常见者有以下两种。①消谷善饥,兼见口渴心烦、口臭便秘、舌红苔黄者,属胃火亢盛,腐熟太过,代谢亢进,故多食易饥。②消谷善饥,兼见大便溏泻者,属胃强脾弱。因胃腐熟功能过亢,故多食易饥;脾运化功能减弱,故大便溏泄。

(3) 饥不欲食:即患者有饥饿感,但不想进食或进食不多,称之为"饥不欲食"。可见于胃阴不足的患者。症见饥不欲食,胃中有嘈杂、灼热感,舌红少苔,脉细数。是因胃阴不足,虚火内扰所致。

(4) 偏嗜食物:即患者嗜食某种食物或异物。临床常见的有以下两种。①小儿嗜食生米、泥土,兼见消瘦、腹胀腹痛,脐周有包块按之可移者,属虫积。因饮食不洁,腹内生虫,影响脾失运化,机体失养所致。②已婚妇女,嗜酸、停经、恶心、脉滑数冲和者,为妊娠,属生理现象,不为病态。

此外,询问患者在疾病过程中食欲和食量的变化,亦可以了解疾病的转归。一般而言,患者食欲好转、食量渐增者,表示胃气渐复,预后较好。患者食欲减退,食量渐减者,表示胃气衰退,预后较差。若久病、重病本不能食,而突然暴食,是脾胃之气将绝之象,称之为"除中",属病危。如成无己《注解伤寒论》说:"除,去也;中,胃气也。言邪气太甚,除去胃气,胃欲引食自救,故暴能食,此欲胜也。""四时皆以胃气为本,胃气已绝,故云必死。"

3. 问口味

口味,即患者口中的异常味觉。因脾开窍于口,其他脏腑之气亦可循经脉上至于口,口中的异常味觉,常是脾胃功能失常或其他脏腑病变的反映,故询问患者口味的异常变化,亦可诊察内在脏腑的疾病。

(1) 口淡乏味:属脾胃气虚。因脾胃腐熟运化功能低下,患者食少纳呆,故感口淡乏味。

(2) 口甜或黏腻:属脾胃湿热。因甜味入脾,湿热蕴结脾胃,浊气上泛于口,故感口甜或黏腻。

(3) 口中泛酸:属肝胃蕴热。因酸味入肝,肝热之气上蒸于口,则口中泛酸。

(4) 口中酸馊:属伤食。因暴饮暴食,损伤脾胃,食停胃中不化,胃中浊气上泛,故感口中酸馊。

（5）口苦：属热证。可见于火邪为病和胆热之证。因苦味入心，心属火，又胆液味苦，故火邪炎上或胆气上泛，皆可使口中味苦。

（6）口咸：多属肾病及寒证。因咸味入肾，肾主水，肾病及寒水上泛皆可使口中味咸。此外，由于不同地域，生活习惯不同，患者可有饮食嗜味之异；不同脏腑的疾病也可产生不同的饮食嗜味，如肝病嗜酸、心病嗜苦、脾病嗜甜、肺病嗜辛、肾病嗜咸等，可作临床参考。

（七）问睡眠

睡眠情况与人体卫气的循行和阴阳的盛衰有密切关系。《灵枢·口问》说："阳气尽，阴气盛，则目瞑；阴气尽而阳气盛，则寤矣。"即是说：在正常情况下，卫气昼行于阳经，阳气盛则寤（醒来）；夜行于阴经，阴气盛则寐（入睡）。

如因病而导致机体阴阳失调，阳不入阴则产生失眠；阳不出表产生嗜睡。所以机体阴阳的转输和阴阳的盛衰变化是产生失眠的病理机制。但阴阳失调，必然影响心神，神志不安乃致失眠。

询问睡眠情况，应了解患者有无失眠或嗜睡的情况、其具体表现及主要兼症等。

1. 失眠

失眠又称"不寐"。临床上以不易入睡、睡后易醒、或彻夜不眠为其证候特点，并常伴有多梦。是阳盛阴虚、阳不入阴、神不守舍、心神不安的病理表现。

临床常见的有以下四种类型：

（1）患者不易入睡、兼见心烦多梦、潮热盗汗、腰膝酸软者，属心肾不交。是因肾阴亏虚或心火亢盛，心肾水火不能既济，水亏火旺，扰乱心神，而致失眠。

（2）患者睡后易醒，兼见心悸、纳少乏力、舌淡脉虚者，属心脾两虚。是因忧思伤脾，脾气虚，不能运化水谷精微，血之化源不足，导致心血虚，心神失养，而致失眠。

（3）患者失眠而时时惊醒，兼见眩晕胸闷、胆怯心烦、口苦恶心者，属胆郁痰扰。胆为"中正之官""清净之府"，具有调节情志的作用。情志郁结，化火生痰，痰热内扰，则胆腑不清，胆气不宁，心神不安，而致失眠。

（4）患者失眠而夜卧不安，兼见脘闷嗳气、腹胀不舒、舌苔厚腻者，属食滞内停。是因饮食不节，损伤脾胃，胃失和降，浊气上犯，扰动心神而致失眠。此即"胃不和则卧不安"。

2. 嗜睡

嗜睡又称"多眠"。临床上以神疲困倦，睡意很浓，经常不自主的入睡为其证候特点。多由机体阳虚阴盛或湿困脾阳所致，亦可见于温病邪入心包的患者。

临床常见的有以下四种类型：

（1）患者困倦易睡，兼见头目昏沉、身重脘闷、苔腻脉濡者，属痰湿困脾。为外感暑湿之邪，或体内素有痰湿，湿邪困脾，清阳不升，头失充养，而致嗜睡。

（2）患者饭后神疲困倦易睡，兼见形体衰弱、食少纳呆、少气乏力者，属脾气虚弱。是因脾胃气虚，运化力弱，清阳不升，头失所养而致多眠。

（3）患者极度衰惫，神识朦胧，困倦易睡，肢冷脉微者，属心肾阳衰。可见于伤寒病后期的重症患者，是因心阳肾阳衰微，阴寒内盛，机体功能衰减而致多眠。

（4）患者昏睡谵语，身热夜甚，或发斑疹，舌绛脉数者，属温病热入营血，邪陷心包，蒙蔽心神，热盛神昏而致昏睡。

（八）问二便

大便的排泄，虽直接由肠道所主，但与脾胃的腐熟运化、肝的疏泄和命门的温煦等有密切关系；小便的排泄，虽直接由膀胱所司，但与肾的气化、脾肺的转输肃降和三焦的通调亦关系密切。故询问二便的情况，不仅可以直接了解消化功能和水液代谢是否正常，而且还是判断疾病寒热虚实的重要依据。正如《景岳全书·传忠录》所说："二便为一身之门户，无论内伤外感，皆当察此，以辨其寒热虚实。盖前阴通膀胱之道，而其利与不利，热与不热，可察气化之强弱……后阴开大肠之门，其通与不通，结与不结，可察阴阳之虚实。"

询问患者的二便情况，应着重了解排便的次数和时间，以及大小便的量、色、质、气味、便时感觉和伴随症状等。关于颜色、气味方面，已于望诊、闻诊中叙述，这里着重介绍二便的次数、便量、性状和排便感等内容。

1. 问大便

健康人每日或隔日大便1次，排便通畅，成形不燥，内无脓血、黏液和未消化食物等。大便的便次、性状和排便感的异常，主要有下列情况。

（1）便次异常：

便秘：即大便燥结，排出困难，便次减少，甚则多日不便。总由肠道津亏、大肠传导迟滞所致。

如高热便秘、腹满胀痛、舌红苔黄燥者，属实热证。是热盛伤津、大肠燥化太过所致。

患者面色苍白、喜热饮、大便秘结、脉沉迟者，属冷秘。因阴寒内结，导致肠道气机滞塞所致。

患者便干，舌红少苔，脉细数者，属阴虚。是因阴液亏虚，肠道失润所致。

久病、老年或产后便秘，多属气液两亏。是因气虚无力排便、津亏，肠道失润所致。

泄泻：即大便稀软不成形，或呈水样，便次增多。总由脾失健运、水停肠道、大肠传导亢进所致。如纳少患者腹胀，大腹隐痛，大便溏泄者，属脾虚。是脾失健运，小肠清浊不分，水停肠道所致。

患者黎明前腹痛作泄，泄后则安，腰膝酸冷者，属肾阳虚。因命门火衰，不能温煦脾土，脾寒运化失职所致。黎明前为阳气未旺、阴气极盛之时，故于此时腹痛作泻。

患者脘闷嗳腐，腹痛泄泻，泻后痛减者，属伤食。因暴饮暴食或食物不洁，损伤肠胃，使大肠传导亢进所致。泻后腐浊得出，故痛减。

患者情志抑郁，腹痛作泻，泻后腹痛减者，属肝郁乘脾。因肝气郁结，横逆克脾土所致。

（2）便质异常：除便秘便燥、泄泻便稀外，常见的便质异常有以下几种情况。

完谷不化：即大便中含有较多未消化的食物，多见于脾虚泄泻和肾虚泄泻。

溏结不调：即大便时干时稀，见于肝郁乘脾；若大便先干后溏，多属脾虚。

其他如下利脓血是痢疾；便黑如油是远血；便血鲜红是近血。

（3）排便感异常：

肛门灼热：即排便时肛门有灼热感，属大肠湿热，见于暑泻。

排便不爽：即腹痛而排便不畅，多属肝郁乘脾，肠道气滞；若便溏如黄糜，泻下不爽，是湿热蕴结大肠，肠道气机传导不畅所致。

里急后重：即腹痛窘迫，时时欲泻，肛门重坠，便出不爽者，称为"里急后重"，见于痢疾。是湿热内阻，肠道气滞所致。

滑泻失禁:即久泻不愈,大便不能控制,滑出不禁,为"滑泻"。属脾肾阳虚,肛门失约。

肛门气坠:即肛门有下坠感,甚则脱肛,属脾虚中气下陷。

2. 问小便

小便为津液代谢之排泄物。询问患者小便的异常改变,主要可以了解津液的盈亏和肺、脾、肾三脏的气化功能是否正常。

健康成人在一般情况下,日间排尿3~5次,夜间0~1次,每昼夜排尿量1000~1800毫升。尿次和尿量受饮水、温度、出汗和年龄等因素影响。小便的尿量、尿次和排尿感异常主要有下列情况。

(1) 尿量异常:

尿量增多:患者小便清长量多,畏寒喜暖,属虚寒证。寒则汗液不泄,津液无伤,水液下渗,故小便清长量多。患者口渴,多饮,多尿,消瘦,属消渴病。是肾阴亏虚,开多合少所致。

尿量减少:患者小便短赤量少,多属实热证;或汗、吐、下后伤津所致。热盛伤津,汗吐下亦伤津,尿液化源不足,故小便短赤,量少。患者尿少浮肿,为水肿病。是肺脾肾三脏功能失常,气化不利,水湿内停所致。

(2) 尿次异常:

小便频数:患者小便短赤,频数急迫者,为淋证,是湿热蕴结下焦,膀胱气化不利所致。患者小便澄清,频数失禁者,是因肾气不固,膀胱失约所致。

夜尿增多:患者夜尿增多,小便清长者,多见于老年人及肾病后期。是肾阳亏虚,开合失度,膀胱不约所致。

癃闭:小便不畅,点滴而出为"癃";小便不通,点滴不出为"闭",统称为"癃闭"。因湿热蕴结,或瘀血、结石阻塞者,多属实证;因老年气虚、肾阳不足、膀胱气化不利者,多属虚证。

(3) 排尿感异常:

小便涩痛:即患者排尿不畅,且伴有急迫、疼痛、灼热感,见于淋证。是湿热蕴结膀胱,气化不利所致。

余沥不尽:患者排尿后小便点滴不禁,称为"余沥不尽"。见于老年人,属肾气不固。

小便失禁:患者神志清醒时,小便不能随意控制而自遗,称为"尿失禁",多属肾气不固,膀胱失约。若患者神志昏迷而小便自遗,则病属危重。

遗尿:即患者睡时不自主排尿,为"遗尿",属肾气不足,膀胱虚衰。

(九) 问妇女

妇女有月经、带下、妊娠、产育等生理、病理特点,凡一般疾病引起上述方面的异常改变,均可诊为妇科疾病或与妇科疾病有关。因此询问上述方面的情况,可作为诊察妇科疾病的根据。

1. 问月经

月经是发育成熟妇女所特有的一种生理现象,《素问·上古天真论》认为,"女子二七而天癸至,任脉通,太冲脉盛,月事以下时。"因每月有规律地来潮,故又称为月信、信水等。

月经的正常情况是,初潮年龄为13~16岁,周期为28日左右,持续时间为3~5日,经色正红无块,在妊娠期及哺乳期月经不来潮,绝经期年龄约在49岁左右。

根据月经的周期和量、色、质的异常改变,可判断疾病的寒、热、虚、实。

(1) 月经不调:月经周期及量、色、质发生异常改变者称为月经不调,可分为月经先期、后期和前后不定期三种。

月经先期：月经周期提前8～9日以上称为月经先期。先期而经色深红、质稠、量多，属血热，是邪热迫血妄行所致；先期而经色淡红、质稀、量多，属气虚，是气虚不能摄血而成。

月经后期：月经周期推后8～9日以上者称为月经后期。后期而经色淡红、质稀、量少者，属血虚，是血少经血不能按时满溢所致；后期而经色紫暗、有块、量少者，属寒凝，是由感寒经血凝滞，不能按时而下所致。

月经前后不定期：即月经前后不定，差错在8～9日以上者，又称为"月经愆期"。愆期而经色紫红、有块、量少、兼见乳房胀痛者，属气郁，是因情志郁结、肝失调达、气机逆乱所致；愆期而经色淡红、质稀、量多少不定者，属脾肾虚损，因脾肾虚衰、冲任失调，脾虚失摄则先期多，肾虚血亏则后期量少，故月经不定期，时多时少。

（2）行经腹痛：凡在经期前后，或行经期间发生阵发性下腹部疼痛、甚至剧痛难忍，并伴随月经呈周期性发作者，称为痛经。凡经前小腹胀痛、行经后痛减者，属实证，多因气滞血瘀，"不通则痛"所致。凡经后小腹隐痛、兼腰部酸痛者，属虚证，多因气血不足或肾虚，胞络失养所致。凡行经小腹冷痛、得热痛减者，属寒证，是因寒凝经脉，胞络收引，拘急所致。

（3）经闭：女子发育成熟后，月经应来不来，或曾来而中断，闭止在3个月以上者，称为经闭。在问诊时要与妊娠期、哺乳期、绝经期及暗经相鉴别。

闭经的原因多由血瘀、肝气郁结、虚劳等病引起，须四诊合参，才能鉴别。

（4）崩漏：月经忽然大下不止，称为"经崩"；长期淋漓不断，称为"经漏"。"漏者崩之渐，崩者漏之甚"，所以历代医家都将崩漏并提。

凡崩漏经色深红有块者，多属热证；经色淡红无块者，多为冲任损伤或中气下陷、脾虚不能统血所致。

2. 问带下

在正常情况下，妇女可有少量白带分泌，若带下量多、淋漓不断，或色质改变，或有臭味，即为带下病。

若带下色白、量多、质清稀、无臭味者，为白带，属寒湿，是脾虚不运、寒湿下注所致。

若带下色黄、量多、质黏稠、味臭秽者，为黄带，属湿热，是由湿郁化热、湿热下注所致。

若带下色红黏稠，或赤白相间、微有臭味者，为赤带，多因情志不舒、肝郁化热、损伤胞络所致。

若绝经期后仍见赤带淋漓不断者，可以由癌症引起，应及早请专科检查，以防延误病情。

3. 问妊娠

如已婚妇女平素月经正常，突然停经而无病理表现，脉象滑数冲和者，应考虑妊娠。

妊娠妇女出现厌食、恶心、呕吐，甚则反复呕吐不能进食者，称为"妊娠恶阻"。如症见神疲倦怠、口淡腹胀者，是因胃气素虚，妊娠后冲脉气盛上冲，胃失和降所致；如症见抑郁易怒、口苦吐酸者，是肝郁化火、火邪犯胃所致；如症见脘闷纳呆、呕吐痰涎者，是痰浊上逆，胃失和降所致。

妊娠后小腹部下坠疼痛，腰部酸痛，或兼见漏红者，称为"胎动不安"，为堕胎或小产先兆。若兼见面色暗滞，头晕耳鸣，尿频者，为肾虚不能顾护冲任所致；兼见面白无华、神疲倦怠者，为气血亏虚不能养胎所致；若跌扑闪挫而后出现腹痛漏红者，为外伤损伤冲任所致。

4. 问产后

产后血性恶露淋漓不断，持续12日以上者，称为"产后恶露不绝"，可由气虚、血热、血瘀等因引起。若恶露量多色淡质稀,兼见面色萎黄、神疲乏力者,为气虚下陷不能升提与固摄所致;恶露量多色深红质稠,兼见面赤口渴,便秘尿赤者,为血热妄行所致;恶露紫暗有块,兼见小腹刺痛拒按,舌暗红发青或有瘀斑者,为瘀血内停所致。

产后发热持续不退,甚则壮热者,称为产后发热,可由感受外邪、火邪内盛、阴虚生热等因引起。如患者有发热恶寒、头身痛等表证者,为外感所致;患者高热烦躁、口渴饮冷、便秘尿赤者,为火邪内盛所致;患者产后低热,腹痛绵绵、头晕面白、大便干结者,为血虚化燥生热所致。

(十) 问小儿

儿科古称"哑科",不仅问诊困难,而且也不一定准确,故医生主要依靠询问其父母或保育员。问诊则除了解一般问诊的内容外,还要结合小儿的生理病理特点进行询问。

小儿的生理特点是:脏腑娇嫩、生机蓬勃、发育迅速。病理特点是:发病较快、变化较多、易虚易实。故对小儿的疾病,必须诊断正确,治疗及时,而在问诊时,则应着重询问下列方面。

1. 问出生前后情况

新生儿(出生后至1个月)的疾病多与先天因素和分娩情况有关,故应着重询问母亲妊娠期及产乳期的营养健康状况和是否难产、早产等,可了解小儿的先天情况。

婴幼儿(1个月至3周岁)发育较快,需要营养多,喂养不当易患营养不良、五软五迟、血虚等症。故应重点询问小儿的喂养情况和坐、爬、立、走、出牙、学语的迟早,可了解小儿后天营养是否充足和发育是否正常。

2. 问预防接种、传染病史和传染病接触史

小儿6个月至5周岁之间,先天免疫力已消失,而后天免疫力尚未形成,且接触感染机会较多,易患水痘、麻疹等儿科传染病,故应着重询问预防接种情况、传染病史和传染病接触史。如小儿已作过某种预防接种或已患过具有长期免疫力的某种传染病,则虽症状相似而不易患该种传染病;如对某种传染病无免疫力而最近又与该病患儿密切接触,则易患该种传染病。

3. 问易使小儿致病的原因

婴幼儿神志发育不完善,易受惊吓,易致高热惊风,出现惊叫、抽搐等症;脾胃嫩弱,消化力差,易于伤食,产生呕吐、腹泻、疳积等症;对外界环境适应力差,易患外感病,故应着重询问小儿的喂养情况,是否受惊、着凉等,以及有无吐泻、惊叫、发热、咳喘等表现。

问 诊 小 结

问诊是四诊的重要内容之一。医生通过询问患者或其家属,可了解疾病的发生、发展、治疗经过、目前症状和其他与疾病有关的方面,如患者的既往史、居住条件、饮食嗜欲和家族病史等。

因疾病的发生与患者的内外环境关系密切,故询问既往史、居住条件、饮食嗜欲和家族病史等可作为诊察疾病的参考。

问疾病的发生发展治疗经过,则可了解发病的原因或诱因、疾病发展传变的全过程和过去的治疗情况及效果如何,亦有助于对疾病的诊断。而问目前症状,则是临床辨证的重要依据,要着重询问与中医辨证有关的方面,如患者恶寒发热的感觉、有汗无汗、疼痛的部位和性质、头身胸腹情况,以及睡眠、饮食、二便、经带等情况,因这些方面可反映患者脏腑气血的盛衰和病邪的性质,故可据以判断疾病的寒热虚实。

问诊时态度要耐心、细致,关心和同情患者,取得患者的信任和合作,根据患者的主诉和其他三诊的资料进行有系统、有重点、有目的地询问。切不可凭自己的主观印象暗示、诱导患者,以避免得出不符合客观实际的结果。

第四节 切 诊

切诊分脉诊和按诊两部分,两者同是运用双手对病员体表进行触、摸、按、压从而获得重要辨证资料的一种诊察方法。脉诊是按脉搏;按诊是对病体的肌肤、手足、胸腹及其他部位的触摸按压。古代切诊原指脉诊,西晋时期王叔和的《脉经》,是我国古代第一部脉学专著。按诊法古已有之,后世又有所发展,故切诊包括脉诊和按诊两个部分。

一、脉 诊

脉诊古有遍诊法、三部诊法和寸口诊法,后世则以寸口诊法为主,并从脉的位、数、形、势分为二十八种脉象,以察知身体内部的病变。诊脉全靠医生手指灵敏的触觉来体验,因此,要准确地分别部位和脉象,除了熟习脉诊理论之外,还要多作实践练习,做到既有理论,又有技巧,才能掌握这一诊法。

(一) 脉象形成的原理和脉诊的临床意义

1. 脉象形成的原理

心主血脉,心脏搏动把血液排入血管而形成脉搏。心脏的搏动和血液在血管中的运行均由宗气所推动,《素问·平人气象论》说:"胃之大络,名曰虚里……出于左乳下,其动应手(手,原作衣,根据《甲乙经》改),脉宗气也。"此说明宗气有推动心脏搏动的功能。《灵枢·客邪》又说:"宗气积于胸中,出于喉咙,以贯心脉。"既说明宗气所在部位,又指出了宗气还有推动血脉运行的重要作用。血液循行脉管之中,流布全身,环周不休,运行不息,除心脏的主导作用外,还必须有各脏器的协调配合。肺朝百脉,即是循行于全身的血脉,均汇聚于肺,且肺主气,通过肺气的敷布,血液才能布散全身;脾胃为气血生化之源,脾主统血,血液的循行,有赖脾气的统摄;肝藏血,主疏泄以调节循环血量;肾藏精,精化气,是人体阳气的根本,各脏腑组织功能活动的原动力,且精可以化生血,是生成血液的物质基础之一。故脉象的形成,是与脏腑气血密切相关的。

2. 脉诊的临床意义

脉象的形成,既然和脏腑气血关系十分密切,那么,脏腑气血发生病变,血脉运行受到影响,脉象就有变化,故通过诊察脉象,可以判断疾病的病位与推断疾病的预后。

(1) 判断疾病的病位、性质和邪正盛衰:疾病的表现尽管极其复杂,但从病位的浅深来说,不在表便在里,而脉象的浮沉,常足以反映病位的浅深,脉浮,病位多在表;脉沉,病位多在里。疾病的性质可分寒证与热证,脉象的迟数,可反映疾病的性质,如迟脉多主寒证,数脉多主热证。在病变过程中,邪正斗争的消长,产生虚实的病理变化,而脉象的有力无力,能反映疾病的虚实证候。徐灵胎说:"虚实之要,莫逃乎脉。"脉虚弱无力,是正气不足的虚证;脉实有力,是邪气亢盛的实证。

(2) 推断疾病的进退预后：脉诊对于推断疾病的进退预后，有一定的临床意义。如久病脉见缓和，是胃气渐复，病退向愈之兆；久病气虚，虚劳，或失血，久泄而见洪脉，则多属邪盛正衰危候。外感热病，热势渐退，脉象出现缓和，是将愈之候；若脉急数，烦躁，则病进。又如战汗，汗出脉静，热退身凉，为病退向愈；若脉急疾，烦躁者则为病进危候。正如《景岳全书·脉神章》所说："欲察病之进退吉凶者，但当以胃气为主。察之之法，如今日尚和缓，明日更弦急，知邪气之愈进，邪愈进，则病愈甚矣。今日之弦急，明日稍和缓，知胃气之渐至，胃气至，则病渐轻矣。即如顷刻之间，初急后缓者，胃气之来也；初缓后急者，胃气之去也。此察邪正进退之法也。"

必须指出，脉与病的关系十分复杂，在一般情况下，脉症是相应的，如周学海所说："有是病即有是脉。"但也有脉症不相应的特殊情况，故有"舍症从脉"或"舍脉从症"之提法，临床运用，应四诊合参，才能得到正确的诊断。

(二) 脉诊的部位

关于脉诊的部位，有遍诊法，三部诊法和寸口诊法三种。

1. 遍诊法

即《素问》三部九候法。切脉的部位有头、手、足三部，每部又各分天地人，三而三之，合而为九，故称为三部九候法，其具体部位如下（图2-6）。

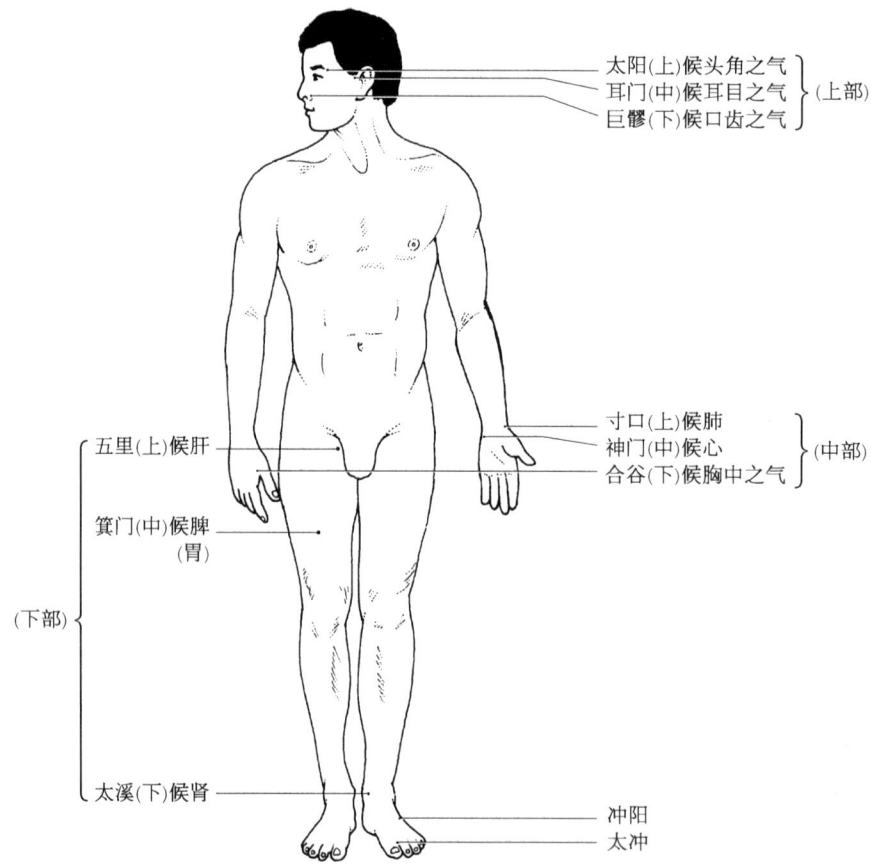

图 2-6 三部九候切脉部位示意图

上部（头部）
- 上部上——两额之动脉（如太阳穴）以候头角之气。
- 上部中——耳前之动脉（如耳门穴）以候耳目之气。
- 上部下——两颊之动脉（如巨髎穴）以候口齿之气。

中部（手部）
- 中部上——手太阴（如寸口脉）以候肺。
- 中部中——手少阴（如神门穴）以候心。
- 中部下——手阳明（如合谷穴）以候胸中之气。

下部（足部）
- 下部上——足厥阴（如五里穴或太冲穴）以候肝。
- 下部中——足太阴（如箕门穴或冲阳穴）以候脾（胃）。
- 下部下——足少阴（如太溪穴）以候肾。

2. 三部诊法

见于汉代张仲景《伤寒论》。即人迎、寸口、趺阳三脉。其中以寸口候十二经，以人迎、趺阳分候胃气。也有加上足少阴（太溪穴），以候肾的。

以上二种诊脉的部位，后世已少采用（只在危急的病证及两手无脉时，才诊察人迎、趺阳、太溪，以确定胃肾之气的存绝），自晋以来普遍选用的切脉部位是寸口。

3. 寸口诊法

始见于《内经》，详于《难经》，推广于晋代王叔和的《脉经》。寸口又称气口或脉口，其位置在腕后桡动脉所在部位。

（1）诊脉独取寸口的理论根据：寸口脉为什么能够反映五脏六腑的病变？《素问·五脏别论》说："气口何以独为五脏主？曰：胃者水谷之海，六腑之大源也，五味入口，藏于胃以养脏气，气口亦太阴也。是以五脏六腑之气味，皆出于胃，变见于气口。"《难经·一难》进一步说："十二经中皆有动脉，独取寸口，以决五脏六腑死生吉凶之法，何谓也？然寸口者，脉大会，手太阴之动脉也。"《素问》与《难经》之论说明五脏相关、互相影响，反映于脉的道理。脉之源始于胃，输于脾，灌注于五脏六腑，经过五脏六腑的作用后从百脉又朝于肺，其间受脏病变的影响，能反映于寸口之脉上。

（2）寸口分寸关尺三部：《脉经》云："从鱼际至高骨，却行一寸，其中名曰寸口，从寸至尺，曰尺泽，故曰尺寸，寸后尺前，名曰关。"即以高骨为标际（桡骨茎突），其稍为内方的部位为关，关前（腕端）为寸，关后（肘端）为尺，两手各有寸关尺三部，共六部脉（图2-7）。

寸关尺三部可分浮中沉三候，这是寸口诊法的三部九候。《难经·十八难》说："三部者，寸、关、尺也；九候者，浮、中、沉也"。这就和遍诊法的三部九候名同而实异。

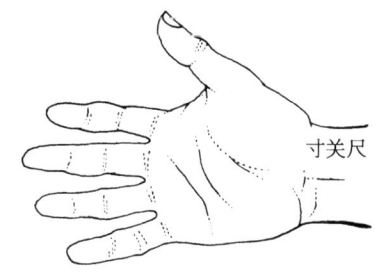

图2-7 诊脉寸关尺部位图

寸关尺分候脏腑，首见于《内经》，按照《素问·脉要精微论》所叙述的是：

左寸：外以候心，内以候膻中。右寸：外以候肺，内以候胸中。

左关：外以候肝，内以候膈。右关：外以候胃，内以候脾。

左尺：外以候肾，内以候腹中。右尺：外以候肾，内以候腹中。

后世对寸关尺分候脏腑，大致均以《内经》为依据而略有变更。如《难经》以小肠、大肠配心、肺，以右肾配命门；《脉经》以三焦配右尺；张景岳则以膀胱、大肠配左尺，以三焦配命门、小肠配右尺；《医宗金鉴》则以左寸候心、膻中，右寸候肺、胸。左关候肝胆、膈，右关候脾胃。两尺候两肾,左尺配小肠、膀胱,右尺配大肠,又以三部分候三焦(表2-6)。

表2-6 寸口分配脏腑几种学说比较表

学说	寸		关		尺		说　明
	左	右	左	右	左	右	
《难经》	心 小肠	肺 大肠	肝 胆	脾 胃	肾 膀胱	肾 命门	大小肠配心肺是表里相属;右肾属火,故命门亦候于右尺
《脉经》	心 小肠	肺 大肠	肝 胆	脾 胃	肾 膀胱	肾 三焦	
《景岳全书》	心 心包络	肺 膻中	肝 胆	脾 胃	肾 膀胱 大肠	肾 三焦 命门 小肠	大肠配左尺,是金水相从;小肠配右尺,是火归火位
《医宗金鉴》	心 膻中	肺 胸中	肝 膈胆	脾 胃	肾 膀胱 小肠	肾 大肠	小肠配左尺,大肠配右尺,是以部位相配,故又以三焦分配寸关尺三部

以上所举的几家学说,其分歧点在于大小肠和三焦,而主要的分候五脏的观点是一致的。目前关于寸关尺分配脏腑,多以下列为准:

左寸可候:心与膻中;右寸可候:肺与胸中。

左关可候:肝、胆与膈;右关可候:脾与胃。

左尺可候:肾与小腹;右尺可候:肾与小腹。

这种分配方法是根据《内经》上竟上,下竟下为原则的,即是体现了上(寸脉),以候上(身躯上部),下(尺脉)以候下(身躯下部)的原则。但必须指出,寸关尺分配脏腑,其所候的是五脏六腑之气,而不是脏腑之脉出于何部,正如李时珍所说:"两手六部皆肺经之脉,特取此以候五脏六腑之气耳,非五脏六腑所居之处也。"

此外,也有不分寸关尺,但分浮中沉,左诊心肝肾,右诊肺脾命门,以候各脏病的,这是因病情危急,而求其根本的一种办法。诊老人、虚人、久病、产后等也可用此法。

(三) 脉诊的方法和注意事项

1. 时间

诊脉的时间最好是清晨。《素问·脉要精微论》指出:"诊法常以平旦,阴气未动,阳气未散,饮食未进,经脉未盛,络脉调匀,气血未乱,故乃可诊有过之脉。"因为清晨时间患者不受饮食、活动等各种因素的影响,体内外环境都比较安静,气血经脉处于少受干扰的状态,故容易鉴别病脉。但也不是说其他时间就不能诊脉,汪机认为:"若遇有病,则随时皆可以诊,不必以平旦为拘也。"总的来说,诊脉时要求有一个安静的内外环境。诊脉之前,先让患者休息片刻,使气血平静,诊室也要保持安静,以避免外界环境的影响和患者情绪的波动,并且有利于医生体会脉象。在特殊情况下应随时随地诊察患者,又不必拘泥于这些条件。

2. 体位

要让患者取坐位或正卧位,手臂放平和心脏近于同一水平,直腕,手心向上,并在腕关节背垫上布枕,以便于切脉。不正确的体位会影响局部气血的运行而影响脉象。

3. 指法

医生和患者侧向坐,用左手按诊患者的右手,用右手按诊患者的左手。诊脉下指时,首先用中指按在掌后高骨内侧关脉部位,接着用食指按关前的寸脉部位,无名指按关后的尺脉部位,三指应呈弓形,指头平齐,以指腹按触脉体,用指腹感觉较为灵敏。布指的疏密要和患者的身长相适应,身高臂长者,布指宜疏,身矮臂短者,布指宜密。部位取准之后,三指平布同时用力按脉,称为"总按"。为了重点地体会某一部脉象,用一指单按其中一部脉象,称为"单按"。如诊寸脉时,微微提起中指和无名指;诊关脉则微提食指和无名指;诊尺脉,则微提食指和中指。临床上总按、单按常配合使用。

诊小儿脉可用"一指(拇指)定关法",而不细分三部,因小儿寸口部短,不容三指定寸关尺,且易哭闹,不合作。

4. 举按寻

这是诊脉时运用指力的轻重和挪移,以探索脉象的一种手法。

滑伯仁《诊家枢要》说:"持脉之要有三:曰举、按、寻。轻手循之曰举,重手取之曰按,不轻不重,委曲求之曰寻。初持脉,轻手候之,脉见皮肤之间者,阳也,腑也,亦心肺之应也。重手得之,脉伏于肉下者,阴也,脏也,亦肝肾之应也。不轻不重,中而取之,其脉应于血肉之间者,阴阳相适,冲和之应,脾胃之候也。若浮中沉之不见,则委曲求之,若隐若见,则阴阳伏匿之脉也,三部皆然。"用轻指力按在皮肤上称为"举",又叫浮取或轻取;用重指力按在筋骨间称为"按",又叫沉取或重取;指力不轻不重,可亦轻亦重,以委曲求之称为"寻"。因此诊脉必须注意体会举、按、寻之间的脉象变化。

此外,当三部脉有独异时,还必须逐渐挪移指位,内外推寻。寻者寻找之意,不是中取之义。

5. 平息

一呼一吸叫做一息。诊脉时,医生的呼吸要自然均匀,用一呼一吸的时间去计算患者脉搏的至数,均以息计,称之为"平息"。如脉之迟数等。另外,还提示医生诊脉时,要虚心冷静,思想集中,全神贯注地体会脉象,《素问·脉要精微论》说:"持脉有道,虚静为保。"

6. 五十动

每次诊脉,必满五十动。即每次按脉时间,每侧脉搏跳动不应少于五十次,称为"五十动"。一方面借以了解脉搏跳动五十次中有没有出现结、代、促脉。但必要时可以延至第二、第三个五十动,总以达到辨清脉象为目的,所以每次候脉时间以3~5分钟为宜;另一方面,又提醒医生诊脉时不得三举两按草率从事,张仲景说:"动数发息,不满五十,短期未知决诊,九候曾无仿佛……夫欲视死别生,实为难矣。"

(四) 平脉

平脉是指正常人的脉象。《素问·平人气象论》说:"人一呼脉再动,一吸脉亦再动,呼吸定息,脉五动,闰以太息,命曰平人,平人者不病也。"平脉形态是:三部有脉,一息四至(闰以太息五至,相当于72~80次/分),不浮不沉,不大不小,从容和缓,柔和有力,节律一致,尺脉沉取有一定力量,并随生理活动和气候环境的不同而有相应正常变化。

1. 平脉有胃、神、根三个特点

(1) 胃:胃为水谷之海,后天之本,是人体营卫气血之源,人之死生,决定于胃气的有无,所谓"有胃气则生,无胃气则死"。因此,脉亦以胃气为本,有胃气的脉象,古人说法很多,如《灵枢·终始》说:"邪气来也紧而疾,谷气来也徐而和。"或中取以候胃气。总的说来,平人脉象不浮不沉,不快不慢,从容和缓,节律一致,是为有胃气。即使是病脉,不论浮沉迟数,但有徐和之象,便是有胃气。诊察胃气的盛衰有无,对判断疾病的进退凶吉有一定的临床意义。

(2) 神:脉贵有神,心主血而藏神,脉为血之府,血气充盈,心神便健旺,脉象自然有神,脉神的形态是柔和有力,即使微弱的脉,微弱之中不至于完全无力的为有神,弦实的脉,弦实之中仍带有柔和之象的为有神。总之,脉之有胃、有神,都是具有冲和之象,有胃即有神,所以有胃有神的脉象形态是一致的。

(3) 根:肾为先天之本,是人体脏腑组织功能活动的原动力。肾气足,反映于脉象必有根,沉以候肾,尺以候肾,尺脉沉取应指有力,就是有根的脉象形态,若病中肾气犹存,先天之本未绝,尺脉沉取尚可见,便还有生机,正如《脉诀》所说的:"寸口虽无,尺犹不绝,如此之流,何忧殒灭。"

2. 平脉随人体内外因素的影响而有相应的生理性变化

(1) 四季气候:由于受气候的影响,平脉有春弦、夏洪、秋浮、冬沉的变化,因为春季虽然阳气已升,但寒未尽除,气机有约束之象,故脉稍弦。夏天阳气隆盛,脉气来势盛而去势衰,故脉稍洪。秋天阳气欲敛,脉象来势洪盛已减,轻而如毛,故脉稍浮。冬天阳气潜藏,脉气来势沉而搏指。

(2) 地理环境:地理环境也能影响脉象,南方地处低下,气候偏温,空气湿润,人体肌腠缓疏,故脉多细软或略数;北方地势高,空气干燥,气候偏寒,人体肌腠紧缩,故脉多表现沉实。

(3) 性别:妇女脉象较男子濡弱而略快,妇女婚后妊娠,脉常见滑数而冲和。

(4) 年龄:年龄越小,脉搏越快,婴儿每分钟脉搏 120～140 次;五六岁的幼儿,每分钟脉搏 90～110 次;年龄渐长则脉象渐和缓。青年体壮脉搏有力;老人气血虚弱,精力渐衰,脉搏较弱。

(5) 体格:身躯高大的人,脉的显现部位较长;矮小的人,脉的显现部位较短。瘦人肌肉薄,脉常浮,肥胖的人,皮下脂肪厚,脉常沉。凡常见六脉沉细等同而无病象的,为"六阴脉";六脉常见洪大等同而无病象的,为"六阳脉"。

(6) 情志:一时性的精神刺激,脉象也发生变化,如喜则伤心而脉缓,怒则伤肝而脉急,惊则气乱而脉动等,当情志恢复平静之后,脉象也就恢复正常。

(7) 劳逸:剧烈运动和远行之后,脉多急疾;人入睡之后,脉多迟缓;脑力劳动之人,脉多弱于体力劳动者。

(8) 饮食:饭后、酒后脉多数而有力;饥饿时脉象稍缓而无力。

此外,有一些人,脉不见于寸口,而从尺部斜向手背,称为"斜飞脉";若脉出现在寸口的背侧,称为"反关脉"。还有出现于腕部其他位置的,都是生理特异的脉位,即桡动脉解剖位置的变异,不属病脉。

(五) 病脉

疾病反映于脉象的变化,就叫病脉。一般来说,除了正常生理变化范围以及个体生理特异之外的脉象,均属病脉。在脉学发展过程中,由于医者切脉的体会不同,所以对脉象命名也不一致。我国最早的脉学专著《脉经》提出二十四种脉象,《景岳全书》提出十六种,《濒湖脉学》提出二十七种,李士材的《诊家正眼》又增加疾脉,故近代多从二十八种脉论述。脉象是通过位、数、形、势等四方面来体察。如浮沉是脉位的不同,迟数是至数的不同,虚实是力量强弱(气势)的不同。有些脉象,又是几个方面相结合的,如洪、细则是形态和气势的不同。

1. 各种脉象与主病

(1) 浮脉:

脉象:轻取即得,重按稍减而不空,举之泛泛而有余。

主病:表证,亦主虚证。

说明:浮脉主表,反映病邪在经络肌表的部位。邪袭肌腠,卫阳抵抗外邪,则脉气鼓动于外,应指而浮。但久病体虚,也有见浮脉的,多浮大无力,不可误作外感论治。

(2) 沉脉:

脉象:轻取不应,重按始得。

主病:里证。有力为里实,无力为里虚。

说明:邪郁于里,气血内困,则脉沉而有力;若脏腑虚弱,正气不足,阳虚气陷,不能升举,脉气鼓动无力,故脉沉而无力。

(3) 迟脉:

脉象:脉来迟慢,一息不足四至(相当于每分钟脉搏60次以下)。

主病:寒证。有力为寒积,无力为虚寒。

说明:寒凝气滞,阳失健运,故脉象见迟,迟而有力为冷积实证;迟而无力,多属虚寒。但邪热结聚,阻滞血脉流行,也见迟脉,但迟而有力,按之必实,如伤寒阳明病脉迟可下之类,故脉迟不可概认为寒证,当脉症合参。

久经锻炼的运动员,脉迟而有力,则不属病脉。

(4) 数脉:

脉象:一息脉来五至以上(相当于每分钟脉搏在90次以上)。

主病:热证。有力为实热,无力为虚热。

说明:邪热亢盛,气血运行加速,故见数脉,必数而有力;久病阴虚,虚热内生,脉也见数,必数而无力;若阳虚外浮而见数脉,必数大而无力,按之豁然而空,上述三者鉴别,还当脉症合参。

(5) 洪脉(附大脉):

脉象:洪脉极大,状若波涛汹涌,来盛去衰。

主病:气分热盛。

说明:内热充斥,脉道扩张,气盛血涌,故脉见洪象;若久病气虚,或虚劳、失血、久泄等病证见洪脉,则多属邪盛正衰的危候。大脉,脉体阔大,但无汹涌之势,这是与洪脉区别的要点。脉大主邪盛病进,又主虚。辨邪正的盛衰,区别在于大脉的有力无力。

(6) 微脉:

脉象:极细极软,按之欲绝,若有若无。

主病:阳衰少气,阴阳气血诸虚。

说明:阳衰气微,无力鼓动,故见微脉。轻取之似无是阳气衰;重按之似无是阴气竭。久病脉微,是正气将绝;新病脉微主阳气暴脱。但邪不太深重者,或尚可救。

(7) 细脉(小脉)：

脉象：脉细如线，应指明显。

主病：气血两虚，诸虚劳损，又主湿病。

说明：细为气血两虚所致。营血亏虚不能充盈脉道。气不足则无力鼓动血液运行，故脉体细小而软弱无力；又湿邪阻压脉道，也见细脉。若温热病昏谵见细数脉，是热邪深入营血或邪陷心包的证候。小脉即细脉，何梦瑶说："小与大相反名细。"

(8) 散脉：

脉象：浮散无根，至数不齐。

主病：元气离散。

说明：散脉举之浮散而不聚，稍用重力按之则无，漫无根蒂，故有"散似杨花无定踪"之说，表示正气耗散，脏腑之气将绝的危候。

(9) 虚脉：

脉象：三部脉举之无力，按之空虚。

主病：虚证。

说明：气不足以运其血，故脉来无力，血不足以充于脉，则按之空虚，故虚脉包括气血两虚及脏腑诸虚。

(10) 实脉：

脉象：三部脉举按均有力。

主病：实证。

说明：邪气亢盛而正气不虚，正邪相搏，气血壅盛，脉道坚满，故应指有力。

(11) 滑脉：

脉象：往来流利，如珠走盘，应指圆滑。

主病：痰饮，食滞，实热。

说明：实邪壅盛于内，气实血涌，故脉来往甚为流利，应指圆滑。平人脉滑而冲和，是营卫充实之象，故亦为平脉。妇女妊娠亦常见滑数，是气血充盛而调和的表现。

(12) 涩脉：

脉象：往来艰涩不畅，如轻刀刮竹，与滑脉相反。

主病：伤精，血少，气滞血瘀，挟痰，挟食。

说明：精亏血少，不能濡养经脉，血行不畅，脉气往来艰涩，故脉涩而无力；气滞血瘀或食痰胶固，气机不畅，血行受阻，则脉涩而有力。

(13) 长脉：

脉象：首尾端直，超过本位。

主病：肝阳有余，阳盛内热等有余之证。

说明：若脉长而和缓，是中气充足，升降流行畅通，气血都无亏损，是健康人的脉象，所谓"长则气治"。若肝阳有余，阳盛内热，则脉象长而弦硬。凡长而有兼脉，多是病脉。

(14) 短脉：

脉象：首尾俱短，不能满部。

主病：有力为气郁，无力为气虚。

说明：短脉是指脉只显于关部，寸尺两部不明显。"短则气病"，气虚不足，无力鼓动血行,故脉短而无力;有因气郁血瘀,或痰滞食积,阻碍脉道,以致脉气郁滞短而有力。

(15) 弦脉:

脉象:端直而长,如按琴弦。

主病:肝胆病,诸痛,痰饮,疟疾。

说明:弦是脉气紧张的表现。肝主疏泄,调畅气机,以柔和为贵,邪气滞肝,疏泄失常,气机不利,诸痛,痰饮,阻滞气机,脉气因而紧张,则出现弦脉。张仲景云:"疟脉自弦。"虚劳内伤,中气不足,肝病乘脾,亦常见弦脉;若弦而细劲,如循刀刃,便是胃气全无,病多难治。

春季健康人常见脉弦而柔和者,不属病脉。

(16) 芤脉:

脉象:浮大中空,如按葱管。

主病:失血,伤阴。

说明:芤脉浮大无力,按之中空,即上下两旁皆见脉形,而中间独空。因突然失血过多,血量骤然减少,营血不足,无以充脉,或津液大伤,血不得充,血失阴伤则阳无所附而散于外,故见芤脉。

(17) 紧脉:

脉象:脉来绷急,状如牵绳转索。

主病:寒,痛,宿食。

说明:寒邪侵袭人体,阻碍阳气,寒邪与正气相搏,以致脉道紧张而拘急,故见紧脉。寒邪在表,脉见浮紧,寒邪在里,脉见沉紧。剧痛、宿食之紧脉,也是寒邪积滞与正气相搏的缘故。

(18) 缓脉:

脉象:一息四至,来去怠缓。

主病:湿病,脾胃虚弱。

说明:湿性黏滞,气机为湿所困,或脾胃虚弱,气血不足以充盈鼓动,故脉见怠缓。有病之人脉转和缓,是正气恢复之征;若脉来从容不迫,均匀和缓,是正常人的脉象。

(19) 革脉:

脉象:浮而搏指,中空外坚,如按鼓皮。

主病:亡血,失精,半产,漏下。

说明:革脉的外强中空,恰似绷急的鼓皮,由于正气不固,精血不能藏,以致气无所恋而浮越于外,所以,亡血、失精、半产、漏下多见革脉。

(20) 牢脉:

脉象:沉按实大弦长。

主病:阴寒内实,疝气癥瘕。

说明:牢脉实大弦长,轻取中取均不应,唯沉取始得,坚牢不移。多是病气牢固,证属阴寒内积,阳气沉潜。牢脉主实有气血之分,癥积有形肿块,是实在血分;无形痞结,是实在气分。若牢脉见于失血、阴虚等证。便属危重征象。

(21) 弱脉:

脉象:沉而细软。

主病:气血不足。

说明:弱脉沉取方得,细弱无力,不住重按。主气血不足诸证,血虚脉道不充,气虚则脉搏乏力。病后正虚,见脉弱为顺,新病邪实,见脉弱为逆。

（22）濡脉:

脉象:浮而细软。

主病:诸虚,又主湿。

说明:濡脉脉位表浅,细软无力,轻取可以触知,重取反不明显。虚证与湿证均可出现,精血虚而不荣于脉,故主诸虚,但湿气阻压脉道,也见濡脉。

（23）伏脉:

脉象:重手推筋按骨始得,甚则伏而不见。

主病:邪闭,厥证,也主痛极。

说明:伏脉较沉脉部位更深,着于筋骨。常见于邪闭、厥证、痛极,因邪气内伏,脉气不得宣通所致。若两手脉潜伏,同时太溪与趺阳脉都不见的,属险证。

（24）动脉:

脉象:脉形如豆,厥厥动摇,滑数有力。

主病:痛,惊。

说明:动脉是阴阳相搏,升降失和,使其气血冲动,故脉道随气血冲动而呈滑数有力,但脉体较短。痛则阴阳不和,气为血所阻滞,惊则气血紊乱,脉行躁动不安,故痛与惊均可见动脉。

（25）促脉:

脉象:脉来数而时一止,止无定数。

主病:阳盛实热,气血痰饮宿食停滞,亦主肿痛。

说明:阳盛实热,阴不和阳,故脉来急数而时见歇止,凡气血、痰食、肿痛等实热证,均可见脉促有力。若促而细小无力,多是虚脱之象,临床应加注意。

（26）结脉:

脉象:脉来缓而时一止,止无定数。

主病:阴盛气结,寒痰血瘀,癥瘕积聚。

说明:阴盛而阳不和,故脉缓慢而时一止,凡寒痰瘀血,气郁不疏,脉气阻滞,故见结脉。

（27）代脉:

脉象:脉来一止,止有定数,良久方来。

主病:脏气衰微,风证痛证,七情惊恐,跌打损伤。

说明:脏气衰微,气血亏损,元气不足,以致脉气不能衔接而止有定数。至于风证、痛证、七情惊恐、跌打损伤诸病而见代脉,是因病而致脉气不能衔接,脉亦见歇止。体质异常或妇女妊娠,也可见到代脉,这些都与脏气衰微,或一脏无气之代脉有所不同,不可概作病脉论。

（28）疾脉:

脉象:脉来急疾,一息七八至。

主病:阳极阴竭,元气将脱。

说明:疾脉是真阴竭于下,孤阳亢于上,而气短已极之象。伤寒、温病在热极时往往有疾脉,疾而按之益坚是阳亢无制,真阴垂危之候;若疾而虚弱无力是元阳将脱之征。劳瘵病亦可见疾脉,多属危候。

婴儿脉来一息七至是平脉,不作疾脉论。

2. 相似脉的鉴别

上述二十八种病脉中,有些很相似,容易混淆不清,必须加以鉴别。

历代医家对脉象的鉴别有丰富的经验,如王叔和已指出了一些相类脉象,李时珍则编了较详细的脉歌,徐灵胎更具体说明了脉象鉴别的方法,即用近似脉象相比的比类法(还有用相反脉象对比的对举法),这是鉴别相似脉的好方法。现将一些相似脉鉴别如下。

(1) 浮脉与虚、芤、散脉:四者相类似,其脉位均表浅,但不同的是浮脉举之泛泛有余,重按稍减而不空,脉形不大不小,虚脉形大无力,重按空虚;芤脉浮大力无,中间独空,如按葱管;散脉浮散无力,漫无根蒂,稍用力则按不着。

(2) 沉脉与伏、牢:三者脉位均在深部,轻取均不应,不同的是沉脉重取乃得;伏脉较沉脉部位更深,着于筋骨,故重按亦无,须推筋着骨始得,甚则渐时伏而不见;牢脉沉取实大弦长,坚牢不移。

(3) 迟脉与缓脉:均以息计,迟脉一息不足四至;缓脉稍快于迟,一息四至,脉来有冲和徐缓之象。

(4) 数脉与滑、疾脉:滑脉与数脉有相似之处,滑脉流利,圆滑似数。但滑指形与势。数指至数言,一息五至以上。《濒湖脉学》指出:"莫将滑数为同类,数脉唯看至数间。"数、疾也以息计,疾脉更快于数,一息七八至,相当于每分钟脉搏在140次以上。

(5) 实脉与洪脉:在脉势上都是充实有力,但洪脉状若波涛汹涌,盛大满指,来盛去衰,浮取明显;而实脉长大坚实,应指有力,举按皆然,来去俱盛,故有"浮沉皆得大而长,应指无虚幅幅强"之说。

(6) 细脉与微、弱、濡脉:四者都是脉形细小且软弱无力。但细脉形小而应指明显;微脉则极细极软,按之欲绝,有时至数不清,起落模糊;弱脉沉细而无力,濡脉浮细而无力,即脉位与弱脉相反,轻取可以触知,重按反不明显。

(7) 芤脉与革脉:都有中空之象,但芤脉浮大无力中空,如按葱管,显示了脉管柔软;革脉浮大搏指,弦急中空,如按鼓皮,显示了脉管较硬。

(8) 弦脉与长、紧脉:弦脉与长脉相似,但长脉超过本部,如循长竿,长而不急;弦脉虽长,但脉气紧张,指下如按琴弦。《医述》说:"长类于弦而盛于弦,弦脉带急,长脉带缓。"弦脉有似紧脉,两者脉气均紧张,但弦脉如按在琴弦上,无绷急之势,紧脉如按在拉紧的绳索上,脉势绷急,在脉形上紧脉比弦脉大。

(9) 短脉与动脉:两者在脉形上均有短缩之象,但短脉是形状短缩且涩常兼迟,不满三部;动脉其形如豆,常兼滑数有力,《医述》说:"短类于动而衰于动,动脉形滑而且数,短脉形涩而必迟。"

(10) 结、代、促脉:都属于节律失常而有歇止的脉象,这是三者共同之处。但结、促脉都是不规则的间歇,歇止时间短;而代脉则是有规则的歇止,且歇止的时间较长,这是结、促脉与代脉不同之处。结脉与促脉虽都有不规则的间歇,但结脉是迟而歇止,促脉是数而歇止(表2-7)。

表 2-7 二十八脉分类比较表

脉纲	脉名	脉象	主病
浮脉类	浮	轻取即得,重取稍弱而不空	表证,亦主虚证
	洪	指下极大如波涛汹涌,来盛去衰	热邪亢盛
	濡	浮而细软	主虚,又主湿
	散	浮散无根,至数不齐	元气离散,脏腑之气将绝
	芤	浮大中空,如按葱管	失血伤阴
	革	弦急中空,如按鼓皮	精血虚寒
沉脉类	沉	轻取不应,重按始得	里证
	伏	重按推筋著骨始得	邪闭,厥证,痛极
	牢	沉按实大弦长	阴寒内实,疝气,癥瘕
	弱	柔细而沉	气血不足
迟脉类	迟	脉来迟慢,一息不足四至	寒证
	缓	一息四至,脉来怠缓	湿证,脾虚
	涩	往来艰涩,如轻刀刮竹	气滞血瘀,精伤血少
	结	脉来缓慢,时见一止,止无定数	阴盛气结,寒痰血瘀
数脉类	数	一息五至以上	热证,亦主虚证
	促	脉来急数,时见一止,止无定数	阳盛实热,气滞血瘀
	疾	一息七至以上,脉来急疾	阳极阴竭,元气将脱
	动	脉短如豆,滑数有力	痛,惊
虚脉类	虚	举之无力,按之空虚	虚证,多为气血两虚
	微	极细极软,似有似无,至数不明	阴阳气血诸虚,阳虚危候
	细	脉细如线,但应指明显	气血两虚,诸虚劳损,主湿
	代	脉来一止,止有定数,良久方来	脏气衰微,跌仆损伤
	短	首尾俱短,不及本位	有力为气郁,无力为气虚
实脉类	实	举按均有力	实证
	滑	往来流利,应指圆滑,如盘走珠	痰饮,食滞,实热
	紧	紧张有力,如转绳索	寒,痛,宿食
	长	首尾端直,超过本位	阳气有余,热证
	弦	端直以长,如按琴弦	肝胆病,痛证,痰饮,疟疾

附:对举法

浮脉与沉脉:是脉位浅深相反的两种脉象,浮脉脉位表浅、轻取即得,主表属阳;沉脉脉位深在,轻取不应,重按始得,主里属阴。

迟脉与数脉:是脉搏慢快相反的两种脉象,迟脉搏动比正常脉慢,即一息不足四至;数脉搏动则比正常脉快,即一息五至以上,迟主寒而数主热,亦主虚。

虚脉与实脉:是脉的搏动力量强弱(气势)相反的两种脉象,虚脉三部举按均无力;实脉举按均有力,分主虚实。

滑脉与涩脉:是脉的通畅度相反的两种脉象,滑脉往来流利通畅,指下圆滑;涩脉往来艰难滞涩,极不流利,前人形容涩脉,如轻刀刮竹。所谓轻刀刮竹即脉过指下不平滑之意。

洪脉与细脉:是脉体大小和气势均相反的两种脉象,洪脉脉体阔大,充实有力,来势盛而去势衰;细脉脉体细小而线状,多软弱无力,但应指明显。

长脉与短脉:是脉气长短相反的两种脉象,长脉超过本部,即指脉气搏动范围超过本部的状态,前人比喻如循长竿;短脉则形状短缩,不及本部,即指脉气搏动范围短小,不及本部的状态。

紧脉与缓脉：是脉的紧张力相反的两种脉象，紧脉紧张有力，如按转绳；缓脉势缓，一息四至。

3. 怪脉

凡脉无胃神根的，便是怪脉，又称真脏脉、败脉、死脉、绝脉。多见于疾病的后期，脏腑之气衰竭，胃气败绝的病证。元代危亦林《世医得效方》列怪脉十种，称为"十怪脉"，后世医家在十怪脉中除去偃刀、转豆、麻促，称为"七绝脉"，这些脉象，临床上可以遇到，现将七绝脉的形态及临床意义叙述如下：

（1）釜沸脉：脉在皮肤，浮数之极，至数不清，如釜中沸水，浮泛无根。为三阳热极，阴液枯竭之候，主脉绝，多是临死前的脉象。

（2）鱼翔脉：脉在皮肤，头定而尾摇，似有似无，如鱼在水中游动。此为三阴寒极，阳亡于外之候。

（3）虾游脉：脉在皮肤，如虾游水，时而跃然而去，须臾又来，其急促躁动之象仍如前。为孤阳无依，躁动不安之候，主大肠气绝。

（4）屋漏脉：脉在筋肉之间，如屋漏残滴，良久一滴，即脉搏极迟慢，溅起无力。此为胃气营卫将绝之候。

（5）雀啄脉：脉在筋肉间，连连数急，三五不调，止而复作，如雀啄食之状，此为脾无谷气已绝于内。

（6）解索脉：脉在筋肉之间，乍疏乍密，如解乱绳状。这是一种时快时慢，散乱无序的脉象。为肾与命门之气皆亡。

（7）弹石脉：脉在筋肉之下，如指弹石，辟辟凑指，毫无柔和软缓之象，此为肾气竭绝之象。

真脏脉，过去文献一向认为，凡见这些脉象，则无可药救，必死无疑。但随着医学技术的不断发展，通过不断研究和临床实践，已有了新的认识，真脏脉绝大部分是心律失常的脉象，而其中绝大部分又是心脏器质性病变所造成的，也有少数是功能性的，除少数功能性者外，真脏脉的出现，预示疾病已发展到极严重的阶段，但并非必死无疑，仍应尽最人之努力进行救治。

（六）诊妇人脉

妇人有经、孕、产等特有的生理变化和疾病，有关这方面的脉象，分述如下。

1. 诊月经脉

妇人左关尺脉，忽洪大于右手，口不苦，身不热，腹不胀，是月经将至。寸关脉调和，而尺脉绝不至的，月经多不利。

妇人闭经有虚实之分。尺脉虚细涩，是血少的虚闭证；尺脉弦涩，是实闭证。

2. 诊妊娠脉

妇人婚后，月经停止，脉来滑数冲和，兼有饮食异于平常，嗜酸或呕吐等现象者，才是妊娠真候。若午睡初起，脉必滑疾有力，不可遽断为胎孕脉象。《素问·腹中论》说："身有病而无邪脉。"就是指身体虽有症状反映，而三部脉浮沉大小正等，无弦芤涩等现象，便是有孕之征。《素问·平人气象论》又说："手少阴脉动甚者，妊子也。"是说月经初停时，诊左寸脉滑动，这是血欲聚以养胎的现象。《素问·阴阳别论》说："阴搏阳别，谓之有子。"是说尺脉属阴,为肾所主,因胞系于肾,胎气鼓动,故两尺脉象滑数搏指,异于寸部阳脉的,便是有孕之征。以上经文均指出辨孕脉之要点。但孕脉和病脉必须鉴别。闭经,脉多虚细涩或弦涩;积聚脉多弦紧沉结或沉伏,而孕脉必滑。胎孕有数脉,劳损亦有数脉,但劳损脉之数,多兼涩;胎孕脉之数,必兼滑。

3. 诊死、活胎脉

《脉经》说:"寸口脉洪而涩,洪则为气,涩则为血,气动丹田,其形必温,涩在于下,胎冷若冰。阳气胎活,阴气必终。欲别阴阳,其下必僵。假令阳终,畜然若杯。"这是说,凡妊娠必阳气动于丹田,脉见沉洪,才能温养胎形。如果涩脉见于沉候,是精血不足,胎便受其影响。所以沉按脉象仍是洪强者,才是有阳气的活胎;如果沉候阳气衰绝,则胞中所有的,已是死胎,或是痞块。

4. 诊临产脉

孕妇将产,其脉象特点历代医家亦已阐明。如《诸病源候论》说:"孕妇诊其尺脉,急转如切绳转珠者,即产也。"又如《医存》说:"妇人两中指顶节之两旁,非正产时则无脉,不可临盆,若此处脉跳,腹连腰痛,一阵紧一阵,二目乱出金花,乃正产时也。"

凡上所述,只是对妇人经孕胎产的脉诊,作了一些举例说明,欲全面了解,必须脉症合参。

(七) 诊小儿脉

诊小儿脉,与成人有所不同。小儿寸口部位狭小,难分寸关尺。另一方面,小儿临诊时容易惊哭,惊则气乱,气乱脉也乱,故难于掌握。因此,诊小儿还须注意辨形色,审苗窍。后世医家有一指总候三部方法,使小儿脉诊技巧有所提高。

1. 一指三部诊法

用左手握小儿手,对3岁以下的小儿,用右手大拇指按在高骨脉上,分三部以定息数;对4岁以上的小儿,则以高骨中线为关,以一指向两侧滚转寻三部;七八岁可以挪动拇指诊三部;9~10岁以上可以次第下指依寸关尺三部诊脉;15岁可以按成人三部诊法进行。对3岁以下的小儿,除了脉诊之外,应注意形色、声音和诊小儿食指络脉,按胸腹头额等诊法。

2. 小儿脉象主病

3岁以下的,一息七八至为平脉。五六岁的,六至为平脉,七至以上为数脉,四五至为迟脉。只诊浮沉、迟数、强弱、缓急,以辨别阴阳寒热表里,邪正盛衰,不详求二十八脉。

浮数为阳,沉迟为阴,强弱可测虚实,缓急可测邪正。

数为热,迟为寒。沉滑为痰食,浮滑为风痰。紧主寒,缓主湿,大小不齐为滞。

小儿肾气未充,脉气止于中候。不论脉体素浮素沉,重按多不见。如重按乃见,便与成人的牢实脉同论。

(八) 相兼脉与主病

相兼脉象的主病,等于各个脉所主病的总和,称为"相兼脉"。疾病是很复杂的,脉象往往不只一脉独见。二十八脉中,有些脉本身就由几种脉合成的。如弱脉由虚、沉、小三脉合成,牢脉由沉、实、大、弦、长五脉合成。这些脉象均属于二十八脉之内,其主病已如上述。所谓相兼脉象是指这些脉象以外的互相兼现来说,徐灵胎称之为合脉,有二合脉、三合脉、四合脉之分。如浮数与沉迟均为二合脉,浮数而虚为三合脉,浮数滑实为四合脉。如浮为表,数为热,合之即为表热;浮为表,迟为寒,合之即为表寒。又如浮数而无力为表虚热;沉迟而有力为里实寒。余可类推。

现将临床上常见的相兼脉象所主病证举例如下：

浮紧脉，主外感寒邪之表寒证，或风痹疼痛。

浮缓脉，主风邪伤卫，营卫不和，太阳中风的表虚证。

浮数脉，主风热袭表的表热证。

浮滑脉，表证夹痰或主风痰，常见于素体痰盛而又感受外邪者。

沉迟脉，主里寒证，常见于脾胃阳虚，阴寒凝滞的病证。

弦数脉，弦为肝脉，数脉主热，常见于肝郁化火，或肝胆湿热等病证。

滑数脉，主痰热，痰火，或内热食积。

洪数脉，主气分热盛，多见于外感热病。

沉弦脉，主肝郁气滞，或水饮内停。

沉涩脉，主血瘀，尤常见于阳虚而寒凝血瘀者。

弦细脉，主肝肾阴虚，或血虚肝郁，或肝郁脾虚。

沉缓脉，主脾虚，水湿停留。

沉细脉，主阴虚或血虚。

弦滑数，见于肝火夹痰，或风阳上扰，痰火内蕴等证。

（九）脉症顺逆与从舍

所谓脉症顺逆，是指从脉症的相应、不相应来判断疾病的顺逆。在一般情况下，脉与症是一致的，即脉症相应。但也有时候脉与症不一致，也就是脉症不相应，甚至还会出现相反的情况。从判断疾病逆顺来说，脉症相应者为顺，不相应者为逆。例如，有余病证，脉见洪、数、实，是谓脉症相应，为顺，表示邪实正盛，正气足以抗邪；若反见细、微、弱的脉象，则为脉症相反，是逆证，说明邪盛正虚，易致邪陷。再如，暴病脉来浮、洪、数、实者为顺，反映正气充盛能抗邪；久病脉来沉、微、细、弱为顺，说明有邪衰正复之机；若新病脉见沉、细、微、弱，说明正气已衰；久病脉见浮、洪、数、实，则表现正衰而邪不退，均属逆证。既然有脉与症不相应的情况，其中必有一真一假，或为症真脉假，或为症假脉真，所以临证时必须辨明脉症的真假以决定取舍，或舍脉从症，或舍症从脉。

1. 舍脉从症

是指在症真脉假的情况下，必须舍脉从症。例如，症见腹胀满，疼痛拒按，大便燥结，舌红苔黄厚焦燥，而脉迟细者，则症所反映的是实热内结胃肠，是真；脉所反映的是因热结于里，阻滞血脉流行，故出现迟细脉，是假象，此时当舍脉从症。

2. 舍症从脉

是指在症假脉真的情况下，必须舍症从脉。例如，伤寒热闭于里，症见四肢厥冷，而脉滑数，脉所反映的是真热；症所反映的是由于热邪内伏，格阴于外，出现四肢厥冷，是假寒，此时当舍症从脉。《医宗必读·脉法心参》对脉症从舍有举例说明，"脉浮为表，治宜汗之，此其常也，而亦有宜下者焉，仲景云，若脉浮大，心下硬，有热，属脏者攻之，不令发汗是也，脉沉为里，治宜下之，此其常也，而亦有宜汗者焉，少阴病始得之，反发热而脉沉者，麻黄附子细辛汤微汗之是也。脉促为阳，常用葛根芩连清之矣，若脉促厥冷为虚脱，非灸非温不可，此又非促为阳盛之脉也。脉迟为寒，常用干姜、附子温之矣，若阳明脉迟，不恶寒，身体濈濈汗出，则用大承气汤，此又非迟为阴寒之脉矣，四者皆从证（症）不从脉也。""表证汗之，此其常也。仲景云,病发热头痛,脉反沉,身体疼痛,当救其里,用四逆汤,此从脉之沉也。里证下之,此其常也。日晡发热者,属阳明,脉浮虚者宜发汗,用桂枝汤,此从脉之浮也。结胸症俱,常以大小陷胸下之矣,脉浮大者不可下,下之则死,是宜从脉而治其表也。身疼痛者,常以桂枝麻黄解之矣,然尺中迟者不可汗,以营卫不足故也,是宜从脉而调其荣矣。"前者为舍脉从症,后者为舍症从脉,可供临床参考。

脉有从舍,说明脉象只是疾病临床表现的一个方面,因而不能把它作为诊断疾病的唯一依据,只有全面运用四诊、四诊合参,才能从舍得宜,得出正确的诊断。

二、按 诊

(一) 按诊的方法和意义

按诊运用于辨证,由来已久。早在《内经》、《伤寒论》、《金匮要略》等书中已有记载。所谓按诊,就是用手直接触摸或按压患者的某些部位,以了解局部的异常变化,从而推断疾病的部位、性质和病情的轻重等情况的一种诊病方法。

按诊的手法大致可分触、摸、按三类。触是以手指或手掌轻轻接触患者局部,如额部及四肢皮肤等,以了解凉热、润燥等情况。摸是以手抚摸局部,如肿胀部位等,以探明局部的感觉情况及肿物的形态、大小等。按是以手按压局部,如胸腹和肿物部位,以了解深部有无压痛,肿块的形态、质地,肿胀的程度、性质,等等。在临床上,各种手法是综合运用的,常常是先触摸,后按压,由轻到重,由浅入深,以了解病变的情况。

按诊时,医生要体贴患者,手法要轻巧,要避免突然暴力,冷天要事先把手暖和后再行检查。同时要嘱咐患者主动配合,随时反映自己的感觉。还要边检查边观察患者的表情变化,了解其痛苦所在。

按诊是切诊的一部分,是四诊中不可忽略的一环。它在望、闻、问的基础上,更进一步地深入探明疾病的部位和性质等情况。对于胸腹部的疼痛、肿胀、痰饮、癥块等病变,通过触按,更可以充实诊断与辨证所必需的资料。清代医学家俞根初对按诊十分重视,他曾说:"胸腹为五脏六腑之宫城,阴阳气血之发源。若欲知其脏腑何如,则莫如按胸腹。"今天,这种简便易行,又无创伤、无痛苦的按诊方法,仍不失它的实用价值,应当好好地继承、发扬和提高。

(二) 按诊的内容

按诊的应用范围较广。临床上以按肌肤、按手足、按胸腹等为常用,兹分述如下。

1. 按肌肤

按肌肤是为了探明全身肌表的寒热、润燥以及肿胀等情况。

凡邪气盛的身多热,阳气衰的身多寒。

按肌表不仅能从冷暖以知寒热,更可从热的甚微而分表里虚实。凡身热初按热甚,久按热反转轻的,是热在表;若久按其热反甚,热自内向外蒸发者,为热在里。

肌肤濡软而喜按者,为虚证;患处硬痛拒按者,为实证。轻按即痛者,病在表浅;重按方痛者,病在深部。

皮肤干燥者,尚未出汗;干瘪者,津液不足;湿润者,身已汗出。皮肤甲错者,伤阴或内有干血。

重手按压肿胀,可以辨别水肿和气肿。按之凹陷,不能即起的,为水肿;按之凹陷,举手即起的,为气肿。

在外科疮疡方面,触按病变局部,肿而硬木不热者,属寒证;肿处烙手,压痛者,为热证。根盘平塌漫肿的属虚;根盘收束而高起的属实。患处坚硬,多属无脓;边硬顶软,内必成脓。

至于肌肉深部的脓肿,则以"应手"或"不应手"来决定有脓无脓。方法是两手分放在肿物的两侧,一手时轻时重地加以压力,另一手静候深处有无波动感,若有波动感应手,即为有脓。根据波动范围的大小,即可测知脓液的多少。

古代还记载"按尺肤"的诊法。尺肤是指从肘部内侧至掌后横纹处的一段皮肤,称之为尺肤。尺肤热甚,见于外感疾病时,多属温热证。

2. 按手足

按手足主要为了探明寒热。一般手足俱冷的是阳虚阴盛,属寒;手足俱热的,多为阳盛或阴虚,属热。但也要注意内热炽盛,而阳郁于里不能外达的四肢厥冷,却是里热实证。

诊手足寒热,还可以辨别外感病或内伤病。手足的背部较热的,为外感发热;手足心较热的,为内伤发热。

此外,还有以手心热与额上热的互诊来分别表热或里热的方法。额上热甚于手心热的,为表热;手心热甚于额上热的,为里热。

在儿科方面,小儿指尖冷主惊厥。中指独热主外感风寒。中指指尖独冷,为麻痘将发之象。诊手足的寒温可测知阳气的存亡,这对于决定某些阳衰病证预后良恶,相当重要。阳虚之证,四肢犹温,是阳气尚存,尚可治疗;若四肢厥冷,其病多凶,预后不良。正如《伤寒论·少阴病篇》所说:"少阴病,下利,若利自止,恶寒而蜷卧,手足温者,可治。""少阴病,恶寒身踡而利,手足逆冷者,不治。"

3. 按胸腹

胸腹各部位的划分如下:膈上为胸,膈下为腹,侧胸部腋下至第十一、第十二肋骨的区域为胁,腹部剑突下方位置称为心下。胃脘相当于上腹部,大腹为脐下部位,小腹在脐下,少腹即小腹之两侧(图2-8)。

按胸腹就是根据病情的需要,有目的地对胸前区、胁肋部和腹部进行触摸、按压,必要时进行叩击,以了解其局部的病变情况。正如《通俗伤寒论》所说:"其诊法,宜按摩数次,或轻或重,或击或抑,以察胸腹之坚软,拒按与否,并察胸腹之冷热,灼手与否,以定病之寒热虚实。"

胸腹按诊的内容,又可分为按虚里、按胸胁和按腹部三部分。

(1)按虚里:位于左乳下心尖搏动处者,称为虚里。为诸脉所宗(图2-8)。探索虚里搏动的情况,可以了解宗气的强弱,病之虚实,预后之吉凶。古人对此至为重视。

正常情况下,虚里按之应手,动而不紧,缓而不急。其动微而不显的,为不及,是宗气内虚。若动而应衣,为太过,是宗气外泄之象。按之弹手,洪大而搏,属于危重的证候。若见于妇胎前产后或劳瘵病者尤忌,应当提高警惕。

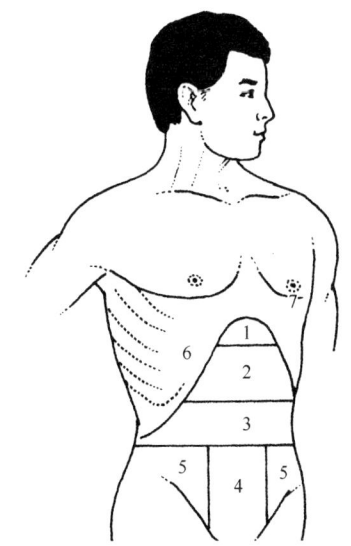

图2-8 胸腹部位划分图
1. 心下 2. 胃脘 3. 大腹 4. 小腹
5. 少腹 6. 胁肋 7. 虚里

至于惊恐、大怒或剧烈运动后，虚里脉动虽高，但静息片刻即平复如常者，却是生理现象。

虚里其动欲绝而无死候的，多见于痰饮等证。

虚里按诊在临床上诊断意义颇大，尤其是当遇到暴厥证以及大虚大实之证时，脉象可能伏而不见，如能细诊虚里，察知宗气存亡，可免误诊。

（2）按胸胁：胸部为心肺所居，右胁乃肝脏所在，两胁均有肝经分布，所以按胸胁主要候心、肺与肝的病变（虚里亦在胸部，其诊法已详前述）。

前胸高起，按之气喘者，为肺胀证。

胸胁按之胀痛者，可能是痰热气结或水饮内停。

肝脏位于右胁内，上界在锁骨中线处平第五肋，下界与右肋弓下缘一致，故在肋下一般不能扪及。若扪及肿大之肝脏，或软或硬，多属气滞血瘀，若表面凹凸不平，则要警惕肝癌。

右胁胀痛，摸之热感，手不可按者，为"肝痈"。疟疾日久，胁下出现肿块，称为"疟母"。

（3）按腹部：按腹部主要了解凉热、软硬度、胀满、肿块、压痛等情况，以协助疾病的辨证诊断。

辨凉热：通过探测腹部的凉热，可以辨别病的寒热虚实。腹壁冷，喜暖手按抚者，属虚寒证；腹壁灼热，喜冷物按放者，属实热证。

辨疼痛：凡腹痛，喜按者属虚；拒按者属实。按之局部灼热，痛不可忍者，为内痈。

辨腹胀：腹部胀满，按之有充实感觉，有压痛，叩之声音重浊的，为实满，多属实胀。腹部膨满，但按之不实，无压痛，叩之作空声的，为虚满，多属气胀。

腹部高度胀大，如鼓之状者，称为"臌胀"。它是一种严重的病证，可分水臌与气臌。以手分置腹之两侧，一手轻拍，另一手可触到波动感，同时，按之如囊裹水，且腹壁有凹痕者，称为"水臌"；以手叩之如鼓，无波动感，按之亦无凹痕者，称为"气臌"。另外，有些高度肥胖的人，亦见腹大如臌，但按之柔软，且无脐突及其他重病征象，当与臌胀鉴别。

辨痞满：痞满是自觉心下或胃脘部痞塞不适和胀满的一种症状。按之柔软，无压痛者，属虚证；按之较硬，有抵抗感和压痛者，属实证。脘部按之有形而胀痛，推之漉漉有声者为胃中有水饮。

辨结胸：胃脘胀闷，按之则痛者，称"小结胸"；胸脘腹硬满疼痛且拒按者，称"大结胸"。

辨肿块：肿块的按诊要注意其大小、形态、硬度、压痛等情况。

积聚是指腹内的结块，或肿或痛，见症不一。积与聚有别。痛有定处，按之有形而不移的，称为"积"，病属血分；痛无定处，按之无形，聚散不定的，称为"聚"，病属气分。

左少腹作痛，按之累累有硬块者，肠中有宿粪。右少腹作痛，按之疼痛，有包块应手者，称"肠痈"。

腹中虫块，按诊有三大特征，一是形如筋结，久按会转移；二是细心诊察，觉指下如蚯蚓蠕动；三是腹壁凹凸不平，按之起伏聚散，往来不定。

（4）按俞穴：按俞穴，是按压身体上某些特定穴位，以了解这些穴位的变化与反应，从而推断内脏的某些疾病。

俞穴的变化主要是出现结节或条索状物，其异常反应主要有压痛或敏感反应。如肺病可在肺俞穴摸到结节，或中府穴有压痛，肝病在肝俞和期门穴有压痛，胃病在胃俞和足三里有压痛，肠痈在上巨虚（阑尾穴）有压痛。

此外，还可以通过指压俞穴作试验性治疗从而协助鉴别诊断。如胆道蛔虫腹痛，指压双侧胆俞则疼痛缓解，其他原因腹痛则无效，以资鉴别。

俞穴按诊的原理，是因为经络的气血在身体表面聚集，注入某些重点的俞穴，所以机体内部的病理变化，也常常在该处产生一定的反应。于是，我们就可以观察这些俞穴的变化反应，来推断体内的疾病。《灵枢·背腧》指出："欲得而验之，按其处，应在中而痛解，乃其腧也。"这种按诊法简便易行，又有治疗作用，值得推广。

小　　结

切诊包括脉诊与按诊两部分。脉诊是中医诊断学中精华之一，运用于临床，确有重要的诊断意义。按诊内容不多，但临床很实用，所以亦不能忽视。

本节第一部分除介绍脉象形成的原理和意义的一些概念外，首述脉诊部位与配合脏腑，进一步说明诊脉的方式方法，脉的常变及脉象主病等，其后讨论相兼脉和脉症从舍问题，脉象与主病是脉诊的主要内容，学习时应抓住这一重点。第二部分叙述按诊的意义、方法以及按诊的内容。其内容包括按肌肤、按手足、按胸腹、按俞穴等，其中按胸腹尤为重要。脉是中医诊断的宝贵经验，所以《内经》认为"微妙在脉，不可不察"，但又叮咛说："能合色脉，可以万全。"总之，四诊合参，无遗巨细，方法愈多，诊断愈确。切诊是一门精巧的技术，必须钻研理论，并且不断地在实践中体会，才能充分掌握与运用。

第三章 八　　纲

　　八纲，即阴、阳、表、里、寒、热、虚、实，是辨证论治的理论基础之一。它是通过四诊，掌握辨证资料之后，根据病位的深浅，病邪的性质及盛衰，人体正气的强弱等，加以综合分析，归纳为八类证候，称为八纲辨证。

　　八纲的内容，《内经》早有论及，张仲景更具体地运用于伤寒与杂病的诊疗。《景岳全书》中有《阴阳篇》、《六变辨》等篇，对八纲更有进一步阐发。清代程钟龄又加以提倡，于是，八纲便成为诊断学中的重要组成部分。

　　疾病的表现尽管极其复杂，但基本上都可用八纲加以归纳。如疾病的类别，可分阴证与阳证；病位的深浅，可分表证与里证；疾病的性质，可分寒证与热证；邪正的盛衰，邪盛为实证，正虚为虚证。这样，运用八纲辨证就能将错综复杂的临床表现，归纳为表里、寒热、虚实、阴阳四对纲领性证候，从而找出疾病的关键，掌握其要领，确定其类型，预决其趋势，为治疗指出方向。其中，阴阳两纲又可以概括其他六纲，即表、热、实证为阳；里、寒、虚证属阴，故阴阳又是八纲中的总纲。

　　八纲是分析疾病共性的辨证方法，是各种辨证的总纲，在诊断疾病过程中，有执简驭繁，提纲挈领的作用，适用于临床各科的辨证，具体地说，各科辨证是在八纲辨证的基础上加以深化。

　　八纲辨证，并不意味着把各种证候截然划分为八个区域，它们是互相联系而不可分割的。如表里与寒热虚实相联系，寒热与虚实表里相联系，虚实又与寒热表里相联系。由于疾病的变化，往往不是单纯的，而是经常会出现表里、寒热、虚实交织在一起的夹杂情况，如表里同病，虚实夹杂，寒热错杂。在一定的条件下，疾病还可出现不同程度的转化，如表邪入里，里邪出表，寒证化热，热证转寒，实证转虚，因虚致实等。在疾病发展到一定阶段中，还可以出现一些与疾病性质相反的假象，如真寒假热，真热假寒，真虚假实，真实假虚等。阴证、阳证也是如此，阴中有阳，阳中有阴，疾病可以由阳入阴，由阴出阳，又可以从阴转阳，从阳转阴。因此，进行八纲辨证，不仅要熟练地掌握各类证候的特点，还要注意它们之间的相兼、转化、夹杂、真假，才能正确而全面认识疾病，诊断疾病。

第一节　表　　里

　　表里是辨别疾病病位内外和病势深浅的两个纲领。它是一个相对的概念，如躯壳和脏腑相对而言，躯壳为表，脏腑为里；脏与腑相对而言，腑属表，脏属里；经络与脏腑相对而言，经络属表，脏腑属里，经络中三阳经与三阴经相对而言，三阳经属表，三阴经属里等。从病势深浅论，外感病，病邪入里一层，病深一层；出表一层，病轻一层。这种相对概念的认识，对伤寒六经辨证和温病卫气营血辨证尤为重要。狭义的表里，是指身体的皮毛、肌腠、经络为外；脏腑、骨髓为内。外有病属表，内有病属里。

表里辨证,适用于外感病,其意义可察知病情的轻重深浅及病理变化的趋势。表证病浅而轻,里证病深而重,表邪入里为病进,里邪出表为病退。了解疾病的轻重进退,就能掌握疾病的演变规律,取得治疗上的主动权,是采用解表与攻里等治法的依据。

一、表　　证

表证,指六淫邪气经皮毛、口鼻侵入时所产生的证候。《景岳全书·传忠录》说:"表证者,邪气之自外而入者也,凡风寒暑湿火燥,气有不正,皆是也。"表证多见于外感病的初期阶段,具有起病急,病程短的特点。

[临床表现]　发热恶寒(或恶风),头身痛,舌苔薄白,脉浮。兼见鼻塞流涕,咽喉痒痛,咳嗽等。

[证候分析]　六淫邪气客于皮毛肌表,阻遏卫气的正常宣发,郁而发热。卫气受遏,失其"温分肉,肥腠理"的功能,肌表不能得到正常的温煦,故出现恶风寒的症状。邪气郁滞经络,气血流行不畅,以致头身疼痛。邪未入里,舌象尚无明显变化,出现薄白苔。外邪袭表,正气奋起抗邪,脉气鼓动于外,故脉浮。肺主皮毛,鼻为肺窍,邪气从皮毛、口鼻而入,内应于肺,肺失宣肃,出现鼻塞流涕,咽喉痒痛,咳嗽,甚至喘促等症状。

二、里　　证

里证是疾病深入于里(脏腑、气血、骨髓)的一类证候。它与表证相对而言,多见于外感病的中、后期或内伤病。里证的成因,大致有三种情况:一是由外邪不解,内传入里,侵犯脏腑所致;二是外邪直接侵犯脏腑而成;三是情志内伤,饮食劳倦等因素,直接损伤脏腑,使脏腑功能失调,气血逆乱而出现的种种病证。

[临床表现]　里证病因复杂,病位广泛,症状繁多,详见寒热虚实辨证及脏腑辨证等章节。现仅举例如下。

壮热,烦躁神昏,口渴,腹痛,便秘或腹泻呕吐,小便短赤,舌苔黄或白厚腻,脉沉等。

[证候分析]　热邪内传入里,或寒邪化热入里,里热炽盛,则见壮热;热邪灼伤津液,则口渴,小便短赤;热扰心神,则烦躁昏谵。若寒邪直中脏腑或寒湿之邪直犯脾胃,寒邪凝滞中焦,则腹痛;寒湿困阻脾胃,脾胃运化失司,则腹泻;胃失和降则呕吐。苔黄或白厚腻,脉沉均为疾病在内之征。

附:半表半里证

是指外邪由表内传,尚未入于里;或里邪透表,尚未至于表,邪正相搏于表里之间,称为半表半里证。

[临床表现]　寒热往来,胸胁苦满,心烦喜呕,默默不欲饮食,口苦咽干,目眩,脉弦等(详见六经辨证中的少阳病证)。

三、表证和里证的鉴别要点

辨别表证和里证,主要是审察病证寒热、舌象、脉象等变化。《医学心悟·寒热虚实表里阴阳辨》说："一病之表里，全在发热与潮热，恶寒与恶热，头痛与腹痛，鼻塞与口燥，舌苔之有无，脉之浮沉以分之。假如发热恶寒，头痛鼻塞，舌上无苔（或作薄白），脉息浮，此表也。如潮热恶热，腹痛口燥，舌苔黄黑，脉息沉，此里也。"一般说来，外感病中，发热恶寒同时并见的属表证；但发热不恶寒或但寒不热的属里证。表证舌苔少变化，里证舌苔多有变化。脉浮主表证，脉沉主里证。

四、表证和里证的关系

人体的肌表与脏腑，是通过经络的联系、沟通而表里相通。疾病发展过程中，在一定的条件下，可出现表里证候错杂和互相转化。如表里同病，表邪入里，里邪出表等。

（一）表里同病

表证和里证在同一时期出现，称表里同病。这种情况的出现，除初病见表证又见里证外，多因表证未罢，又及于里；或本病未愈，又加标病。如本有内伤，又加外感，或先有外感，又伤饮食之类。

表里同病的出现，往往与寒热、虚实互见，常见的有表寒里热，表热里寒，表虚里实，表实里虚等。（详见寒热虚实辨证）

（二）表里出入

1. 表邪入里

凡病表证，表邪不解，内传入里，称为表邪入里。多因机体抗邪能力降低；或邪气过盛，或护理不当，或误治、失治等因素所致。例如，凡病表证，本有恶寒发热，若恶寒自罢，不恶寒而反恶热，并见渴饮，舌红苔黄，尿赤等症，便是表邪入里的证候。

2. 里邪出表

某些里证，病邪从里透达于外，称为里邪出表。多因治疗护理得当，机体抗邪能力增强而成。例如，内热烦躁，咳逆胸闷，继而发热汗出，或见痧痦，或出疹点，是病邪由里达表的证候。

表邪入里表示病势加重，里邪出表反映邪有去路，病势减轻，掌握表里出入的变化，对于推断疾病的发展转归有重要意义。

第二节 寒 热

寒热是辨别疾病性质的两个纲领。寒证与热证反映机体阴阳的偏盛与偏衰，阴盛或阳虚的表现为寒证，阳盛或阴虚的表现为热证。《素问·阴阳应象大论》说："阳胜则热，阴胜则寒。"《素问·调经论》说："阳虚则外寒，阴虚则内热。"即是此意。张景岳认为"寒热乃阴阳之化也"。

寒热辨证，不能孤立地根据个别症状作判断，而是通过四诊对与其相适应的疾病本身所反映的各种症状、体征的概括。具体地说，热证是指一组有热象的症状和体征，寒证是指一组有寒象的症状和体征。例如，表寒证，发热，恶寒重，口淡不渴，舌苔薄白润，脉浮紧等一组寒象与体征，故应诊断为表寒证；表热证，恶寒，发热重，口微渴，舌边尖红赤，脉浮数等一组热象与体征，故应诊断为表热证。须注意，恶寒、发热与寒证、热证不同。

寒热辨证,在治疗上有重要意义。《素问·至真要大论》说:"寒者热之""热者寒之",这就是说,寒证要用热剂,热证要用寒剂,两者的治法迥不相同。

一、寒　　证

寒证,是感受寒邪,或阴盛阳虚,人体的机能活动衰退所表现的证候。多因外感阴寒邪气,或因内伤久病,阳气耗伤,或过服生冷寒凉,阴寒内盛所致。寒证包括表寒、里寒、虚寒、实寒等。

[临床表现]　各类寒证证候表现不尽一致,但常见的症状为恶寒喜暖,面色㿠白,肢冷蜷卧,口淡不渴,痰、涎、涕清稀,小便清长,大便稀溏,舌淡苔白而润滑,脉迟或紧等。

[证候分析]　阳气不足或外邪所伤,不能发挥其温煦形体的作用,故见形寒肢冷,蜷卧,面色㿠白;阴寒内盛,津液不伤,故口淡不渴;阳虚不能温化水液,以致痰、涎、涕、尿等分泌物、排泄物皆为澄澈清冷。寒邪伤脾,或脾阳久虚,则运化失司而见大便稀溏。阳虚不化,寒湿内生,则舌淡苔白而润滑。阳气虚弱,鼓动血脉运行之力不足,故脉迟;寒主收引,受寒则脉道收缩而拘急,故见紧脉。

二、热　　证

热证,是感受热邪,或阳盛阴虚,人体的机能活动亢进所表现的证候。多因外感火热之邪,或寒邪化热入里;或因七情过激,郁而化热;或饮食不节,积蓄为热;或房室劳伤,劫夺阴精,阴虚阳亢所致。热证包括表热、里热、虚热、实热等。

[临床表现]　各类热证的证候表现也不尽一致,但常见的症状为恶热喜冷,口渴喜冷饮,面红目赤,烦躁不宁,痰、涕黄稠,吐血衄血,小便短赤,大便干结,舌红苔黄而干燥,脉数等。

[证候分析]　阳热偏盛,则恶热喜冷。大热伤阴,津液被耗,故小便短赤;津伤则须引水自救,所以口渴冷饮。火性上炎,则见面红目赤。热扰心神,则烦躁不宁。津液被阳热煎熬,则痰、涕等分泌物黄稠。火热之邪灼伤血络,迫血妄行,则吐血衄血。肠热津亏,传导失司,势必大便燥结。舌红苔黄为热征,舌干少津为伤阴。阳热亢盛,加速血行,故见数脉。

三、寒证和热证的鉴别要点

辨别寒证与热证,不能孤立地根据某一症状作判断,应对疾病的全部表现进行综合观察,尤其是寒热的喜恶,口渴与不渴,面色的赤白,四肢的凉温,二便,舌象,脉象等方面更为重要。《医学心悟·寒热虚实表里阴阳辨》说:"一病之寒热,全在口渴与不渴;渴而消水与不消水;饮食喜热与喜冷;烦躁与厥逆;溺之长短赤白;便之溏结;脉之迟数以分之。假如口渴而能消水,喜冷饮食,烦躁,溺短赤,便结脉数,此热也。假如口不渴或假渴而不能消水,喜饮热汤,手足厥冷,溺清长,便溏,脉迟,此寒也。"(表3-1)

表 3-1 寒证与热证鉴别简表

症状体征 鉴别项目 证型	寒热	口渴	面色	四肢	二便	舌象	脉象
寒证	恶寒喜热	不渴	白	冷	大便稀溏 小便清长	舌淡 苔白腻	迟或紧
热证	恶热喜冷	渴喜冷饮	红赤	热	大便干结 小便短赤	舌红 苔黄	数

四、寒证和热证的关系

寒证与热证虽有阴阳盛衰的本质区别,但又互相联系,它们既可以在患者身上同时出现,表现为寒热错杂的证候,又可以在一定条件下互相转化,出现寒证化热,热证转寒。在疾病发展过程中,特别是危重阶段,还会出现假象。

(一) 寒热错杂

有上热下寒,上寒下热,表寒里热,表热里寒之不同。

1. 上热下寒

患者在同一时间内,上部表现为热,下部表现为寒的一种证候。如既见胸中烦热,频欲呕吐的上热证,又见腹痛喜暖,大便稀薄的下寒证,即属此类病证。

2. 上寒下热

患者在同一时间内,上部表现为寒,下部表现为热的一种证候。例如,胃脘冷痛,呕吐清涎,同时又兼见尿频,尿痛,小便短赤。此为寒在胃而热在膀胱之证候。《景岳全书·传忠录》说:"寒在上者,为吞酸,为膈噎,为饮食不化,为嗳腐胀哕。""热在下者为腰足肿痛,为二便秘涩,或热痛遗精,或溲浑便赤。"

上热下寒,上寒下热病因多由寒热错杂,病理为阴阳之气不相协调,或为阴盛于上,阳盛于下;或阳盛于上,阴盛于下所致。

3. 表寒里热

寒在表,热在里,是表里寒热错杂的一种证候。常见于本有内热,又外感风寒;或外邪传里化热而表寒未解的病证。如恶寒发热,无汗,头痛身痛,气喘,脉浮紧的表寒证,又可见到烦躁,口渴,大便干结,小便黄短的里热证。

4. 表热里寒

热在表,寒在里,是表里寒热错杂的一种证候。多见于素有里寒而复感风热,或表热证未解,误下以致脾胃阳气损伤的病证。如平素脾胃虚寒,又感风热,临床上既能见到发热,头痛,咳嗽,咽喉肿痛的表热证,又可见到大便溏泄,小便清长,四肢不温的里寒证。

寒与热同时并见,除了要分清表里上下经络脏腑之外,还要分清寒热孰多孰少和标本先后主次,这些鉴别十分重要,是用药的准绳。

（二）寒热转化

1. 寒证转化为热证

病本寒证，后出现热证，热证出现后寒证消失的证候。多因治疗不当，过服温燥药物；或失治，寒邪未能及时温散，而机体的阳气偏盛，寒邪从阳化热所致。如病开始出现恶寒重，发热轻，苔薄白润，脉浮紧之表寒证。由于误治、失治而出现壮热，不恶寒，反恶热，心烦，口渴，舌红苔黄，脉数之里热证，这就是由寒证转化为热证的证候。

2. 热证转化为寒证

病本热证，后出现寒证，寒证出现后热证消失的证候。是因失治、误治，损伤阳气；或因邪气过盛，耗伤正气，正不胜邪，机能衰退或衰败所致。这种转化有突变者，如高热患者，由于大汗不止，阳从汗泄，或吐泻过度，阳随津脱，而出现体温骤降，四肢厥冷，面色苍白，脉微欲绝的虚寒证（亡阳）；又有病情迁延，日久不愈而渐变者，如热痢日久不愈，转化为虚寒痢，这都是由热证转化为寒证的证候。

寒热证的互相转化，反映邪正盛衰情况。由寒证转化为热证，是人体正气尚盛，寒邪郁而化热；热证转化为寒证，多属邪盛正虚，正不胜邪。

（三）寒热真假

当疾病发展到寒极或热极的时候，有时会出现与疾病的本质相反的一些假象，如"寒极似热""热极似寒"，即所谓真寒假热、真热假寒。这些假象常见于患者生死存亡的严重关头，如不细察，往往容易误诊。

1. 真寒假热

是内有真寒而外见假热的证候。其产生机理，是由于阴寒内盛，格阳于外，阴阳寒热格拒而成，又称作"阴盛格阳"。其临床表现是身热，面红，口渴，脉大，似属热证。但身热反欲盖衣被，口渴喜热饮，饮亦不多，脉大而无力，并且还可见到四肢厥冷，下利清谷，小便清长，舌淡苔白等一派寒象。

2. 真热假寒

是内有真热而外见假寒的证候。其产生机理，是由于阳热内盛，格阴于外，阴阳寒热格拒而成，又称作"阳盛格阴"，其内热愈盛则肢冷愈严重，即所谓"热深厥亦深"。其临床表现是手足逆冷，脉沉，似属寒证，但肢冷而身热不恶寒，反恶热，脉沉数而有力，更见烦渴喜冷饮，咽干，口臭，谵语，小便短赤，大便燥结或热痢下重，舌质红，苔黄而干等症。这种情况的手足厥冷，脉沉就是假寒的现象，而内热才是疾病的本质。

辨别寒热之真假，除必须了解疾病的全过程外，还应从以下两方面注意体察：

（1）假象的出现，多在四肢、皮肤和面色方面，而脏腑、气血、津液等方面的内在表现，是如实的反映了疾病的本质，故辨证时应以里证、舌象、脉象等作为诊断的依据。

（2）假象毕竟和真象不同，如假热之面赤，是面色㿠白而仅在颧颊上浅红娇嫩，时隐时现，而真热的面红却是满面通红；假寒常表现为四肢厥冷，而胸腹部却是大热；按之灼手，或周身寒冷而反不欲近衣被；真寒是身蜷卧，欲得衣被。

关于寒热真假，前人有丰富的辨别经验，如《景岳全书·传忠录》提出的试寒热法："假寒误服热药，假热误服寒药等证，但以冷水少试之。假热者必不喜水，即有喜者，或服后见呕，便当以温热药解之；假寒者必多喜水，或服后反快而无所逆者，便当以寒凉药解之。"运用此法，也有助于诊断。

五、寒证、热证与表里的关系

寒证、热证与表里互相关系,可形成多种证候,除上述表寒里热、表热里寒外,尚有表寒、表热、里寒、里热等证候。

(一) 表寒证

表寒证是寒邪侵袭肌表所表现的证候。

[临床表现] 恶寒重,发热轻,头身疼痛,无汗,苔薄白润,脉浮紧。

[证候分析] 寒邪袭表,卫阳损伤,不能温煦肌表而恶寒;正与邪争,阳气被遏则发热;寒为阴邪,故恶寒重而发热轻。寒邪凝滞经脉,经气不利则头身疼痛。寒邪收敛,腠理闭塞故无汗,脉浮紧也是寒邪束表之象。

(二) 表热证

表热证是温热病邪侵犯肌表所表现的证候。

[临床表现] 发热,微恶风寒,头痛,口干微渴,或有汗,舌边尖红赤,脉浮数。

[证候分析] 热邪犯表,卫气被郁,故发热恶寒;热为阳邪,故发热重而恶寒轻,且伴口干微渴。热性升散,腠理疏松则汗出;热邪上扰,故头痛。舌边尖红,脉浮数为温热在表之征。

(三) 里寒证

里寒证是寒邪直中脏腑,或阳气虚衰所表现的证候。

[临床表现] 形寒肢冷,面色㿠白,口淡不渴,或渴喜热饮,静而少言,小便清长,大便稀溏,舌质淡,苔白润,脉沉迟。

[证候分析] 寒邪直中脏腑或阳气虚衰,不能温煦形体;故形寒肢冷,面色㿠白。阴寒内盛,津液不伤,故口淡不渴,或渴喜热饮。寒属阴,阴主静,机能衰减则静而少言。尿清便溏,舌淡苔白润,脉沉迟均为里寒之征。

(四) 里热证

里热证是外邪传里化热,或热邪直中脏腑,致里热炽盛所表现的证候。

[临床表现] 面红身热,口烦渴,喜饮冷水,烦躁多言,小便黄短,大便干结,舌质红,苔黄,脉数。

[证候分析] 里热炽盛,蒸腾于外,故见面红身热,热灼津伤,引水自救,故口渴冷饮。热属阳,阳主动,机能亢进则躁动不安而多言。热伤津液,故小便黄短,肠热液亏,传导失司则大便干结。舌红苔黄,脉数均为里热之征。

第三节 虚 实

虚实是辨别邪正盛衰的两个纲领。虚指正气不足,实指邪气盛实。《素问·通评虚实论》谓:"邪气盛则实,精气夺则虚。"

病证既有虚实之分,而虚实又与表里寒热相联系,故其证候的出现亦较复杂。在疾病发展的过程中,虚实既可互相转化,又可出现虚实错杂的证候。

通过虚实辨证,我们可以掌握病者邪正盛衰的情况,为治疗提供依据。实证宜攻,虚证宜补。只有辨证准确才能攻补适宜,免犯实实虚虚之误。

一、虚　　证

虚证是对人体正气虚弱的各种临床表现的病理概括。虚证的形成,有先天不足和后天失调两个方面,但以后天失调为主。如饮食失调,后天之本不固;七情劳倦,内伤脏腑气血;房室过度,耗伤肾脏元真之气;或久病失治误治,损伤正气等,均可成为虚证。虚证包括阴、阳、气、血、精、津,以及脏腑各种不同的虚损。在此,仅介绍虚证中二大类常见的表现。

［临床表现］　各种虚证的表现极不一致,很难全面概括。常见的临床表现为面色淡白或萎黄,精神萎靡,神疲乏力,心悸气短,形寒肢冷,自汗,大便滑脱,小便失禁,舌淡胖嫩,脉虚沉迟。或为五心烦热,消瘦颧红,口咽干燥,盗汗潮热,舌红少苔,脉虚细数。

［证候分析］　虚证的病机主要表现在伤阴及伤阳两个方面。伤阳者,以阳气虚的表现为主。由于阳失温运与固摄的功能,所以见面色淡白,形寒肢冷,神疲乏力,心悸气短,大便滑脱,小便失禁等表现。伤阴者,以阴血虚的表现为主。由于阴不制阳,及失去其濡养滋润的作用,故见手足心热,心烦心悸,面色萎黄或颧红,潮热盗汗等症。阳虚则阴寒盛,故舌胖嫩,脉虚沉迟;阴虚则阳偏亢,故舌红干少苔,脉细数。

二、实　　证

实证是对人体感受外邪,或体内病理产物蓄积而产生的各种临床表现的病理概括。实证的成因有两个方面,一是外邪侵入人体,一是由于内脏功能失调,以致痰饮、水湿、瘀血等病理产物停留在体内所致。随着外邪性质的差异,致病之病理产物的不同,而有各自不同的证候表现。

［临床表现］　由于致病邪气的性质及所在部位的不同,实证的表现亦极不一致,而常见的主要临床表现为发热,腹胀痛拒按,胸闷烦躁,甚至神昏谵语,呼吸气粗,痰涎壅盛,大便秘结,或下利、里急后重,小便不利,或淋沥涩痛,舌质苍老,舌苔厚腻,脉实有力。

［证候分析］　邪气过盛,正气与之抗争,阳热亢盛,故发热;实邪扰心,或蒙蔽心神,故烦躁甚至神昏谵语;邪阻于肺,则宣降失常而胸闷,喘息气粗,痰盛者见痰声漉漉。实邪积于肠胃,腑气不通,大便秘结,腹胀满痛拒按;湿热下攻,可见下痢,里急后重。水湿内停,气化不行,所以小便不利。湿热下注膀胱,致小便淋沥涩痛。邪正相争,搏击于血脉,故脉实有力。湿浊蒸腾,故舌苔多见厚腻。

三、虚证和实证的鉴别要点

虚证与实证之证候表现已分别介绍如上。但从症状来看,同样的症状,可能是实证,亦可能是虚证。例如腹痛,喜按者为虚,拒按者为实;又如阳虚者有畏寒,表实证亦有恶寒。为了进一步掌握虚实之鉴别,根据气、血与五脏简要对照列表3-2。

表 3-2　虚证与实证鉴别简表

虚实分属	虚证	实证
气	肺气虚：气喘息短，自汗，言语无力 中气虚：四末微冷，腹胀时减，痛而喜按，不欲食，便溏或泻 元气虚：多虚阳上浮，两颧嫩红带白，耳鸣虚聋，头晕心跳，或两手发战，或气不接续	肺气实：胸痞头眩，痰多气壅不得卧 胃气实：中满，嘈杂懊侬，嗳腐吞酸，呕吐呃逆 肠气实：腹胀满，绕脐痛，大便秘结，或下利赤白，潮热谵语 肝气实：头痛目眩
血	唇淡面白，心烦不寐，精神衰弱，津液不足，夜热盗汗，筋惕肉瞤，甚则手足瘛疭	瘀在腠理，则局部青肿疼痛；在经络，则身痛筋挛。瘀在上焦，则胸膈肩胂刺痛；在中焦，则脘腹窜痛；在下焦，则小腹胀满刺痛。凡瘀血作痛，痛处不移，或大便色黑
五脏	心虚：心虚多悲 肝虚：目眈眈无所见，或阴囊缩，筋挛，善恐 脾虚：四肢不用，饮食不化，腹痞满，善忧 肺虚：少气息微，皮毛不泽 肾虚：头昏眼花，腰酸痿软，大便虚秘，小便失禁或不通，遗精，五更泄泻	心实：神志失常，喜笑不休 肝实：两胁、少腹痛，多怒 脾实：腹胀满便秘，身肿 肺实：气逆喘咳 肾实：下焦壅闭，或痛或胀

四、虚实的错杂、转化和真假

疾病是一个复杂的过程，由于体质、治疗、护理等诸因素的影响，使虚证与实证发生虚实错杂、虚实转化、虚实真假等证候表现，若不加以细察，容易误诊。

（一）虚实错杂

凡虚证中夹有实证，或实证中夹有虚证，以及虚实齐见的，都是虚实错杂证。例如表虚里实、表实里虚、上虚下实、上实下虚等。

兹就实证夹虚，虚证夹实，虚实并重三种情况，说明如下：

1. 实证夹虚

此证常常发生于实证过程中正气受损的患者，亦可见于原来体虚而新感外邪的患者。它的特点是以实邪为主，正虚为次。例如，外感伤寒，经发汗，或经吐、下后，心下痞硬，噫气不除，这是胃有痰湿、浊邪而胃气受损的实中夹虚之证。

2. 虚证夹实

此证往往见于实证深重，拖延日久，正气大伤，余邪未尽的患者。亦可见于素体大虚，复感邪气的患者。其特点是以正虚为主，实邪为次。例如，春温病的肾阴亏虚证，出现于疾病的晚期，是邪热劫烁肝肾之阴而呈现邪少虚多的证候。症见低热不退，口干，舌质干绛，此时治法以滋阴养液、扶正为主，兼清余邪。

3. 虚实并重

此证多见于以下两种情况，一是原为严重的实证，迁延时日，正气大伤，而实邪未减者。二是原来正气甚弱，又感受较重邪气的患者。其特点是正虚与邪实均十分明显，病情比较沉重。例如，小儿疳积，大便泄泻，完谷不化，腹部膨大，形瘦骨立，午后烦躁，贪食不厌，苔厚浊，脉细稍弦。病起于饮食积滞，损伤脾胃，虚实并见，治应消食化积与健脾同用。

虚实错杂的证候，由于虚和实错杂互见，所以在治疗上便有攻补兼施法。但在攻补兼施中，还要分别虚实的孰多孰少，因而用药就有轻重主次之分。俞根初《通俗伤寒论·气血虚实章》说："虚中夹实，虽通体皆现虚象，一二处独见实证，则实证反为吃紧；实中夹虚，虽通体皆现实象，一二处独见虚证，则虚证反为吃紧。景岳所谓'独处藏奸'是也。"例如，妇女干血痨证，形容憔悴，身体尫羸，肌肤甲错，五心烦热，饮食少思，一片虚象显然；但舌质紫暗，边缘有瘀点，月经停久不来，脉象涩而有力，此乃虚中夹实，治当去瘀生新。又如臌胀病久，其证腹大筋露，面色苍黄或黧黑，形瘦肢肿，饮食即胀，二便不利，舌质红绛或起刺，苔干糙黄腻，脉象濡缓或沉细弦数，这是实中夹虚，治当攻补兼施，或少攻多补。此外，还有虚人病实（如虚人病伤寒、食伤），强壮人病虚（如强壮人病失血、劳倦），治疗又当不同。掌握虚实关键的功夫，需要在学习医案和临床实习中不断加以提高。

（二）虚实转化

疾病的过程往往是邪正斗争的过程。邪正斗争在证候上的反映，主要表现为虚实的变化。在疾病的过程中，有些本来是实证，由于病邪久留，损伤正气，而转为虚证；有些由于正虚，脏腑功能失常，而致痰、食、血、水等凝结阻滞为患，成为因虚致实。例如，高热，口渴，汗出，脉大之实热证，因治疗不当，日久不愈，导致津气耗损，而见肌肉消瘦，面色枯白，不欲饮食，虚羸少气，舌上少苔或光净无苔，脉细无力等，证由实转虚。又如病本心脾气虚，见心悸气短，久治未愈，突然心痛不止，这是气虚血滞，心脉瘀阻所致。虚证已转变为实证，治当活血去瘀止痛。

（三）虚实真假

虚证和实证，有真假疑似之分，辨证时，要从错杂的证候中，辨别真假，以去伪存真，才不致犯"虚虚实实"之戒。辨别虚实之真假与虚实错杂证绝不相同，应注意审察鉴别。

1. 真虚假实

是指本质为虚证，反见某些盛实假象所表现的证候，称之为"至虚有盛候"。

《景岳全书·卷一·虚实篇》："病起七情，或饥饱劳倦，或酒色所伤，或先天不足，及其既病，则每多身热、便秘、戴阳、胀满、虚狂、假斑等证，似为有余之病，而其因实由不足。"《顾氏医镜》："心下痞痛，按之则止，色悴声短，脉来无力，虚也；甚则胀极而不得食，气不舒，便不利，是至虚有盛候。"

大抵虽腹满而不似实证之不减；腹虽胀急，但时胀时不胀，不似实胀之常急；腹满按之不痛，或按之痛减；脉弦硬多与沉迟并见等等，都是假实。

2. 真实假虚

是指本质为实证，反见某些虚羸假象所表现的证候，称之为"大实有羸状"。

《景岳全书·卷一·虚实篇》："外感之邪未除，而留伏于经络；食饮之滞不消，而积聚于脏腑；或郁结逆气，有所未散；或顽痰瘀血，有所留藏。病久致羸，似乎不足；不知病本未除，还当治本。"

《顾氏医镜》："聚积在中，按之则痛，色红气粗，脉来有力，实也；甚则默默不欲语，肢体不欲动，或眩晕昏花，或泄泻不实，是大实有羸状。"

大抵虽有默默不语，然语时多声高气粗；泄泻而得泻反快；虽不食，亦有思食或能食之时；虽倦怠，而稍动则觉舒适；胸腹满，按之痛剧，或痛处不移等等；都是假虚。

虚实真假总的关键所在，古人多以脉象为根据，如张景岳说："虚实之要，莫逃乎脉。如脉之真有力、真有神者,方是真实证;似有力、似有神者,便是假实证。"李士材主张以沉候分真假,兼察体质和证候的新久及治疗经过等,他说:"大概证既不足凭,当参之脉理;脉又不足凭,当取之沉候。彼假证之发现,皆在表也,故浮取而脉亦假焉;真证之隐伏,皆在里也,故沉候脉而脉可辨耳。脉辨已真,犹未敢恃,更察禀之厚薄,证之新久,医之误否,夫然后济以汤丸,可以十全。"

杨乘六更提出注意舌诊以分虚实之真假。他说:"证有真假凭诸脉,脉有真假凭诸舌。果系实证,则脉必洪大躁疾而重按有力;果系实火,则舌必干燥焦黄而敛束且坚牢也。岂有重按全无脉者,而尚得谓之实证;满舌俱胖嫩者,而尚得谓之实火哉?"(《古今医案按》)

总的来说,辨别虚实真假,应注意下述几点:

(1) 脉象的有力无力,有神无神;浮候如何,沉候如何。
(2) 舌质的嫩胖与苍老。
(3) 言语发声的高亮与低怯。
(4) 患者体质的强弱,发病的原因,病的新久,以及治疗经过如何。

上述四点,是辨别真假虚实的要点。此外,还要注意在证候群中的可疑症状与"独处藏奸"的症状,则虚实真假更无遁形了。

五、虚实和表里寒热的关系

虚实常通过表里寒热几个方面反映出来,形成多种证候。临床上常见的有表虚、表实、里虚、里实、虚热、实热、虚寒、实寒等类。

(一) 表虚证

表虚证有两种,一是指感受风邪而致的表证,以恶风、有汗为特征,属外感表虚。一是肺脾气虚,卫气不能固秘,肌表疏松,经常自汗,易被外邪侵袭的表虚者,属内伤表虚。

[临床表现]

外感表虚:头痛,项强,发热,汗出,恶风,脉浮缓。

内伤表虚:平时常自汗出,容易感冒,兼有面色淡白,气短,动则气喘,倦怠乏力,纳少便溏,舌淡苔白,脉细或弱。

[证候分析] 外感之表虚证,是感受风邪所致的一种表证。由于风邪外束于太阳经,所以头痛项强。正气卫外,阳气浮盛而发热。肌腠疏,玄府不固,故汗出而恶风。风邪在表,故脉浮缓。

内伤之表虚证,主要因肺脾气虚。肺主皮毛,脾主肌肉,其气虚则肌表疏松,卫气不固,而自汗出。卫外力差,故常易感冒。肺脾气虚,必见气虚的一般表现,如面色淡白,短气,动则气喘,倦怠乏力,纳少便溏,舌淡苔白,脉细弱等。

(二) 表实证

表实证是指外邪侵袭,正邪斗争,腠理密闭所致的证候。其临床表现除有表证症状外,以无汗、头身疼痛、脉浮紧为特点。多见于外感寒邪的表寒证。

(三) 里虚证

里虚证的内容较多,各脏腑经络,阴阳气血的亏损,都属里虚证的范围,将于以后各有关章节阐述。里虚证若按其寒热划分,则可分为虚寒证、虚热证两类。详见于后。

（四）里实证

里实证包括的内容也较多,不但有各脏腑经络之分,而且还有各种不同邪气之别。许多具体证型将在以后各篇辨证中介绍。里实证若按寒热划分,亦可分为实寒证、实热证两大类。详见于后。

（五）虚寒证

虚寒证是指体内阳气虚衰所致的证候。

[临床表现] 精神不振,面色淡白,畏寒肢冷,腹痛喜按,大便溏薄,小便清长,少气乏力,舌质淡嫩,脉微或沉迟无力。

[证候分析] 本证的病机是阳气虚衰,阳气的推动、气化功能不足,则精神不振,面色淡白,少气乏力,舌质淡嫩,脉微或沉迟无力;阳气温煦不足,则畏寒肢冷,心腹寒痛,大便溏薄,小便清长。

（六）虚热证

虚热证是指体内阴液亏虚所致的证候。

[临床表现] 两颧红赤,形体消瘦,潮热盗汗,五心烦热,咽干口燥,舌红少苔,脉细数。

[证候分析] 阴液耗损,故人渐消瘦。阴虚不能制阳,虚火内扰故心烦,手足心热,潮热盗汗。虚火上升,则见两颧红赤,咽干口燥,舌红少苔。阴血不足,故脉细,内有虚热,故脉细兼数。

（七）实寒证

实寒证是指寒邪侵袭人体,由表入里所致的证候。

[临床表现] 畏寒喜暖,面色苍白,四肢欠温,腹痛拒按,肠鸣腹泻,或痰鸣喘嗽,口淡多涎,小便清长,舌苔白润,脉迟或紧。

[证候分析] 寒邪客于体内,阻遏阳气故畏寒喜暖;四肢不温;阴寒凝泣,经脉不通,不通则痛,故见腹痛拒按;阳气不能上荣于面,则面色苍白;寒邪困扰中阳,运化失职,故肠鸣腹泻。若为寒邪客肺,则痰鸣喘嗽。口淡多涎,小便清长,舌苔白润,皆为阴寒之征。脉迟或紧,是寒凝血行迟滞的现象。

（八）实热证

实热证是指热邪侵袭人体,由表入里所致的证候。

[临床表现] 壮热喜冷,口渴饮冷,面红目赤,烦躁或神昏谵语,腹胀满痛拒按,大便秘结,小便短赤,舌红黄苔而干,脉洪滑数实。

[证候分析] 热邪内盛,故身见壮热喜凉;火热上炎,而面红目赤;热扰心神,轻则烦躁,重则神昏谵语;热结肠胃,则腹胀满痛拒按,大便秘结;热伤阴液,则小便短赤,口渴饮冷,引水自救;舌红苔黄为热邪之征;舌干为津液受伤;热为阳邪,鼓动血脉,所以脉象洪滑数实。

第四节 阴 阳

阴阳是八纲辨证的总纲。在诊断上,可根据临床证候所表现的病理性质,将一切疾病分为阴阳两个主要方面。所以《素问·阴阳应象大论》说:"善诊者,察色按脉,先别阴阳。"张仲景把伤寒病分为阴证、阳证,以三阴、三阳为总纲。明代张景岳亦强调:"凡诊脉施治,必先审阴阳,乃为医道之纲领。"阴阳又是八纲辨证的总纲,可以统括其余六个方面,故有人称八纲为"二纲六要"。由此可见阴阳辨证在疾病辨证中的重要地位。

一、阴证和阳证

证有阴阳,其成因及其表现各有不同。《素问·阴阳应象大论》认为:"阴胜则阳病,阳胜则阴病。"《素问·调经论》谓:"阳虚则外寒,阴虚则内热;阳盛则外热,阴盛则内寒。"《素问·脉要精微论》谓:"阳气有余,为身热无汗;阴气有余,为多汗身寒。"《伤寒论》也说:"发热恶寒者,发于阳也;无热恶寒者,发于阴也。"

(一) 阴证

凡符合"阴"的一般属性的证候,称为阴证。如里证、寒证、虚证可概属于阴证的范围。

[临床表现] 不同的疾病,所表现的阴性征候不尽相同,各有侧重。一般常见的临床表现为面色暗淡,精神萎靡,身重蜷卧,形寒肢冷,倦怠无力,语声低怯,纳差,口淡不渴,大便溏薄腥臭,小便清长,舌淡胖嫩,脉沉迟或弱或细涩。

[证候分析] 精神萎靡,倦怠乏力,面色暗淡,声低气怯是里虚证的表现。形寒肢冷,口淡不渴,大便溏薄腥臭,小便清长是里寒证的表现。舌淡胖嫩,脉沉迟、微弱、细涩均为虚寒之舌脉。

(二) 阳证

凡符合"阳"的一般属性的证候,称为阳证。如表证、热证、实证,概属于阳证的范围。

[临床表现] 不同的疾病,所表现的阳性征候也不尽相同。一般常见的临床表现为面色偏红,发热,肌肤灼热,烦躁不安,语声粗浊或骂詈无常,呼吸气粗,喘促痰鸣,口干渴饮,大便秘结,或有奇臭,小便短赤,舌质红绛,苔黄黑生芒刺,脉象浮数、洪大、滑实。

[证候分析] 阳证是表证、实证、热证的归纳,恶寒发热并见是表证的特征。面色偏红,烦躁不安,肌肤灼热,口干渴饮为里热证的表现。语声粗浊,呼吸气粗,喘促痰鸣,大便秘结等是里实证的表现。舌质红绛,苔黄黑起刺,脉象洪大、数、滑实均为里实热之征。

(三) 阴证和阳证的鉴别要点

阴证和阳证的鉴别,按四诊对照列表3-3。

表3-3 阴证与阳证鉴别简表

四诊	阴 证	阳 证
望	面色苍白或暗淡,身重蜷卧,倦怠无力,萎靡不振,舌质淡而胖嫩,舌苔润滑	面色潮红或通红,身热喜凉,狂躁不安,口唇燥裂,舌质红绛,苔色黄或老黄,甚则燥裂,或黑而生芒刺
闻	语声低微,静而少言,呼吸怯弱,气短	语声壮厉,烦而多言,呼吸气粗,喘促痰鸣,狂言叫骂
问	大便气腥臭,饮食减少,口中无味,不烦不渴,或喜热饮,小便清长或短少	大便或硬或秘,或有奇臭,恶食,口干,烦渴引饮,小便短赤
切	腹痛喜按,身寒足冷,脉象沉微细涩迟弱而无力	腹痛拒按,身热足暖,脉象浮洪数大滑实而有力

阴阳消长是相对的,阳盛则阴衰,阴盛则阳衰。治之之法,在使阴阳得其平衡。如诊得脉象洪大,舌红苔燥,兼见口渴、壮热等症,便可知其阳盛阴衰,即当抑阳滋阴;如诊得脉象沉

迟,舌白苔润,兼见腹痛、下利等症,便可知其阴盛阳衰,即当温阳摄阴。但有些病,只是阴虚而阳不盛,或只是阳盛而阴不虚,只要治其阴虚的一面或阳盛的一面,阴阳亦可得其平衡。以潮热为例,如诊得脉象细数无力,舌红少津无苔,兼见颧赤唇红,五心烦热,咳嗽,盗汗等症,即可知阴虚潮热,治当滋阴,滋阴即以潜阳;如诊得脉象沉而有力,舌苔黄燥起刺,兼见烦躁喘满,大便秘结,谵语狂乱等症,即可知阳盛潮热,治当抑阳,抑阳即以存阴。

二、阴虚证与阳虚证

(一) 阴虚证

是指机体阴液亏损,无以制阳,滋润、濡养、生津等作用减退所表现的虚热证候。

[临床表现] 形体消瘦,五心烦热,口燥咽干,潮热盗汗,两颧潮红,目眩耳鸣,舌红少苔或无苔,脉细数等。

[证候分析] 阴虚不足,虚阳上浮,故见面颧唇红,虚热内生,故潮热盗汗,五心烦热;虚热扰心神故心烦不寐,或昏昏沉沉欲睡;阴津不足故身体消瘦,水不上潮,故口燥咽干,或唇干舌燥;阴津亏损,筋无所养,故手足蠕动,时有抽搐;舌绛无苔,脉细数,均是阴虚的舌、脉象。

(二) 阳虚证

是指机体阳气虚损,无以制阴,温煦、推动、气化等作用减退所表现的虚寒证候。

[临床表现] 面色㿠白,疲乏无力,少气懒言,畏寒肢冷,踡卧自汗,口淡乏味,小便清长,大便稀溏,水肿,舌质淡胖嫩,苔白润,脉迟无力等。

[证候分析] 阳气虚衰,失于温煦而外寒,故见到畏寒喜暖,形寒肢冷,以四肢逆冷为甚,面色㿠白,舌淡脉迟等寒象;阳气虚衰,温煦无力,人体兴奋性减退,可见到踡卧神疲,小便清长,下利清谷等虚象;阳虚气化无力,阳不化阴,津液代谢活动障碍或减退,津液停聚而成水湿痰饮,产生水肿病变。

三、亡阴证和亡阳证

(一) 亡阴证

是指机体阴液极度耗伤,阴液欲竭所表现的危重证候。

[临床表现] 汗热味咸,如珠如油,身体畏热,肌热气粗,虚烦躁扰,面赤唇焦,渴喜冷饮,小便极少或无尿,舌红绛而干燥,脉沉实或细疾,按之无力。

[证候分析] 由于阴液欲绝,热蒸残液而出,故汗出如油;阴竭则尿少;失于濡润,则口唇干焦,舌红干燥;虚火内炽,故见身灼热,烦渴躁扰,面赤唇焦,脉细数疾等阴竭阳亢的危候。

(二) 亡阳证

是指机体阳气极度衰竭,阳气欲脱所表现的危重证候。

[临床表现] 汗冷味淡,冷汗淋漓,四肢厥冷,身体畏冷,肌冷气微,神情淡漠,面色苍白,不渴喜热饮,小便清淡或尿频,舌淡白而光滑,脉浮数而空或微细欲绝,按之无力。

[证候分析] 阳气极度衰微而脱散,其温煦、固摄、推动等功能丧失,故见冷汗,肢厥,

面色苍白,神情淡漠,气息微弱,脉微欲绝等阳气衰竭的危候。

亡阴、亡阳是疾病的危险证候,辨证一差,或救治稍迟,死亡立见。一般在高热大汗,或发汗太过,或吐泻过度,失血过多的情况下出现,特别是大汗容易亡阴与亡阳。程钟龄《医学心悟·论汗法》中说:"寸脉弱(阳虚)者,不可发汗,汗则亡阳;尺脉弱(阴虚)者,不可发汗,汗多亡阴。"汗是阴液,血亦是阴液,大汗大出血,则阴随血汗而消亡,这是常理。由于阴阳互根,阴液消耗,阳气往往失所凭依而散越,故亡阴者阳气亦散,而亡阳者阴液亦必损,但主次不同,治法有别。兹录徐灵胎《亡阴亡阳论》,以资鉴别。徐氏说:"经云,夺血者无汗,夺汗者无血。血属阴,是汗多乃亡阴也。故止汗之法,必用凉心敛肺之药,何也?心主血,汗为心之液,故当清心火,汗必从皮毛出,肺主皮毛,故又当敛肺气。此正治也。惟汗出太甚,则阳气上竭,而肾中龙雷之火,随水而上,若以寒凉折之,其火愈炽,惟用大剂参、附,佐以咸降之品,如童便、牡蛎之类,冷饮一碗,直达下焦,引其真阳下降,则龙雷之火反乎其位而汗随止。此与亡阴之汗,真大相悬殊。故亡阴、亡阳,其治法截然,而机转在顷刻。当阳气之未动也,以阴药止汗,及阳气之既动也,以阳药止汗,而龙骨、牡蛎、黄芪、五味收涩之药,则两方皆可随宜用之。医者能于亡阴、亡阳之交,分其界限,则用药无误矣。""其亡阴、亡阳之辨法如何?亡阴之汗,身畏热,手足温,肌热,汗亦热而味咸,口渴喜凉饮,气粗,脉沉实,此其验也;亡阳之汗,身反恶寒,手足冷,肌冷,汗冷而味淡微黏,口不渴而喜热饮,气微,脉浮数而空,此其验也。"

总的来说,阴阳消长是相对的。亡阴者,因阴虚则阳亢,表现一系列热象,但究属虚证,故脉虽似洪实而躁疾,必按之无力;亡阳者,因阳衰则寒,表现一系列寒证,以虚阳外越,故脉见浮数而空,甚则微细欲绝。且亡阴之际,舌红而干;亡阳之顷,舌白而润。这也是诊断时应当掌握的(表3-4)。

表3-4 亡阴与亡阳鉴别简表

诊断	证候	汗	四肢	舌	脉	其他
亡阴		汗热,味咸	温和	红干	洪实或躁疾,按之无力	肌热,气粗,渴喜饮冷
亡阳		汗冷,味淡	厥冷	白润	浮数而空,或微细欲绝	肌冷,气微,不渴,喜热饮

附:八纲医案举例

[阳证似阴病例] 李士材治一人,精神困倦,腰膝异痛不可忍,皆曰肾主腰膝而用桂、附。绵延两月,愈觉四肢痿软,腰膝寒冷,遂恣服热药。士材诊之,脉伏于下,极重按之,振指有力。因思阳证似阴,乃火热过极,反兼胜己之化,小便当赤,必畏沸汤。询之果然。乃以黄柏三钱,龙胆草二钱、芩、连、栀子各一钱五分,加生姜七片为向导,乘热顿饮。移时便觉腰间畅快,三剂而痛若失。(《古今医案按》)

[阴盛格阳病例] 上热下寒:芮子玉病伤寒,乃阴盛格阳证,面赤足蹉,躁扰不得眠而下利。论者有主寒、主温之不一,愈不能决。吕元膺以紫雪匮理中丸进,徐以冰渍甘草、干姜汤饮之愈。且告之曰:"下利足蹉,四逆证也。苟用常法,则上焦之热弥甚。今以紫雪折之,徐引辛甘以温里,此热因寒用也。"闻者皆叹服。(《古今医案按》)

[表实里虚病例] 龚云林治一人,夏月因劳倦,饮食不节,又伤冷饮得疾。医以时证治之不愈。至十日,苦身体沉重,四肢逆冷,自利清谷,引衣自盖,气难布息,懒言语,此脾受寒

湿,中气不足之病也。口干,但漱水不欲咽,早晨身凉而生粟,午后烦躁不欲去衣,昏昏睡而面赤,隐隐红斑见于皮肤,此表实里虚,故内虚则外证随时而变。遂用钱氏白术散加升麻,合本方之干葛、甘草以解其斑,少加白术、茯苓以除湿而利小便,人参、藿香、木香以安脾胃,进饮食。两服而斑退身温利止。次服五味异功散、治中汤一二服,五日得平。(《古今医案按》)

[半表半里病例]　孙兆治一人,伤寒五六日,头汗出,自颈以下无汗,手足冷,心下痞闷,大便秘,脉沉紧。或者以为阴结。孙曰:"此即仲景所谓半在表、半在里,脉虽沉紧,不得为少阴病也。"投以小柴胡汤而愈。盖四肢冷,脉沉紧,似乎少阴;然少阴多自利,不当大便硬。况头者三阳同聚,若三阴经则至胸而还。今有头汗出,似乎阳虚,故曰,汗出为阳微。然少阴额上冷汗,则为阴毒矣,故曰,阴不得有汗。今头汗出,知非少阴也,与小柴胡汤,设不了了者,得屎而解。仲景虽不立方,可知其为大柴胡汤矣。此亦阳证似阴之一种也。(《古今医案按》)

[假热真寒病例]

(1) 王海藏治候辅之病,脉极沉细,内寒外热,肩背胁肋斑出十数点,语言狂乱。或曰:"发斑谵语,非热乎?"王曰:"非也。阳为阴逼,上入于肺,传之皮毛,故斑出;神不守舍,故错语如狂,非谵语也。"肌表虽热,以手按执须臾,冷透如冰。与姜、附等药二十余两,乃大汗而愈。后因再发,脉又沉迟,三四日不大便,与理中丸,三日内约半斤,其疾全愈。此非阳狂之狂,乃失神之狂,即阴也。(《古今医案按》)

(2) 喻嘉言治徐国珍伤寒六七日,身热目赤,索水到前,复置不饮,异常大躁,门牖洞启,身卧地上,辗转不快,要求入井。一医急治承气将服。喻诊其脉,洪大无伦,重按无力。乃曰:"是为阳虚欲脱,外显假热,内有真寒,观其得水不欲咽,而尚可咽大黄、芒硝乎?天气燠蒸,必有大雨,此证顷刻一身大汗,不可救矣。"即以附子、干姜各五钱,人参三钱,甘草二钱,煎成冷服。服后寒战戛齿有声,以重绵和头复之,缩手不肯与诊,阳微之状始著。再与前药一剂,微汗热退而安。(《古今医案按》)

(3) 薛立斋曾治疗王以道,元气素弱,复以考试积劳,于冬月大发热,泪出随凝,目赤露胸,气息沉沉欲绝,脉洪大鼓指,按之如无,舌干如刺,此内真寒而外假热也。令服十全大补汤。嘱曰:"服此药,其脉当收敛为善。"少顷熟睡,觉而恶寒增衣,脉顿微细如丝,此虚寒之真象也。以人参一两,熟附二钱,水煎顿服而安。夜间脉复脱,仍以参二两,熟附五钱,乃愈。后以大剂参、术、归身、炙草等药,调理而愈。(《古今医案按》)

[假虚真实病例]　李士材治韩茂远伤寒,九日以来,口不能言,目不能视,体不能动,四肢俱冷,皆曰阴证。士材诊之,六脉皆无。以手按腹,两手护之,眉皱作楚。按其趺阳,大而有力。乃知腹有燥屎也。与大承气汤,得燥屎六七枚,口能言,体能动矣。故按手不及足者,何以救此垂危之证耶?(《古今医案按》)

小　　结

八纲,是辨证论治的纲领。对疾病全面了解,要四诊合参;分析疾病而掌握其要领,必须运用八纲辨证,四诊与八纲是紧密相连的。

阴阳、表里、寒热、虚实八大纲领不出阴阳的范围,因此阴阳又可作为八纲的纲领。阴阳有消长离合等关系,可以用于探究疾病的属性和变化等问题。阴证与阳证,是病证综合的概括。表里、寒热、虚实,每两纲有其单纯证候出现,也有错杂证候同时并见,更有真象与假象的分别,其中错杂真假,必须细心鉴别。表里、寒热、虚实也常同时并见,如表热里虚、表寒里实等。可见八纲不能机械对待,必须灵活掌握。八纲辨证要有熟练的技巧,除了理论的钻研、医案的精读之外,更应在实践上多下功夫,才能达到更高的水平。

第四章　辨　　证

辨证，是在望、闻、问、切四诊所得的基础上进行诊断的辨证思维。这个思维的过程是在人体整体观点、人与天地相应观点、变动观点等理论指导下，把四诊所得的资料，在八纲初步分析的基础上，再作进一步的分析与综合，务期抓住疾病的本质，然后判断出其证候名称以及疾病的名称，为论治提供可靠的依据。从四诊—八纲—辨证，是诊断疾病的一个逐步深化的过程。严格地说，在诊断学上的"八纲"也属于辨证的范畴，但八纲辨证仍然未够具体，八纲更为重要之处，在于说理，是辨证论治的核心理论，故独立一章于前面详加论述。

"证"与"症"，文字学上两者通用，现已严格区分，症是一个一个的症状，而证是证候，是辨证所得的结果，如《伤寒论》之"太阳证""少阳证"等是，可见其渊源亦甚古远。故"症"是辨别"证候"的基础，"证候"是各个"症"的综合。

"证"与"病"的概念是不同的，如清代医家徐灵胎说："病之总者为之病，而一病总有数证"，这就是说病可以概括证。如《伤寒论》对伤寒病以六经分证，《温热论》对温热病以卫气营血分证或三焦分证。但辨病名，其先亦必先辨证。故诊断先从辨证再进一步辨病，辨病之后又再进一步辨证，前前后后，重点仍不离辨证。所以，辨证论治并不是说中医不讲究辨病，强调辨证已包括辨病于其中了。例如，一个初起发热，恶寒，头痛，鼻塞流涕，脉浮的患者，对上述症状体征进行辨证，初步印象为感冒病，至于是风热证，还是风寒证，及有无其他兼夹病及原有之病，还有待进一步辨证，然后才考虑治则与处方用药。故传统习惯称辨证论治，而不是辨病论治，就是这个道理。

辨证的方法有多种，都是在长期临床实践中形成的。具体为病因辨证、经络辨证、气血津液辨证、脏腑辨证、六经辨证、卫气营血辨证与三焦辨证等。其中病因辨证着重从病因角度去辨别证候，可以看成是外感病辨证的基础；六经辨证是外感病中"伤寒"病的辨证法；卫气营血辨证是外感病中"温病"的辨证法；经络辨证、气血津液辨证及脏腑辨证适应于杂病各科辨证。但脏腑辨证是杂病辨证的重点辨证方法，经络辨证与气血津液辨证可以看作是与脏腑辨证互为补充的辨证方法。

第一节　病　因　辨　证

导致疾病发生的原因，是多种多样的，概括起来可分为六淫、七情、饮食劳逸以及外伤四个方面，任何证候都是在致病因素作用下，患者机体所产生的某种病态反应。病因辨证，就是通过分析患者的这些病态反应（症状、体征），根据各种病因的致病特点，来推求病者之病因所在，从而给治疗提供依据。

一、六淫、疫疠辨证

六淫、疫疠是外感疾病的病因。六淫包括风、寒、暑、湿、燥、火六者;疫疠则是指传染性极强的致病因素。

(一) 风淫证候

风为百病之长,其性轻扬,善行数变,具有发病迅速,消退也快,游走不定的特点。

[临床表现] 发热恶风,头痛,汗出,咳嗽,鼻塞流涕,苔薄白,脉浮缓。或肢体麻木、强直、痉挛、四肢抽搐、角弓反张;或皮肤瘙痒。

[证候分析] 风邪袭表,伤人卫气,腠理疏松,卫气不固,故发热恶风,头痛,汗出;风邪上犯,侵肺则肺气失宣,而气管、喉咙、鼻窍皆属肺系,故咳嗽,鼻塞流涕;脉浮缓,苔薄白,为风邪犯卫之征象。风邪袭于肌腠,则成麻木;风袭经络,则强直,痉挛,抽搐,角弓反张;风郁皮肤,则瘙痒难忍。

(二) 寒淫证候

寒为阴邪,其性清冷,凝滞,收引,伤人阳气,阻碍气血运行。

[临床表现] 恶寒发热,无汗,头痛,身痛,喘咳,苔薄白,脉浮紧。或手足拘急,四肢厥冷,脉微欲绝;或腹痛肠鸣,泄泻,呕吐等。

[证候分析] 寒邪束表,玄府不通,卫气不能宣发,故发热恶寒,无汗;寒邪郁于经脉,则头痛,身痛;肺合皮毛,皮毛受邪,内舍于肺,肺气失宣降,故咳喘,鼻塞;苔薄白,脉浮紧,乃寒袭于表的征象。若寒邪郁结于经脉,阳气损伤,壅遏气机,则手足拘急;寒邪凝结,阳气不达四肢,则四肢厥冷;寒凝,气失温煦,筋脉收缩,而脉微欲绝;若寒中于里,损及脾胃之阳,升降失常,运化不利,则见腹痛肠鸣,泄泻,呕吐。

(三) 暑淫证候

暑性炎热升散,为病必见热象,最易耗气伤津,且暑多挟湿,常与湿邪相合成病。

[临床表现] 伤暑则恶热,汗出,口渴,疲乏,尿黄,舌红,苔白或黄,脉象虚数。中暑则发热,卒然昏倒,汗出不止,口渴,气急,甚或昏迷惊厥,舌绛干燥,脉濡数。

[证候分析] 伤暑,为感受暑、湿之邪,汗出过多,耗伤津气所致。暑性炎热,蒸腾津液,则恶热,汗多而口渴,尿黄;暑病汗多,气随汗泄,故疲乏而脉虚数;暑挟湿邪,湿泛上焦,故苔白或黄。至于中暑,则是人在夏令烈日之下劳动过久,暑热炎蒸,上扰清窍,内灼神明,因而卒然昏倒;暑热之热,灼气伤津,故发热,口渴,汗出,气急;暑热挟湿,蒙蔽清窍,内陷心包,则神昏;暑热伤津耗气,肝风内动,阳气不达四肢,则惊厥;暑热炽甚,营阴受灼,则舌绛干燥,脉濡数。

(四) 湿淫证候

湿性重着,黏滞,其病变常缠绵留着,不易速去。

[临床表现] 伤湿,则头胀而痛,胸前作闷,口不作渴,身重而痛,发热体倦,小便清长,舌苔白滑,脉濡或缓。冒湿,则首如裹,遍体不舒,四肢懈怠,脉来濡或弱。湿伤关节,则关节酸痛重着,屈伸不利。

[证候分析] 湿淫之邪感人之后,最伤人体的皮肤、肌肉、筋骨,湿从外受,束于躯壳则成伤湿,而见头胀、胸闷以及脉濡缓等。

冒湿多得之于云瘴山岚,或天阴淫雨,晴后湿蒸,初感其气,似乎有物蒙之,故见首如裹等症。湿为土浊之气,头为诸阳之会,其位高,其气清,其体虚,清阳之气均系于头,故头胀痛、首如裹是湿淫为病的特点之一。湿邪侵入关节,气血不畅,故酸痛,屈伸不利,湿性重滞,故感觉重着,临床上称之为"着痹"。

(五)燥淫证候

燥性干燥,易伤津液,临床上有凉燥与温燥之分。

[临床表现] 凉燥初起见头微痛,恶寒,无汗,咳嗽,喉痒,鼻塞,舌白而干,脉象浮;温燥则见身热有汗,口渴,咽干,咳逆胸痛,甚者痰中带血,以及上气鼻干,舌干苔黄,脉象浮数。

[证候分析] 凉燥,多因深秋气候既凉,气寒而燥,人受其邪,寒燥袭于肺卫,故其症在外现头微痛、恶寒、无汗的同时,又见咳嗽、鼻塞、咽痒、舌干、脉象浮等肺燥的征候。温燥,则是秋初气候尚热,炎暑未消,气偏于热,燥热迫于肺卫,灼液伤津,故身热有汗,口渴咽干;燥伤肺系,故咳嗽鼻干;燥伤肺络,炼液成痰,则痰中带血;舌干苔黄脉数,主热及津液不足。

(六)火淫证候

火与热同类,都为阳盛之象,故火热常混称。但是严格来说,火与热是有区别的,一般以热轻而火重;温邪与火热同性,火是热之极,温为热之渐。由于温邪也是外感热病的病因,所以温热也常相提并论。总之,火、热、温邪,其性燔灼迫急,耗津伤液,常可导致筋脉失润而动风,逼血妄行而动血。

[临床表现] 壮热,口渴,面红目赤,烦躁,谵妄,衄血,吐血,斑疹,或狂越,痈脓,舌质红绛,脉象洪数或细数。

[证候分析] 火、热、温邪,燔灼气分,故壮热,口渴,面红目赤,脉洪数;火热入营血,耗血动血,逼血妄行,则吐、衄、发斑、发疹;火热燥燔,心肝受灼,则狂躁;火热郁结不解,腐肉成脓,为痈之主要病机;舌红绛,脉细数,是火热深入营血之征候。

(七)疫疠证候

疫疠又名瘟病。是由感染瘟疫病毒而引起的传染性疾病。《医学正传·瘟疫》:"疫气之发,大则流行天下,次则一方,次则一乡,次则偏著一家……"指出了疫疠对人群危害的严重程度。

1. 瘟疫证候

因感疫疠之毒而引起的病候。其特点是发病急剧,证情险恶,并具有传染性。

[临床表现] 初起憎寒而后发热,日后但热而不憎寒。初得之二三日,其脉不浮不沉而数,头痛身疼,昼夜发热,日晡益甚,苔白如积粉。

[证候分析] 邪在膜原,向外影响于卫,故见寒热身疼痛等症;瘟疫病毒,秽浊蕴积,故苔白如积粉;瘟疫初起,与伤寒太阳和阳明病外证相类似,然太阳、阳明头痛不至如破,而疫则头痛如劈;伤寒无汗,而疫则下身无汗,上身有汗,惟头汗更甚,头为诸阳之首,火性炎上,毒火盘踞于内,五液受其煎熬,热气上腾,如笼上熏蒸之露,故头汗独多,这是头痛虽同,而汗出各异的区别,应当注意。

2. 疫疹证候

因感染燥热疫毒而引起的发疹性病候。

[临床表现] 初起发热遍体炎炎,头痛如劈,斑疹透露,或红或赤,或紫或黑,脉数。如初起六脉细数沉伏,面色青,昏愦如迷,四肢逆冷,头汗如雨,其痛如劈,腹内搅肠欲吐不吐,

欲泄不泄,摇头鼓颔为闷疫。

[证候分析] 疫毒从皮毛或口鼻而入,侵袭肺胃,肺朝百脉,胃为十二经之海,肺胃能敷布十二经,荣养百骸,毫发之间,靡所不贯,毒既入于肺胃,势必敷布于十二经,戕害百骸,而现发热,头痛及斑疹透露;疫疹脉数,为毒热郁蒸之象。诊其脉即知其吉凶,浮大而数者,其毒发扬;沉细而数者,其毒已深;不浮不沉而数者,为热毒陷于半表半里"膜原"之间的证候。至于初起六脉细数沉伏的闷疫,则由热毒深伏于内,不能发露于外所致。

3. 瘟黄证候

因感受瘟毒挟有湿热而引起卒然发黄的病候。

[临床表现] 初起可见发热恶寒,随即卒然发黄,全身、齿垢、白睛黄色深,名急黄。严重者变证蜂起,或四肢逆冷,或神昏谵语,或直视,或遗尿旁流,甚至舌卷囊缩,循衣摸床。

[证候分析] 瘟黄为瘟毒挟有湿热,湿热与瘟毒蕴郁于皮肤、肌腠之间,则寒热而卒然发黄;疫毒内于五脏,阴阳格拒而不相顺接,则四肢逆冷;内扰心神则神昏谵语;上干脑系,蒙蔽清窍,则直视;下犯于肝肾,下焦失固,则遗尿旁流而囊缩;少阴精气脱绝,则舌卷而循衣摸床,这些都是疫毒内锢于五脏,精气耗竭的危候。

以上为瘟疫的一般病候,属时行病,或叫天行病。其病的特点为起病时,都有类于伤寒,要注意鉴别。瘟疫春、夏、秋三时俱有,皆因天之风雨不时,地之湿热郁蒸,骸骼之气延蔓,人触之即病。其传入的途径,可从皮毛,可从口鼻,抵脏腑,涸三焦,正闭邪盈,因而阳格于内,营卫运行之机阻于表,病初起时必憎寒,甚者则表现为厥逆。迨阳郁而通,厥回之后则见表里皆热,昏沉自汗,此时邪伏膜原,虽然汗出,发热而病仍然不解;必候其内伏之邪渐溃,表气入内,精气达表,战栗大汗,邪气才得外出。但应注意,患者战汗之后,虽已脉静身凉,这时还可有伏邪未尽,而再见先恶寒,再发热,以至伏邪发出,又显变证。总的说来,瘟疫病毒的发展趋势有二,一是从外解,一是从内陷。从外解者,表现为发烦、战汗、自汗;从内陷者,则为胸膈痞满、腹满胀痛、燥结便秘、热结旁流、协热下利;或呕吐恶心、谵语神昏、舌黄、苔黑芒刺等。

附:《传染性非典型肺炎临床诊断标准(试行)》

肺毒疫

[临床表现] 以发热为首发症状,一般体温高于38℃,有恶寒;可伴头痛、关节酸痛、肌肉酸痛、乏力、腹泻;可有咳嗽,多为干咳、少痰,偶有咳血丝痰;可有胸闷,严重者出现呼吸加速,气促,或明显呼吸窘迫。(可见舌红白厚腻苔、黄厚腻苔、剥落苔,脉滑数等)

二、七情证候

七情,即喜、怒、忧、思、悲、恐、惊。七情证候均见于内伤杂病。其发病多由于外界的刺激,使精神发生变化,造成情志的过度兴奋或抑制,从而损伤内脏,而成为各种疾患。七情致病,主要表现在阴阳气血的失调,如暴喜伤阳,暴怒伤阴,气郁化火,气逆血乱,并能直接伤及五脏,表现出五脏的证候。

[临床表现] 喜伤,则心神不安,或语无伦次,举止失常。怒伤,则肝气逆,甚者血菀于上,可致神昏暴厥。忧伤,则情志抑郁,闷闷不乐,神疲乏力,食欲不佳。思伤,则健忘,怔忡,睡眠不佳,形体消瘦。悲伤,则面色惨淡,神气不足。恐伤,则怵惕不安,常欲闭户独处,如恐

人将捕之。惊伤,则情绪不宁,甚则神志错乱,语言举止失常。

[证候分析] 过喜则伤心而气缓,可见心气缓散不守,甚或出现语无伦次等。过怒则伤肝,暴怒则肝气逆而血乱,甚则血菀于上而暴厥。过忧则伤肺,亦可伤脾,忧愁者气闭塞而不行,闷闷不乐,久之伤及于脾,则食欲不佳。过思则伤脾,心脾受伤则怔忡、健忘、失眠、消瘦。过悲则伤肺,肺主气,肺伤则气消,而见面色惨淡,《灵枢·本神》"心气虚则悲",故又见神气不足。过恐则伤肾,肾伤则肾气亏虚,"气血内却令人善恐",表现为怵惕不安及恐如人将捕之。过惊则气乱,《素问·举痛论》:"惊则心无所倚,神无所归,虑无所定,故气乱矣。"气乱,内动心神,神气被扰,则情绪不宁,甚或神志错乱。由于七情证候与内伤诸证有密切关系,临床时还须结合脏腑、气血进行辨证。

三、饮食劳伤

饮食、劳倦和房室所伤,在询问发病等情况,可以获知其病情外,还可据其特定的临床症状,进行辨证。

(一) 饮食所伤

[临床表现] 饮食伤在胃,则胃痛,恶闻食臭,饮食不佳,胸膈痞满,吞酸嗳腐,舌苔厚腻,脉滑有力。饮食伤在肠,则腹痛,泄泻。一般饮食伤,脉见滑疾或沉实,舌苔厚腻或黄。若不慎误食毒物,则呕吐恶心,或吐泻交作,腹痛如绞。

[证候分析] 饮食为营养的源泉,任恣肥甘,没有节制,运化失常,即能致病,形成饮食所伤的证候。胃主降纳,饮食伤在胃,胃气失降,纳食无权,故胃痛,胸膈痞满等症丛生。小肠失于受承,大肠失于传导,肠道功能紊乱,食积停滞,则腹痛,泄泻。食滞于中,脉气壅滞,故脉见滑疾或沉实,由于食滞与胃中失降的浊气相蒸,故舌苔厚腻或者口臭。误食毒物,骤伤胃肠,气机缭乱,则吐泻交作。

(二) 劳逸所伤

[临床表现] 过劳,则倦怠无力,嗜卧,懒言,饮食减退,脉缓大或浮或细等。过逸,则体胖行动不便,动则喘喝,心悸短气,肢软无力。

[证候分析] 劳逸均可致病,操劳过度,过于安逸,都能使气血、筋骨、肌肉失其生理的常态,而产生病理现象。过劳,则损伤元气,导致精神困顿,而见倦怠、嗜卧等;过逸,则郁滞气机,血脉失于宣畅,则心悸、喘喝等。此外,辨劳倦还须了解劳倦之所伤,如久视伤血,久卧伤气,久坐伤肉,久立伤骨,久行伤筋,以及劳倦之后,汗出过多,伤津耗气;再如肺劳伤气,心劳伤神,脾劳伤食,肝劳伤血,肾劳损精等等,都必须详细辨别。

(三) 房室所伤

[临床表现] 阴虚,则咳嗽咯血,骨蒸潮热,心悸盗汗,舌红少苔,脉细数;阳虚,则阳痿早泄,手足清冷,腰酸腿软,梦遗滑精,舌质淡,脉沉迟无力。

[证候分析] 房室过度,精气受伤,易成虚劳之证。人自有生以后,惟赖后天精气,以为立命之本,故精足神亦旺,精虚气亦虚。阴气虚,则阳必亢,阳亢阴亏,火炎痰聚,因其有痰有火,故咳嗽咯血,骨蒸潮热等症丛生。阳气虚,则精不固而滑精梦遗;阳气虚,筋脉失于温养,则见阳痿,腰膝酸软,手足清冷等症。总之,房室所伤,必须从患者禀赋的强弱,劳伤程度以及有无其他兼症,进行辨别。

四、外　伤

外伤，指外受创伤，如金刃、跌打、兽类咬伤及毒虫螫伤所引起的局部症状及整体所反映的证候。与此同时，还应查明发病的原因，注意其气血、脏腑、经络所在的病变及其证候发展的趋向。

（一）金刃所伤

金刃伤，指由金属器刃损伤肢体所致的创伤。伤后挟感毒邪溃烂成疮者，称为金疮。

[临床表现]　局部破损出血，疼痛红肿；若伤筋折骨，流血不止，疼痛尤为剧烈。并常因出血过多，引起面色苍白，头晕，眼黑等虚脱证候。伤处为风邪毒气侵入则表现寒热，筋惕，牙关紧闭不开，面如苦笑，阵发筋肉抽搐，角弓反张，痰涎壅盛等，则为破伤风。

[证候分析]　金刃损伤局部，致使皮肤、肌肉、脉络破损、断裂、络伤而血外溢，则出血，由于脉络断裂，经气被其所激，特别是气血郁滞于络外，则局部疼痛红肿；筋伤骨折，络脉损伤，则气外泄而血流不止，因此，疼痛更为剧烈。严重者出血过多，气随血脱，往往导致虚脱。至于金刃创伤，风邪毒气从局部创口，侵入经络而成破伤风者，其邪初在于表，则寒热，筋惕；邪入肌腠，半表半里之间，则牙关紧闭，筋肉抽搐，角弓反张。

（二）虫兽所伤

虫兽伤即虫兽等各类动物致人的伤害，如蛇伤、犬咬伤，蜂、蚕、蝎、毛虫等昆虫螫刺伤等。

[临床表现]　轻则局部红肿，疼痛，麻木，或发疹；重则牵引四肢发麻或痛甚，头晕，胸闷。亦有出现瘀斑及出血者。若为狂犬咬伤，病发时，则有狂躁不安，恐水，畏光，畏声等症。

[证候分析]　虫兽伤，人因昆虫螫刺、叮咬，或兽类咬伤从局部感染而发病。虫兽伤分无毒和有毒两种。无毒者，则其局部仅见红肿疼痛，一经消毒处理，就可自愈。若有毒者，则局部红肿疼痛，麻木等症甚重，或局部血肿，瘀斑，甚至出血不止。毒随血气窜及全身经络，严重者头晕、胸闷。狂犬咬伤，其病毒可在体内停留一段时间，然后发病，其停留时间的长短与年龄、伤口部位、伤口深浅、病毒量及毒力等因素有关，如儿童发病较短，头面部咬伤发病较早，深咬伤发病较快，其他如受寒、过分劳累等均可能使其提早发病。发病之后，病毒内扰神明，神志、经络调节失常，经气逆乱，因而出现狂躁不安，恐水、畏光、畏声等症。

（三）跌仆所伤

跌扑伤，即人因跌仆、殴打、闪压、运动损伤，及从高处坠下而致的创伤。

[临床表现]　伤处多有疼痛、肿胀、伤筋、破损、出血、骨折、脱臼等；若因挤压，或从高处坠下，皆可引起吐血，下血；若陷骨伤脑，则头晕不举，戴眼直视，口不能语，乃至昏厥等。

[证候分析]　跌扑损伤，经络气血郁滞，则伤处疼痛，肿胀；皮肤肌肉破损，伤及血络，则出血；筋伤、骨折、关节脱臼，气滞而血行受阻，则可引起伤处胀疼、红肿；若从高处坠下，内伤脏腑，则吐血、下血；若头部伤，骨陷伤脑，脑为元神之府，脑伤而元神失其所主，则可导致戴眼直视，口不能语，昏厥等危象。

第二节 气血津液辨证

气血津液辨证,就是运用脏腑学说中有关气血津液的理论,分析气、血、津液的病变,辨认其所反映的不同证候。

由于气血津液都是脏腑功能活动的物质基础,而它们的生成及运行又有赖于脏腑的功能活动。因此,在病理上,脏腑发生病变,可以影响到气血津液的变化;而气血津液的病变,也必然要影响到脏腑的功能。所以,气血津液的病变,是与脏腑密切相关的。气血津液辨证应与脏腑辨证互相参照。

一、气病辨证

气的病证很多,《素问·举痛论》说:"百病生于气也。"指出了气病的广泛性。但气病临床常见的证候,可概括为气虚证、气陷证、气滞证、气逆证四种。

(一) 气虚证

气虚证,是指脏腑组织机能减退所表现的证候。常由久病体虚,劳累过度,年老体弱等因素引起。

[临床表现] 少气懒言,神疲乏力,头晕目眩,自汗,活动时诸症加剧,舌淡苔白,脉虚无力。

[证候分析] 气虚证以全身机能活动低下的表现为辨证要点。人体脏腑组织功能活动的强弱与气的盛衰有密切关系,气盛则机能旺盛,气衰则机能活动减退。由于元气亏虚,脏腑组织机能减退,所以少气懒言,神疲乏力;气虚清阳不升,不能温养头目,则头晕目眩;气虚毛窍疏松,外卫不固则自汗;劳则耗气,故活动时诸症加剧;气虚无力鼓动血脉,血不上营于舌,而见舌淡苔白,运血无力,故脉按之无力。

(二) 气陷证

气陷证,是指气虚无力升举而反下陷所表现的证候。多见于气虚证的进一步发展,或劳累用力过度,损伤某一脏气而致。

[临床表现] 头晕目花,少气倦怠,久痢久泄,腹部有坠胀感,脱肛或子宫脱垂等,舌淡苔白,脉弱。

[证候分析] 气陷证,以内脏下垂及气虚见症为辨证要点。人体内脏固定于一定位置,是与正气的旺盛,升举有力分不开的。若正气不足,升举无力,往往导致内脏下垂。本证多由气虚进一步发展而来,故兼见头晕目花,少气倦怠,舌淡苔白,脉弱等症状;若中气亏虚,脾运失健,清阳不升,气陷于下,则久泄久痢;胃腑下垂,常感腹部坠胀,肝肾下垂,腹部亦有重坠感,但与胃下垂的部位有所不同,胃下垂多见脐腹中部,肝下垂多见右侧胁下,肾下垂多见少腹两侧;脱肛多见久泄久痢,是中气下陷之象,但也有因小儿正气未充,或大便干燥,排便时用力过度而致者;子宫脱垂为气虚下陷常见之症,若因产后过早、过重的劳累而致子宫脱垂并不兼有全身气虚症状者,同样可作气虚下陷的诊断。

(三) 气滞证

气滞证,是指人体某一脏腑,某一部位气机阻滞,运行不畅所表现的证候。引起气滞的因素很多,凡是病邪内阻,七情郁结,以及阳气虚弱,温运无力等,均能导致气机郁滞。

［临床表现］　胀闷,疼痛。

［证候分析］　气滞证,以胀闷、疼痛为辨证要点。随着病变部位的不同而有限于局部的胀痛,或疼痛攻窜移动的不同表现,故常称"胀痛""窜痛""攻痛",为气滞疼痛的特征。人体气机以通顺为贵,一有郁滞,轻则胀闷,重则疼痛,无论脏腑、经络、肌肉、关节,皆能反应这一现象。气机郁滞,是机体内部的病理变化,而引起气滞的原因很多,因而在辨证时,必须根据辨证求因的原则,首先辨别病因,如食积胃脘,而致胃气郁滞,瘀阻经脉,可使脉道之气阻滞等。其次要联系病位,如胸痛以心肺病变居多,胁痛以肝胆病变常见,四肢关节痛,多见于经络病变等。

（四）气逆证

气逆证,是指气机升降失常,逆而向上所表现的证候。临床以肺胃之气上逆和肝气升发太过的病变为多见。

［临床表现］　肺气上逆,则见咳嗽喘息;胃气上逆,则见呃逆,嗳气,恶心,呕吐;肝气上逆,则见头痛,眩晕,昏厥,呕血等。

［证候分析］　气逆证,以肺胃之气上逆及肝气升发太过为辨证要点。肺气上逆,多因感受外邪或痰浊壅滞,使肺气不得宣发肃降,上逆而发喘咳;胃气上逆,可由寒饮、痰浊、食积等停留于胃,阻滞气机,或外邪犯胃,使胃失和降,上逆而为呃逆,嗳气,恶心,呕吐;肝气上逆,多因郁怒伤肝,肝气升发太过,气火上逆而见头痛,眩晕,昏厥,若血随气逆而上涌,可致呕血。

二、血病辨证

血行脉中,内流脏腑,外至肌肤,无处不到。若外邪干扰,脏腑失调,使血的生理功能失常,就可出现寒热虚实的病候。兹据临床血病常见证候,概括为血虚证、血瘀证、血热证、血寒证四种。

（一）血虚证

血虚证,是指血液亏虚,脏腑百脉失养,全身虚弱所表现的证候。血虚证的形成,有禀赋不足;或脾胃虚弱,生化乏源;或各种急慢性出血;或久病不愈;或思虑过度,暗耗阴血;或瘀血阻络,新血不生;或肠寄生虫等。

［临床表现］　面白无华或萎黄,唇色淡白,爪甲苍白,头晕眼花,心悸失眠,手足发麻,妇女经血量少色淡,衍期甚或闭经,舌淡苔白,脉细无力。

［证候分析］　血虚证,以体表肌肤黏膜组织呈现淡白以及全身虚弱为辨证要点。人体脏腑组织,赖血液之濡养,血盛则肌肤红润,体壮身强,血虚则肌肤失养,面唇爪甲舌体皆呈淡白色;血虚脑髓失养,睛目失滋,所以头晕眼花;心主血脉而藏神,血虚心失所养则心悸,神失滋养而失眠;经络失滋致手足发麻,脉道失充则脉细无力;女子以血为用,血液充盈,月经按期而至,血液不足,经血乏源,故经量减少,经色变淡,经期迁延,甚至闭经。

（二）血瘀证

凡离经之血不能及时排出和消散,停留于体内,或血行不畅,壅遏于经脉之内,及瘀积于脏腑组织器官的,均称"瘀血"。由瘀血内阻而引起的病变,称为"血瘀证"。引起瘀血的常见因素,有寒凝、气滞、气虚、外伤等。

[临床表现] 疼痛如针刺刀割,痛有定处,拒按,常在夜间加剧。肿块在体表者,色呈青紫;在腹内者,坚硬按之不移,称为癥积。出血反复不止,色泽紫暗,中夹血块,或大便色黑如柏油。面色黧黑,肌肤甲错,口唇爪甲紫暗,或皮下紫斑,或肤表丝状如缕,或腹部青筋外露,或下肢筋青胀痛等。妇女常见经闭。舌质紫暗,或见瘀斑瘀点,脉象细涩。

[证候分析] 血瘀证,以痛如针刺,痛有定处,拒按,肿块,唇舌爪甲紫暗,脉涩等为辨证要点。瘀血内停,络脉不通,气机受阻,不通则痛,瘀血为有形之邪,阻碍气机运行,故疼痛剧烈,如针刺刀割,部位固定不移;按压则气机更窒,故疼痛益甚而拒按;夜间阳气入脏,阴气用事,阴血凝滞更甚,所以疼痛更剧。瘀血凝聚局部,日久不散,便成肿块,紫色主瘀,肿块在肌肤组织之间者,可见青紫色;肿块在腹腔内部者,可触及坚硬有形的块状物,推之不动,按之疼痛,称为"癥积"。瘀血阻塞络脉,阻碍气血运行,致血涌络破,不得循经而外溢。其离经之血,排出体外者,则见出血,停聚体内者,凝结为瘀,转而堵塞脉络,成为再次出血的原因,因而瘀血引起的出血,其特点是出出停停,反复不已,血色多见紫暗,且有血块夹杂其中。瘀血内阻,气血运行不利,肌肤失养,则面色黧黑,皮肤粗糙如鳞甲,甚则口唇爪甲紫暗。由于瘀阻部位不同,症状表现亦不一致,如瘀阻皮下,则皮下紫斑;瘀阻肤表络脉,则皮肤表面出现丝状如缕;瘀阻肝脉,则腹部青筋暴露;瘀阻下肢,常见小腿青筋隆起,弯曲,甚至蜷曲成团。瘀血内阻,新血不生,则妇女可见经闭。舌体紫暗,或见瘀斑瘀点,脉象细涩,常为瘀血之征。

(三) **血热证**

血热证,是指脏腑火热炽盛,热迫血分所表现的证候。本证多因烦劳,嗜酒,恼怒伤肝,房室过度等因素引起。

[临床表现] 咳血,吐血,尿血,便血,衄血,舌红绛,脉弦数。

[证候分析] 血热证以出血和热象为辨证要点。血之运行,有其常道,脏腑火热,内迫血分,血热沸腾,致络伤,不能循其常道而血溢。由于所伤脏腑不同,故出血部位有异,如肺络伤则多见咳血,胃络伤则多见吐血、便血,膀胱络伤则多见尿血。衄血有鼻衄、齿衄、舌衄、肌衄等不同,皆与所属脏腑之火热炽盛,络脉损伤有关。血热为实证,气血充盈脉络,故舌质红绛,脉行加速,血流涌盛,故脉象弦数有力。血分火热炽盛,有内伤外感之别,本条论述的为内伤杂病,外感病血分邪热炽盛,见"卫气营血"辨证。

(四) **血寒证**

血寒证,是指局部脉络寒凝气滞,血行不畅所表现的证候。常由感受寒邪引起。

[临床表现] 疼痛多见于手足,肤色紫暗发凉,喜暖恶寒,得温痛减,或少腹疼痛,形寒肢冷,月经衍期,经色紫暗,夹有血块,舌淡暗苔白,脉沉迟涩。

[证候分析] 血寒证,以手足局部疼痛,肤色紫暗及阴寒内盛为辨证要点。寒为阴邪,其性凝敛,寒邪侵袭血脉,脉道收引,血行不畅,致手足络脉瘀滞,气血不得畅达,而见局部冷痛,肤色紫暗;血得温则行,得寒则凝,所以喜暖怕冷,得温痛减。此证还常见于妇女,在经产期贪凉饮冷,致寒客血脉,宫寒血瘀,而见少腹冷痛;阳气被遏,不能外达肌肤,则形寒肢冷;瘀滞胞宫,经血受阻,所以月经经色紫暗,夹有血块;寒凝经脉,气血运行受阻,不能上营于舌,故舌质淡暗苔白。沉脉主里,迟脉主寒,涩脉主瘀,脉沉迟涩,为血寒证的脉象。

三、气血同病辨证

气和血具有相互依存,相互资生,相互为用的密切关系,因而在发生病变时,气血常可相互影响,即见气病,又见血病,即为气血同病。

气血同病常见的证候,有气滞血瘀证、气虚血瘀证、气血两虚证、气不摄血证、气随血脱证等。

(一) 气滞血瘀证

气滞血瘀证,是指气机郁滞而致血行瘀阻所表现的证候。多由情志不遂,或外邪侵袭,导致肝气久郁不解所引起。

[临床表现] 胸胁胀闷,走窜疼痛,性情急躁,胁下痞块,刺痛拒按,妇女可见闭经或痛经,经色紫暗,夹有血块等,舌紫暗或见紫斑,脉涩。

[证候分析] 气滞血瘀证,以病程较长和肝脏经脉部位出现的疼痛痞块为辨证要点。肝主疏泄,具有条达气机、调节情志的功能。情志不遂,或外邪侵袭肝脉,导致疏泄失职,肝气郁滞而致胸胁胀闷走窜疼痛;肝性失制,则性情急躁易怒;肝郁日久不解,脉络失和,血行不畅,终致瘀血内停,渐成胁下痞块;气滞与血瘀为病,互为因果,始由气滞导致血瘀,终因瘀阻而反碍气机,故疼痛益甚,如针刺刀割,部位不移而拒按;肝主藏血,为妇女经血之源,肝血瘀滞,经血不畅,继发闭经;肝脉绕阴器,抵小腹,肝气郁滞,血行不畅,而致痛经;舌紫脉涩,均为瘀血内阻之征。

(二) 气虚血瘀证

气虚血瘀证,是指气虚运血无力,血行瘀滞所表现的证候。常由病久气虚,渐致瘀血内停而引起。

[临床表现] 面色淡白或晦滞,身倦乏力,少气懒言,疼痛如刺,常见于胸胁,痛处不移,拒按,舌淡暗或有紫斑,脉沉涩。

[证候分析] 气虚血瘀证虚中夹实,以气虚和血瘀症状共见为辨证要点。面色淡白,身倦乏力,少气懒言,为气虚之症;气虚运血无力,血行缓慢,终致瘀阻络脉,故面色晦滞;血行瘀阻,不通则痛,故疼痛如刺,拒按不移,临床以心肝病变为多见,故疼痛常出现在胸胁部位;气虚舌淡,血瘀舌紫暗,沉脉主里,涩脉主瘀,是为气虚血瘀证的常见舌脉。

(三) 气血两虚证

气血两虚证,是指气虚与血虚同时存在所表现的证候。多由久病不愈,气虚不能生血,或血虚无以化气所致。

[临床表现] 头晕目眩,少气懒言,乏力自汗,面色淡白或萎黄,心悸失眠,舌淡而嫩,脉细或弱等。

[证候分析] 气血两虚证,以气虚与血虚症状共见为辨证要点。少气懒言,乏力自汗,为脾肺气虚之象;心悸失眠,为血不养心所致;血虚不能充盈脉络,见唇甲淡白,脉细或弱;气血两虚不得上荣于面、舌,则见面色淡白或萎黄,舌淡嫩;不得外养肌肉致形体瘦弱。

(四) 气不摄血证

气不摄血证,是指气虚不能统摄血液而见失血的证候。多由久病气虚,或慢性失血,气随血耗,转而气虚不能摄血所致。

［临床表现］ 吐血,便血,皮下瘀斑,崩漏,气短,倦怠乏力,面色白而无华,舌淡,脉细或弱等。

［证候分析］ 气不摄血证,以出血和气虚症状共见为辨证要点。血液能循行脉内而不溢于脉外,全赖气的统摄作用,如气虚统摄无权,血即离经而外溢,溢于胃肠,便为便血;溢于肌肤,则见皮下瘀斑;脾虚统摄无权,冲任不固,渐成月经过多或崩漏;气虚则气短,倦怠乏力,血虚则面白无华;舌淡,脉细或弱,皆为气血不足之征。

出血疾患,热证占多,气不摄血,亦不少见,两者主要鉴别如表4-1。

表4-1 气不摄血证与血热证鉴别表

证候	病程	性质	血色	舌象	脉象
气不摄血证	多见慢性	虚证	淡而质薄	淡	细、弱
血热证	多见急性	实证	鲜红质稠	红绛	弦数

（五）气随血脱证

气随血脱证,是指大出血时引起气脱所表现的证候。多由肝、胃、肺等脏器本有宿疾而脉道突然破裂,或外伤,或妇女崩中,分娩等引起。

［临床表现］ 大出血时突然面色苍白,四肢厥冷,大汗淋漓,甚至晕厥,舌淡,脉微细欲绝,或浮大而散。

［证候分析］ 气随血脱证,以大量出血时,随即出现气脱为辨证要点。气血有相互依存的关系,大量出血,则气无所附,而随之外脱。气脱阳亡,不能上荣于面,则面色苍白;不能温煦四肢,则手足厥冷;不能温固肌表,则大汗淋漓;神随气散,神无所主,则为晕厥;血失气脱,正气大伤,舌体失养,则色淡;脉道失充而微细欲绝,若阳气浮越外亡,脉见浮大而散,证情更为险恶。内出血,亦能突然出现气脱阳亡之证,应予特别注意。

四、津液辨证

津液是人体正常水液的总称,有滋养脏腑、润滑关节、濡养肌肤等作用。其生成与输布,主要与脾的运化、肺的通调、肾的气化功能有密切关系。

津液病变,一般可概括为津液不足和水液停聚的两个方面。

（一）津液不足证

津液不足,又称津亏、津伤。是指由于津液亏少,全身或某些脏腑组织器官失其濡润滋养所表现的证候,属内燥证。津液不足的产生,原因有生成不足与丧失过多两方面:脾胃虚弱,运化无权,致津液生化减少,或因过分限制饮食及某些疾病（如噎膈、反胃等）,引起长期进食减少,使津液化生之源匮乏,均可导致津液生成减少;因热盛伤津耗液、大汗、呕吐、泄利太过等导致津液大量丧失,则均能造成津液不足的证候。

［临床表现］ 口燥咽干,唇燥而裂,皮肤干枯无泽,小便短少,大便干结,舌红少津,脉细数。

［证候分析］ 津液不足证,以肌肤、口唇、舌咽干燥现象及尿少便干为辨证要点。机体内而脏腑,外至肌肤,均有赖于津液的濡养。津液亏耗,上不能滋润口咽,则口燥咽干,唇燥而裂;外不能濡养肌肤,则皮肤干燥枯槁;下不能化生小便,濡润大肠,则尿少便干。津液不

足,血液化生亦减少,津血亏虚致生内热,故舌红少津,脉细数。

(二) 水液停聚

凡外感六淫,内伤七情,影响肺、脾、肾输布排泄水液功能者,皆能成为水液停聚的病证。本节着重论述水肿与痰饮。

1. 水肿

体内水液停聚,泛滥肌肤引起面目、四肢、胸腹甚至全身浮肿的,称为水肿。临床辨证首先区分阳水与阴水,以明虚实。

(1) 阳水:水肿性质属实者,称为阳水。多为外感风邪,或水湿浸淫等因素引起。

[临床表现] 头面浮肿,一般从眼睑开始,继而遍及全身,小便短少,来势迅速,皮肤薄而光亮。常伴见恶风、恶寒,发热,肢节酸重,苔薄白,脉浮紧;或咽喉肿痛,舌红而脉浮数。或全身水肿,来势较缓,按之没指,肢体沉重困倦,小便短少,脘闷纳呆,泛恶欲吐,舌苔白腻,脉沉。

[证候分析] 阳水以发病急,来势猛,先见眼睑头面,上半身肿甚者为辨证要点。肺主宣发肃降,通调水道,外合皮毛,感受风邪,肺卫受病,宣降失常,通调失职,水津失布,泛溢肌肤,风与水合而成水肿,故又称风水相搏证。肺位上焦,宣发受阻,水液停滞,所以水肿先见眼睑头面,肃降失常,决渎不利,水津不能输布,溢于肌肤,迅即波及全身;三焦不利,膀胱气化失司,故小便短少;本病上焦失宣,中焦失布,下焦失司,三焦俱病,水无去路,泛溢肌肤,所以来势猛疾,很快蔓延全身,肤表薄而光亮。由于风邪引发,故首先出现恶风、恶寒,发热,肢节酸重,咽痛等卫表症状。风水相搏,其证属实,苔薄白,脉浮紧,是风水偏寒;舌红,脉浮数,是风水偏热。

若水湿浸淫,脾土受困,运化失职,水泛肌肤,而致水肿,亦属阳水范畴。其肿逐渐遍及全身,来势较缓;脾主四肢肌肉,水湿困脾,湿渍肢体,则沉重困倦;脾气受困,膀胱气化失司,则小便短少;脾胃相为表里,脾病及胃,湿蕴中焦,不能腐熟水谷,则脘闷纳呆;胃气上逆,则泛恶欲吐;白腻苔,沉脉,皆为湿邪内盛的征象。

(2) 阴水:水肿性质属虚者,称为阴水。多由病久正虚,劳倦内伤,房室不节等因素引起。

[临床表现] 水肿,腰以下为甚,按之凹陷不起,小便短少,脘闷腹胀,纳呆便溏,面色㿠白,神倦肢困,舌淡,苔白滑,脉沉。或水肿日益加剧,小便不利,腰膝酸冷,四肢不温,畏寒神疲,面色㿠白或灰滞,舌淡胖苔白滑,脉沉迟无力。

[证候分析] 阴水以发病缓,来势徐,水肿先从足部开始,腰以下肿甚者为辨证要点。脾虚不能运化水湿,肾虚不能升清降浊,均能导致水液代谢障碍,泛溢肌肤,而为阴水。水势趋下,故肿从足部开始,尤以腰以下为严重,按之凹陷不起;脾虚不能温运水湿,导致膀胱气化失司,故小便短少;脾病及胃,中焦健运失常,则脘闷腹胀,纳呆便溏;脾主肢肉,脾虚水湿内渍,则面色㿠白,神倦肢困;阴水正气虚衰,气血不能上荣舌体则舌淡,水湿内盛则苔白滑,病本在里,故见沉脉。

脾虚水肿,久延不愈,伤及肾阳,或肾阳亏虚,开合不利,水液不能排泄,均能成为阴水。肾阳虚的水肿,较脾虚水肿更为严重,故肿势日益加剧;肾与膀胱相表里,肾阳不足,膀胱气化失司,故小便不利;肾阳虚不能温养腰膝,则腰膝酸冷;不能温煦肢体,则四肢厥冷,畏寒神疲;面色㿠白,为阳虚水停之象,灰滞为肾虚水泛之征;舌淡胖苔白滑,脉沉迟无力,皆为肾阳虚衰,水寒之气内盛,气血失温运之力的表现。

2. 痰饮

痰和饮,多由脏腑功能失调,水液代谢障碍而表现的病证。

(1) 痰证:痰证,是指水液凝结,质地稠厚,停聚于脏腑、经络、组织之间所表现的病证。常由外感六淫,内伤七情,导致脏腑功能失调而产生。

[临床表现] 咳喘咯痰胸闷,脘痞不舒,纳呆恶心,呕吐痰涎,头晕目眩,神昏癫狂,喉中痰鸣,肢体麻木,半身不遂,瘰疬气瘿,痰核乳癖,喉中异物感,舌苔白腻或黄腻,脉滑等。

[证候分析] 痰证临床表现多端,所以古人有"诸般怪证皆属于痰"之说。在辨证上除掌握不同病变部位反应的特有症状外,一般可结合下列表现作为辨证要点:吐痰或呕吐痰涎,或神昏时喉中痰鸣,或肢体麻木,或见痰核,苔腻,脉滑等。

痰阻于肺,宣降失常,肺气上逆,则咳嗽,气喘,咯痰;气为痰阻,肺气不利则胸闷不舒;痰滞于胃,胃失和降则脘痞纳呆;胃气上逆则恶心呕吐;痰涎随之升越,由于胃气为痰所遏,清阳不得上升,所以头晕目眩;痰迷于心,心神受蒙,可见神志昏迷。癫证、狂证亦与痰迷心窍有关,但癫证多为痰浊,狂证多为痰火,病变性质有所不同。痰迷心窍,喉中大多也有痰声,这是痰随气逆的缘故;痰停经络,气血运行不利,可见肢体麻木,半身不遂;痰结皮下、肌肉,局部气血不畅,凝聚成块,在颈多见瘰疬,气瘿,在肢体多见痰核,在乳房多见乳癖,在咽喉多见梅核气,即喉中有异物梗阻感,吞之不下,吐之不出;痰证舌苔多腻,白腻为痰湿,黄腻为痰火,滑脉为有痰之征。

(2) 饮证:饮证,是指水饮质地清稀,停滞于脏腑组织之间所表现的病证。多由脏腑机能衰退或障碍等原因引起。

[临床表现] 咳嗽气喘,胸闷,痰液清稀色白量多,喉中痰鸣,倚息不得平卧,甚则心悸,下肢浮肿,或脘痞腹胀,水声漉漉,泛吐清水,食欲减退,或胸胁胀闷作痛,咳喘引痛。舌苔白滑,脉弦等。

[证候分析] 本条饮证,以饮停于肺、胃肠、胸胁的病变为主,其他饮证,可参阅"水肿"和"脏腑辨证"中有关内容。饮停于肺,肺气上逆则咳喘胸闷;饮为阴邪,质地稀薄,故痰液清稀色白量多;饮阻气道,肺气逆而不降,故喉中痰鸣,喘息不能平卧;本证往往反复发作,日久不愈,导致心阳受伤,水饮凌心而见心悸;脾胃阳虚,可见下肢浮肿。饮停胃肠,气机不畅,故脘痞腹胀;水在胃,胃中有振水声,水在肠,肠间有漉漉水鸣声;由于水饮内停,腐熟功能失常,胃气逆而向上,故见泛吐清水,食欲减退。饮停胸胁,胸胁为气机升降之道,气道受阻,络脉不利,故胸胁胀闷作痛;饮邪内阻于肺,肺气上逆,可见咳嗽气喘,并有牵引疼痛感。饮为阴邪,故苔见白滑,弦脉主饮,为水饮病常见的脉象。

第三节 脏腑辨证

脏腑辨证,是根据脏腑的生理功能、病理表现,对疾病证候进行分析归纳,借以推究病机,判断病变的部位、性质、正邪盛衰情况的一种辨证方法,是临床各科的诊断基础,是辨证体系中的重要组成部分。

脏腑辨证主要用于内伤杂病的辨证,其内容包括脏病辨证、腑病辨证、脏腑兼病辨证三个部分,其中脏病辨证是脏腑辨证的主要内容。

一、心与小肠病辨证

心居胸中,心包络围护于外,为心主的宫城。其经脉下络小肠,两者相为表里,心主血脉,又主神明,开窍于舌。小肠分清泌浊,具有化物的功能。

心的病证有虚有实。虚证多由久病伤正、禀赋不足、思虑伤心等因素,导致心气心阳受损,心阴心血亏耗;实证多由痰阻、火扰、寒凝、瘀滞、气郁等引起。

心病的常见症状:心悸怔忡,心烦,心痛,失眠多梦,健忘,谵语等。

(一) 心气虚证、心阳虚证与心阳暴脱证

本证是论述心脏阳气虚衰,功能减退以及阳气暴脱所表现的证候。多由久病体虚、暴病伤正、禀赋不足或年高脏气亏虚等因素引起。

[临床表现] 心悸怔忡,胸闷气短,活动后加重,面色淡白或㿠白,或有自汗。舌淡苔白,脉虚,为心气虚。若兼见畏寒肢冷,心痛。舌淡胖,苔白滑,脉微细,为心阳虚。若突然冷汗淋漓,四肢厥冷,呼吸微弱,面色苍白,口唇青紫,神志模糊或昏迷,则是心阳暴脱的危象。

[证候分析] 以心悸怔忡,胸闷气短与气虚、阳虚、暴脱症状共见为辨证要点。心阳虚证,是在心气虚证的基础上出现虚寒症状;心阳暴脱证,是在心阳虚证的基础上出现虚脱亡阳症状,为三证的辨证要点。心气虚衰,心中空虚惕惕而动,轻则心悸,重则怔忡。心位胸中,心气不足,胸中宗气运转无力,则胸闷气短。劳累耗气,稍事活动则心气益虚,症情即随之加剧。气虚卫外不固则自汗。心气不足,血液运行无力不能上荣则面色淡白或㿠白,舌淡苔白;血行失其鼓动则脉虚无力。若病情进一步发展,气虚及阳,损伤心阳,不能温煦肢体,故兼见畏寒肢冷,阳虚则寒盛,寒凝经脉,气机郁滞,心脉痹阻不通,所以心痛暴作,痛势多见剧烈。舌淡胖苔白滑,是阳虚寒盛之征。阳虚阴盛,无力推动血行,脉道失充,则脉象微细。若心阳衰败而暴脱,阳气衰亡不能卫外,则冷汗淋漓,不能温煦肢体故四肢厥冷。心阳衰,宗气泄,不能助肺以行呼吸,故见呼吸微弱不续。阳气外亡,无力推动血行致络脉瘀滞,血液不能外荣肌肤,所以面色苍白,口唇青紫。心神失养、涣散,致神志模糊,甚则昏迷(表4-2)。

表4-2 心气虚、心阳虚与心阳暴脱三证鉴别表

证候	相同点	不同点
心气虚证	心悸怔忡,胸闷气短,活动后加重,自汗	面色淡白或㿠白,舌淡苔白,脉虚
心阳虚证		畏寒肢冷,心痛,面色㿠白或晦暗,舌淡胖苔白滑,脉微细
心阳暴脱证		突然冷汗淋漓,四肢厥冷,呼吸微弱,面色苍白,口唇青紫,神志模糊或昏迷,舌质淡紫或青紫,脉微细欲绝

(二) 心血虚证与心阴虚证

心血虚证与心阴虚证,是指心血不足与心阴亏虚,不能濡养心脏而表现的证候。常由久病耗损阴血,或失血过多,或阴血生成不足,或情志不遂,气火内郁,暗耗阴血等因素引起。

[临床表现] 心悸怔忡,失眠多梦,为心血虚与心阴虚证的共有症。若兼见眩晕,健忘,面色淡白无华,或萎黄,口唇色淡。舌色淡白,脉象细或弱等症,为心血虚。若见五心烦热,潮热,盗汗,两颧发红。舌红少津,脉细数,为心阴虚。

[证候分析] 心血虚证,以心悸,失眠,多梦与血虚症状共见为辨证要点;心阴虚证,以心烦,心悸,失眠与阴虚症状共见为辨证要点。血属阴,心阴心血不足,皆能使心失所养,心

动不安,而见心悸怔忡;心神得不到阴血的濡养,致心神不宁,出现失眠多梦的共同症状。但血与阴毕竟有所不同,所以两者的其他临床表现也就有别。血虚则不能濡养脑髓,而见眩晕健忘;不能上荣则见面白无华,唇舌色淡,不能充盈脉道则脉象细或弱。阴虚则阳亢,虚热内生,故五心烦热,午后潮热;寐则阳气入阴,营液受蒸则外流而为盗汗;虚热上炎则两颧发红,舌红少津;脉细主阴虚,数主有热,为阴虚内热的脉象。

(三) 心火亢盛证

心火亢盛证,是指心火内炽,心神被扰所表现的证候。常因七情郁结,气郁化火,或火热之邪内侵,或嗜肥腻厚味以及烟酒等物,久而化热生火所致。

[临床表现] 心胸烦热,夜不成眠,面赤口渴,溲黄便干。舌尖红绛,或生舌疮,腐烂疼痛,脉数有力。或见狂躁谵语,或见吐血、衄血,或见肌肤疮疡,红肿热痛。

[证候分析] 心火亢盛证,以心胸烦渴,面赤,尿黄便干,舌红绛与实热症状为辨证要点。由于心位胸中,心火内炽故自觉心胸部烦闷发热。心主神明,火热内扰心神则失眠,甚则狂躁谵语。面赤,口渴,溲黄,便干,脉数有力,这是里热征象。心开窍于舌,舌尖与心有内在联系,心火亢盛,火热循经上炎故舌尖红绛;灼伤脉络则生糜点,腐烂疼痛。心主血脉,心火炽盛血热妄行,见吐血衄血。肌肤疮疡红肿热痛,常为火毒壅滞脉络、局部气血不畅的病理现象。

心火亢盛证与心阴不足证都能反映心病的常见症状和热象。但前者属实,后者属虚,有着本质的不同,应注意鉴别。

(四) 心脉痹阻证

心脉痹阻证,是指心脏脉络在各种致病因素作用下导致痹阻不通所表现的证候。常由年高体弱或病久正虚以致瘀阻、痰凝、寒滞、气郁而发作。

[临床表现] 心悸怔忡,心胸憋闷疼痛,痛引肩背内臂,时发时止。若痛如针刺,舌见紫暗、紫斑、紫点,脉细涩或结、代,为瘀阻心脉;若体胖痰多,身重困倦,闷痛特甚,舌苔白腻,脉沉滑,为痰阻心脉;若剧痛暴作,得温痛缓,畏寒肢冷,舌淡苔白,脉沉迟或沉紧,为寒凝之象;若疼痛而胀,其发作往往与情志因素有关,舌淡红或暗红苔薄白,脉弦,为心脉气滞之征。

[证候分析] 心脉痹阻证,以胸部憋闷疼痛,痛引肩背内臂,时发时止为辨证要点。本证多因正气先虚,阳气不足,心失温养故见心悸怔忡。由于阳气不足,血液运行无力,容易继发瘀血内阻,痰浊停聚,阴寒凝滞,气机阻滞等病理变化以致心脉痹阻,气血不得畅通而发生疼痛。手少阴心经之脉直行上肺出腋下循内臂,心脉不通则经脉气血运行不畅,因而疼痛反映于经脉循行线路上,这是诊断心脉痹阻的主要依据。本证大多属本虚标实,当疼痛发作时往往由于实邪阻滞心脉的关系,因而在辨证上必须分清瘀、痰、寒、气的不同,才能作出正确的诊断。

瘀阻心脉的疼痛以刺痛为特点,伴见舌色紫暗、紫斑、紫点,脉细涩或结、代等瘀血内阻的症状;痰浊停聚心脉的疼痛以闷痛为特点,患者多见体胖痰多,身重困倦,舌苔白腻,脉象沉滑等痰浊内盛的症状;阴寒凝滞心脉的疼痛,以痛势剧烈,突然发作,得温痛减为特点,伴见畏寒肢冷,舌淡苔白,脉象沉迟或沉紧等寒邪内盛的症状;气滞心脉的疼痛以胀痛为特点,其发作往往与精神因素有关,痛证脉多见弦象,气滞则影响血行,影响较轻则舌淡红,稍重则暗红。

本证在临床上单纯由血瘀或寒邪等一种因素引发者固属多见,但致病因素之间可以相互兼夹出现两种或两种以上者,如气滞血瘀,气郁痰凝以及气滞血瘀痰阻、寒凝气滞血瘀等,尤以痰瘀交阻更为多见。所以临床辨证必须掌握不同病因的证候特征,全面分析才能作出正确的诊断(表4-3)。

表4-3 心脉痹阻证瘀、痰、寒、气比较表

证候	常见症状	病因	症状特点
心脉痹阻证	心悸怔忡,心胸憋闷疼痛,痛引肩背内臂,时发时止	瘀血内阻	痛如针刺,舌紫暗见紫斑紫点,脉细涩
		痰浊停聚	闷痛特甚,体胖痰多,身重困倦,舌苔白腻,脉沉滑
		阴寒凝滞	突发剧痛,得温痛减,畏寒肢冷,舌淡苔白,脉沉迟或沉紧
		气机郁滞	胀痛,发作常与精神因素有关,舌淡红,苔薄白,脉弦

(五) 痰迷心窍证

痰迷心窍证,是指痰浊蒙闭心窍,神志异常所表现的证候。多因湿浊酿痰,或情志不遂,气郁生痰而引起。

[临床表现] 面色晦滞,脘闷作恶,意识模糊,语言不清,喉有痰声,甚则昏不知人。舌苔白腻,脉滑。或精神抑郁,表情淡漠,神志痴呆,喃喃自语,举止失常。或突然仆地,不省人事,口吐痰涎,喉中痰鸣,两目上视,手足抽搐,口中如作猪羊叫声。

[证候分析] 痰迷心窍证,以神志不清,喉有痰声,舌苔白腻为辨证要点。本证常见于癫痫疾病或其他慢性病的危重阶段,亦可见于外感湿浊之邪,困阻中焦,酝酿为痰上蒙心窍者。

癫证为精神失常的疾患,多由肝气郁结,气郁生痰,痰浊上蒙心窍所致。肝气郁结,疏泄失职,故多疑善虑,精神抑郁,表情淡漠;痰迷心窍,心神受蔽,不能自主,故意识痴呆,喃喃自语,举止失常。痫证常因脏腑功能失调,痰浊内伏心经,一旦肝风内盛,挟伏痰上蒙心窍,则呈发作状态。肝风易动,发则痰随风升上迷心窍,故突然仆地,不省人事,口吐痰涎,喉中痰鸣;肝主筋,肝风动,目系急,筋膜紧,所以目睛上视,手足抽搐;肝气上逆,喉中痰涌,痰为气激,故发出声响如猪羊叫声。

外感湿浊之邪,湿浊郁遏中焦,清阳不升,浊气上泛,故见面色晦滞;胃失和降,胃气上逆则脘闷作恶;湿邪留恋不化,酝酿成痰,痰随气升则喉中痰鸣;上迷心窍,神识受蒙则意识模糊,语言不清,甚则人事不省。舌苔白腻,脉滑是痰浊内盛之证。

(六) 痰火扰心证

痰火扰心证,是指痰火扰乱心神,神志异常所表现的证候。多因精神刺激,思虑郁怒,气郁化火炼液为痰,痰火内盛;或外感热邪,热灼液熬为痰,热痰内扰所引起。

[临床表现] 发热气粗,面红目赤,痰黄稠,喉间痰鸣,躁狂谵语。舌红苔黄腻,脉滑数。或见失眠心烦,痰多胸闷,头晕目眩,或见语言错乱,哭笑无常,不避亲疏,狂躁妄动,打人毁物,力逾常人。

[证候分析] 痰火扰心证,其中外感热病以高热,痰多,神志不清为辨证要点;内伤杂病,轻者以失眠心烦,重者以神志狂乱为辨证要点。

外感热病,邪热亢盛,燔灼于里,炼液为痰,上扰心窍所致;里热蒸腾,充斥肌肤故见高热;火势上炎,则面红目赤;热盛功能活动亢进,而见呼吸气粗;邪热灼津为痰,故痰液发黄,

喉间痰鸣;痰与火结,痰火扰心,心神昏乱,故躁扰发狂,胡言乱语;舌红苔黄腻,脉滑数,是为痰火内盛之征。

内伤病中,因痰火扰心而见失眠,常与心烦共见;若痰阻气道则兼见胸闷痰多,清阳被遏,故又兼见头晕目眩。若出现神志狂乱,称为狂证。狂证的发生,多与七情有关,如剧烈的精神刺激,导致气机逆乱,心火鸱张,灼液为痰,上扰心窍所致。因痰火扰心,心神被扰,神识昏蒙,所以语无伦次,时哭时笑,不避亲疏;火属阳,阳主动,故病则狂躁妄动,打人毁物,力逾常人。

(七) 小肠实热证

小肠实热证,是指小肠里热炽盛,泌别清浊失职所表现的证候。多由于心热下移小肠所致。

[临床表现] 心烦口渴,口舌生疮,小便赤涩,尿道灼痛,尿血。舌红苔黄,脉数。

[证候分析] 小肠实热证,以心火热炽及小便赤涩灼痛为辨证要点。心与小肠相表里,小肠有分清泌浊的功能,使水液入于膀胱。心热下移小肠,故小便赤涩,尿道灼痛;热甚灼伤阴络则可见尿血;心火内炽,热扰心神则心烦;津为热灼则口渴;心火上炎则口舌生疮;舌红苔黄,脉数,为里热之征。

二、肺与大肠病辨证

肺居胸中,经脉下络大肠,与大肠相为表里。肺主气,司呼吸,主宣发肃降,通调水道,外合皮毛,开窍于鼻。大肠主传导,排泄糟粕。

肺的病证有虚实之分,虚证多见气虚、阳虚和阴虚;实证多见风寒燥热等邪气侵袭或痰湿阻肺所致。大肠病证有湿热内侵、津液不足以及阳气亏虚等。

肺病的常见症状:咳嗽、气喘、胸痛、咯血等。大肠传导功能失常,主要表现便秘与泄泻。

(一) 肺气虚证

肺气虚证,是指肺功能活动减弱所表现的证候。多由久病咳喘,或气的生化不足所致。

[临床表现] 咳喘无力,气少不足以息,动则益甚,痰液清稀,声音低怯,面色淡白或㿠白,神疲体倦。或有自汗,畏风,易于感冒。舌淡苔白,脉虚。

[证候分析] 肺气虚证,一般以咳喘无力,气少不足以息和全身功能活动减弱为辨证要点。肺气被耗,则宗气不足,呼吸功能减弱,因而咳喘无力,气少不足以息,且动则耗气,所以动则喘息益甚。肺气不足,输布水液功能相应减弱,则水液停聚肺系,随肺气而上逆,所以出现清稀痰液。喉为发音器官,赖肺气以充养,肺气旺则声音洪亮,肺气虚则声音低怯。面色淡白或㿠白,神疲体倦,是气虚常见症状。肺气虚不能宣发卫气于肌表,腠理不密,卫表不固,故见自汗,畏风;防御功能降低,易受外邪侵袭而患感冒。舌淡苔白,脉虚为气虚之征。

(二) 肺阴虚证

肺阴虚证,是指肺阴不足,虚热内生所表现的证候。多由久咳伤阴,痨虫袭肺,或热病后期阴津损伤所致。

[临床表现] 咳嗽无痰、或痰少而黏,口咽干燥,形体消瘦,午后潮热,五心烦热,盗汗,颧红,甚则痰中带血,声音嘶哑。舌红少津,脉细数。

［证候分析］ 肺阴虚证,以干咳,痰少难咯,潮热,盗汗为辨证要点。肺主清肃,性喜柔润,肺阴不足,虚热内生,肺为热蒸,气机上逆而为咳嗽;津为热灼,炼液成痰,量少质黏。肺阴亏虚,上不能滋润咽喉则咽干口燥,外不能濡养肌肉则形体消瘦。虚热内炽则午后潮热,五心烦热;热扰营阴为盗汗;虚热上炎则颧红;肺络受灼,络伤血溢则痰中带血;喉失阴津濡润,并为虚火所蒸,以致声音嘶哑。舌红少津,脉象细数,皆为阴虚内热之象。

(三) 肺阳虚证

肺阳虚证,是指阳气亏虚,肺失温煦所表现的证候。多因久病咳喘,或年老体弱,耗气伤阳所致。

［临床表现］ 面色晦暗或㿠白,咳喘无力,痰白清稀量多如泡沫状,胸闷气短,神疲乏力,畏寒肢冷,或面浮肢肿。舌淡暗胖嫩苔白滑,脉虚或迟而无力。

［证候分析］ 肺阳虚证,以咳喘无力,痰白清稀量多与虚寒症状共见为辨证要点。肺主宣降,肺阳虚弱则失于宣降,故咳喘无力,胸闷气短。肺主通调水道,肺阳虚则津液失布失摄,痰饮停肺,则咯痰色白清稀量多如泡沫;水湿外溢肌肤,故见面浮肢肿。兼气虚则神疲乏力。阳虚失于温煦,则面色晦暗或㿠白,畏寒肢冷。舌淡暗胖嫩苔白滑,脉虚或迟而无力,为阳气虚弱,痰湿内停之象。

(四) 风寒束肺证

风寒束肺证,是指感受风寒,肺气被束所表现的证候。

［临床表现］ 咳嗽痰稀薄色白,鼻塞流清涕,微微恶寒,轻度发热,无汗。舌苔白,脉浮紧。

［证候分析］ 风寒束肺证,以咳嗽为主症,兼见风寒表证为辨证要点。感受风寒,肺气被束不得宣发,逆而为咳;寒属阴,故痰液稀薄色白。鼻为肺窍,肺气失宣,鼻窍通气不畅致鼻塞而流清涕。肺主气属卫,邪客肺卫;卫气郁遏则恶寒,正气抗邪则发热,毛窍郁闭则无汗。由于邪未内传,故舌苔未变,脉浮主表,紧主寒,浮紧脉为感受风寒之征。

本证与风寒表证的临床表现很相近似,但辨证要点各有侧重。本证以咳嗽为主症,兼见风寒表证,且表证一般较轻,有时甚至不太明显;风寒表证,以恶寒发热为主症,咳嗽为或有症,即使出现亦很轻微,这是两者的主要区别。

(五) 寒邪客肺证

寒邪客肺证,是指寒邪内客于肺所表现的证候。

［临床表现］ 咳嗽气喘,痰稀色白,形寒肢凉。舌淡苔白,脉迟缓。

［证候分析］ 寒邪客肺证,以咳喘突然发作,伴寒邪的症状为辨证要点。感受寒邪,内客于肺,阳气被郁,肺气上逆,则为咳嗽气喘。寒为阴邪,所以痰稀色白;阳气被郁而不达,不能温煦肌肤,故形寒肢凉。寒性阴凝,气血运行不利,血不上荣于舌,则舌淡苔白,凝滞脉道故脉象迟缓。

寒邪客肺证与风寒束肺证皆以咳嗽痰稀色白为主症,所不同者,寒邪客肺证有气喘、形寒肢凉、不发热的症状,且咳嗽较剧,病程较长;而风寒束肺证,除恶寒发热的表证外,咳嗽较缓,病程较短,病情较轻,这是两者的主要区别。

寒邪客肺证与饮证中的饮停于肺证也有相似之处,如咳嗽气喘痰稀色白等,但病变性质、发病特点、痰液数量等方面,均有不同,对比如下:

(1) 两证痰液皆稀薄色白,但在痰量上比较,寒邪客肺证一般痰量较少;饮停于肺证一般痰量多,且痰液稀薄如水,呈泡沫状。

(2) 在病史上,寒邪客肺证,突然发作呈急性过程,一般无既往发作史;而饮停于肺证,有反复发作史,且每在秋冬发作,春夏缓解,呈慢性过程。

(3) 病变性质,寒邪客肺证属实;饮停于肺证为本虚标实。

(六) 痰湿阻肺证

痰湿阻肺证,是指痰湿阻滞肺系所表现的证候。常由脾气亏虚,或久咳伤肺,或感受寒湿等病邪引起。

[临床表现] 咳嗽痰多,质黏色白易咯,胸闷,甚则气喘痰鸣。舌淡苔白腻,脉滑。

[证候分析] 痰湿阻肺证,以咳嗽痰多,质黏色白易咯为辨证要点。本证可见于急慢性疾患,而以慢性病为多见。在急性病变中,大多由寒湿外邪侵袭肺脏,使宣降失常,肺不布津,水液停聚而为痰湿。在慢性疾病中,多由脾气亏虚,输布失常,水湿凝聚为痰,上渍于肺,或久咳伤肺,输布水液功能减弱,聚湿酿痰,阻滞肺系所致。由于痰湿阻肺,肺气上逆,故咳嗽多痰,痰液黏腻色白易于咯出。痰湿阻滞气道,肺气不利,则为胸闷,甚则气喘痰鸣。舌淡苔白腻,脉滑,是为痰湿内阻之征(表4-4)。

表4-4 风寒束肺、寒邪客肺、饮停于肺、痰湿阻肺四证鉴别表

证候	性质	主症	兼症	舌象	脉象
风寒束肺证	实证	咳嗽痰液稀白	鼻塞流清涕,恶寒发热无汗	白苔	浮紧
寒邪客肺证	实证	咳嗽气喘,痰液稀白	形寒肢凉不发热	舌淡苔白	迟缓
饮停于肺证	本虚标实证	咳嗽气喘,痰液清稀,色白量多呈泡沫状,喉中痰鸣倚息不能平卧	胸闷,甚则心悸,下肢浮肿	舌淡苔白滑	弦
痰湿阻肺证	外感急性发作属实,慢性发作为本虚标实证	咳嗽痰多质黏,色白易吐	胸闷,甚则气喘痰鸣	舌淡苔白腻	滑

(七) 风热犯肺证

风热犯肺证,是指风热侵犯肺系,卫气受病所表现的证候。

[临床表现] 咳嗽痰稠色黄,鼻塞流黄浊涕,身热,微恶风寒,口干咽痛。舌尖红苔薄黄,脉浮数。

[证候分析] 风热犯肺证,以咳嗽与风热表证共见为辨证要点。风热袭肺,肺失清肃则咳嗽。风热为阳邪,灼液为痰故质稠色黄。肺气失宣,鼻窍不利,津液为风热所熏,所以鼻塞不通,涕流黄浊。肺卫受邪,卫气抗邪则发热,卫气郁遏故恶风寒,风热上扰,津液被耗则口干,咽喉不利故咽痛。肺位在上,舌尖部常候上焦病变,肺为风热侵袭,所以舌尖红;苔薄黄为有热之征。浮脉主表,数脉主热,浮数并见,为风热犯肺的常见脉象。

(八) 热邪壅肺证

热邪壅肺证,是指热邪内壅肺金所表现的证候。多因温热之邪从口鼻而入,或风寒、风热入里从阳化热,内壅于肺所致。

[临床表现] 咳嗽痰稠色黄,气喘息粗,壮热口渴,烦躁不安,甚则鼻翼煽动,衄血咯血,或胸痛咳吐脓血腥臭痰,大便干结,小便短赤。舌红苔黄,脉滑数。

[证候分析] 热邪壅肺证,以咳喘,痰多黄稠和里实热症状共见为辨证要点。热邪炽盛,内壅肺脏,肺气上逆而为咳嗽;炼液为痰,则痰稠色黄;清肃之令不行,故气喘息粗,呼吸困难。里热蒸腾,充斥体表则肌肤灼手;内灼阴津,故口渴欲饮;热扰心神,则心烦不安。若痰热交阻,壅滞肺系,气道不利,肺气郁闭,可见鼻翼煽动的危象,证情更为险恶;若热伤肺络,络损血溢,可致鼻衄、咯血;若痰热阻滞肺络,导致气滞血壅,络脉气血不得畅通,则出现胸痛,血腐化脓,则咳吐脓血腥臭痰。里热炽盛,津液被耗,肠失濡润则大便干结;化源不足,则小便短赤。舌红苔黄主热,脉象滑数为里热或痰热的征象。

风热犯肺证与热邪壅肺证皆有咳嗽痰稠色黄的临床表现,都属外感热病范畴,但病变性质、病情轻重以及预后转归等方面都有不同。前者邪在肺系,伴见风热表证,病情轻,病程短,预后佳;后者热壅肺脏,病在里,伴见一系列里热证,病情重,病程长,及时正确的治疗预后亦佳。

(九) 燥邪犯肺证

燥邪犯肺证,是指秋令感受燥邪,侵犯肺卫所表现的证候。

[临床表现] 干咳无痰,或痰少而黏,不易咳出,唇、舌、咽、鼻干燥欠润,或身热恶寒,或胸痛咯血。舌红苔白或黄,脉数。

[证候分析] 燥邪犯肺证,以干咳少痰,唇舌咽鼻干燥与秋燥症状共见为辨证要点。燥邪易伤肺津,由于肺津受伤,肺失滋润,清肃失职,故干咳无痰,或痰少而黏,不易咳出。伤津化燥,气道失其濡润,所以唇、舌、咽、鼻都见干燥现象。肺气通于卫,肺为燥邪所袭,故往往兼见身热恶寒的卫表症状。由于表证出现的寒热有轻重不同,所以又有凉燥与温燥之分。凉燥性近于寒,故表证近似风寒;温燥性近于热,故表证近似风热。若燥邪化火,灼伤肺络,可见胸痛咯血。燥邪伤津,津伤阳亢,故舌质多红,邪偏肺卫,苔多白,燥邪袭肺,苔多黄。脉象亦随着病情的变化而不同,一般来说,燥邪犯肺多见数脉,邪偏肺卫多见浮数,津伤较著多见细数(表4-5)。

表4-5 风热犯肺、热邪壅肺、燥邪犯肺三证鉴别表

证候	发病季节	主症	兼症	舌象	脉象
风热犯肺证	冬春多见	咳嗽痰稠色黄	鼻塞流黄浊涕,身热恶风,口干咽痛	舌尖红苔薄黄	浮数
热邪壅肺证	冬春多见	咳嗽气喘痰黄,高热	口渴烦躁不安,甚则鼻翼煽动,衄血咯血,胸痛,咳吐脓血腥臭痰	舌红苔黄	滑数
燥邪犯肺证	秋季多见	干咳痰少质黏,唇、舌、咽、鼻干燥欠润	恶寒发热	舌红苔白或薄黄	数

(十) 大肠湿热证

大肠湿热证,是指湿热侵袭大肠所表现的证候。多因感受湿热外邪,或饮食不节等因素引起。

[临床表现] 腹痛,下利赤白黏冻,里急后重;或暴注下泄,色黄而臭。伴见肛门灼热,小便短赤,口渴,或有恶寒发热,但热不寒等症。舌红苔黄腻,脉濡数或滑数。

[证候分析] 大肠湿热证,以排便次数增多,或下利黏冻,或下黄色稀水与湿热内阻共

见为辨证要点。湿热侵袭大肠,胶结不解,壅阻气机,故腹中疼痛,熏灼肠道,脉络损伤,血腐为脓而见黏冻脓血便;热蒸肠道,功能亢奋,时欲排便,故有腹中急迫感;湿阻大肠,气机壅滞,大便不得畅通,所以肛门发生滞重。湿热侵犯大肠,津为热迫而下注,可见便次增多,下黄色稀水便。热炽肠道,则肛门灼热;水液从大便外泄,故小便短少黄赤;口渴亦为热盛伤津之征。若表邪未解,则可见恶寒发热;邪热在里,则但热不寒。舌红苔黄腻,为湿热之象。湿热为病,有湿重、热重之分,湿重于热,脉象多见濡数,热重于湿,脉象多见滑数。

(十一) 大肠液亏证

大肠液亏证,是指津液不足,不能濡润大肠所表现的证候。多由素体阴亏,或久病伤阴,或热病后津伤未复,或妇女产后出血过多等因素所致。

[临床表现] 大便秘结干燥,难以排出,常数日一行,口干咽燥,或伴见口臭,头晕等,舌红少津,脉细涩。

[证候分析] 大肠液亏证,以大便干燥难于排出为辨证要点。津液不足,肠失濡润,以致粪便干结,难于排出,常三五日,甚至十余日一行。临床常见的习惯性便秘,大多属津液不足所致。阴伤于内,口咽失润,故口干咽燥。大便日久不解,浊气不得下泄而上逆,致口臭头晕。阴伤则阳亢,故舌红少津。津亏脉道失充,故脉来细涩。

(十二) 肠虚滑泻证

肠虚滑泻证,是指大肠阳气虚衰不能固摄所表现的证候。多由泻、痢久延不愈所致。

[临床表现] 利下无度,或大便失禁,甚则脱肛,腹痛隐隐,喜热喜按。舌淡苔白滑,脉弱。

[证候分析] 肠虚滑泻证,以大便失禁为辨证要点。下利伤阳,久泻久痢,阳气虚衰,大肠失固摄之用,因而下利无度,甚则大便失禁或脱肛。大肠阳气虚衰,阳虚则阴盛,寒从内生,寒凝气滞,所以腹部隐痛,喜热喜按。舌淡苔白滑,脉沉弱,均为阳虚阴盛之象(表4-6)。

表4-6 大肠病三证鉴别表

证候	主症	兼症	舌象	脉象
大肠湿热证	下利黏冻或黄色稀水	腹痛,里急后重,肛门灼热,口渴,小溲短赤,或有寒热	舌红苔黄腻	濡数或滑数
大肠液亏证	大便干结难解,数日一行	口干咽燥,口臭,头晕	舌红少津	细涩
肠虚滑泻证	便泄无度或失禁脱肛	腹痛隐隐,喜热喜按	舌淡苔白滑	弱

三、脾与胃病辨证

脾胃共处中焦,经脉互为络属,具有表里的关系。脾主运化水谷,胃主受纳腐熟,脾升胃降,共同完成饮食物的消化吸收与输布,为气血生化之源,后天之本。脾又具有统血,主四肢、肌肉的功能。

脾胃病证,皆有寒热虚实之不同。脾病以阳气虚衰,运化失调,水湿痰饮内生,不能统血为常见。胃病以受纳腐熟功能障碍,胃气上逆为主要病变。

脾病的常见症状:腹胀腹痛,泄泻便溏,浮肿,出血等。胃病多见脘痛,呕吐,嗳气,呃逆等症。

(一) 脾气虚证

脾气虚证,是指脾气不足,运化失健所表现的证候。多因饮食失调,劳累过度,以及其他急慢性疾患耗伤脾气所致。

[临床表现] 纳少,腹胀,饭后尤甚,大便溏薄,肢体倦怠,少气懒言,面色萎黄或㿠白,或浮肿,或消瘦。舌淡苔白,脉缓弱。

[证候分析] 脾气虚证,以食少,腹胀,便溏与气虚症状共见为辨证要点。脾气不足,运化失健,消化迟缓,输布精微乏力,致水湿内生,脾气反为所困,因而形成虚性腹胀。脾胃相为表里,脾气不足,胃气亦弱,腐熟功能失职,故纳呆食少。食后脾气益困,腹胀愈甚,所谓食入不运,其病在脾,即指脾虚腹胀而言。水湿不化,流注肠中,则大便溏薄或先干后溏。脾主四肢肌肉,脾气不足,肢体失养,可见倦怠乏力,中气不足则少气懒言。脾虚失运,水湿浸淫肌表,则面色㿠白、浮肿。脾胃为后天之本,气血生化之源,脾气不足,久延不愈,可致营血亏虚,而成气血两虚之证。气血两虚,肌肤失去血的濡养和温煦,可致形体逐渐消瘦,面色萎黄。舌淡苔白,脉缓弱,是脾气虚弱之征。

(二) 脾阳虚证

脾阳虚证,是指脾阳虚衰,阴寒内盛所表现的证候。多由脾气虚发展而来,或过食生冷,或肾阳虚,火不生土所致。

[临床表现] 腹胀纳少,腹痛喜温喜按,大便溏薄清稀,四肢不温,或肢体困重,或周身浮肿,小便不利,或白带量多质稀。舌淡胖,苔白滑,脉沉迟无力。

[证候分析] 脾阳虚证,以食少,腹胀腹痛,便溏与虚寒症状为辨证要点。脾脏阳气虚衰,运化失健,则腹胀纳少。阳虚阴盛,寒从中生,寒凝气滞,故腹痛喜温喜按。水寒之气内盛,水湿不化,流注肠中,故大便质地较脾气虚的便溏更为清澈稀薄,甚则完谷不化。四肢禀气于脾胃,脾阳虚不能外温四末,所以四肢不温。中阳不振,水湿内停,膀胱气化失司,则小便不利;流溢肌肤,则肢体困重,甚则全身浮肿。妇女带脉不固,水湿下渗,可见白带清稀量多。舌淡胖苔白滑,脉沉迟无力,皆为阳虚、水寒之气内盛之征。

脾阳虚证,由于寒象明显,胃阳也虚,故又称"脾虚寒证"或"脾胃虚寒证"。

(三) 脾虚下陷证

脾虚下陷证,是指脾气亏虚,升举无力而反下陷所表现的证候。多由脾气虚进一步发展,或久泄久痢,或劳累过度所致。

[临床表现] 脘腹重坠作胀,食入益甚,或便意频数,肛门坠重;或久痢不止,甚或脱肛;或子宫下垂;或小便混浊如米泔。伴见气少乏力,肢体倦怠,声低懒言,头晕目眩。舌淡苔白,脉弱。

[证候分析] 脾虚下陷证,以脘腹重坠,内脏下垂与脾气虚症状共见为辨证要点。脾胃为气血生化之源,脾气不足,运化失健,内脏得不到精微的供养,可使脏气虚衰,升举无力而下垂,临床以胃下垂为多见。胃腑下垂,故脘腹重坠作胀,食入气陷更甚,脘腹更觉不舒。由于中气下陷,故时有便意,肛门重坠,或下利不止,肛门外脱。脾气升举无力,可见子宫下垂。脾主散精,脾虚下陷致精微不能正常输布而反下流膀胱,故小便混浊如米泔。中气不足,全身功能活动减退,所以少气乏力,肢体倦怠,声低懒言。清阳不升则头晕目眩。舌淡苔白,脉弱,皆为脾气虚弱的表现。

(四) 脾不统血证

脾不统血证,是指脾气亏虚不能统摄血液所表现的证候。多由久病脾虚,或劳倦伤脾等引起。

[临床表现] 便血,尿血,肌衄,齿衄,或妇女月经过多,崩漏。常伴见食少便溏,神疲乏力,少气懒言,面色无华。舌淡苔白,脉细或弱。

[证候分析] 脾不统血证,以各种出血与脾气虚症状共见为辨证要点。脾有统摄血液的功能,脾气亏虚,统血无权,则血溢脉外,而见出血诸症。如溢于胃肠,则见便血;溢于膀胱,则见尿血;溢于皮下,则为阴斑;血渗毛孔而出,则为肌衄。脾虚统血无权,冲任不固,则妇女月经过多,甚或崩漏。除各种出血外,同时具有脾气亏虚的证候,如运化失健,则食少便溏;中气不足,则神疲乏力,少气懒言;反复出血,营血亦虚,肌肤失养,则面色无华。舌淡苔白,脉象细或弱均为虚象(表4-7)。

表4-7 脾气虚、脾阳虚、脾虚下陷、脾不统血四证鉴别表

证候	相同症	不同症	舌象	脉象
脾气虚证	腹胀纳少,食后尤甚,便溏肢倦,少气懒言,面色萎黄	或浮肿,或消瘦	舌淡苔白	缓弱
脾阳虚证		腹痛喜暖喜按,肢冷尿少,或肢体困重,或浮肿,或带下清稀	舌淡胖苔白滑	沉迟无力
脾虚下陷证		脘腹坠胀,或便意频数,肛门坠重,或久痢脱肛,或子宫下垂,或小便浑浊如米泔	舌淡苔白	弱
脾不统血证		便血,尿血,肌衄,鼻衄,齿衄,或妇女月经过多,崩漏等	舌淡苔白	细或弱

(五) 脾阴虚证

脾阴虚证,是指脾阴不足,健运失调所表现的证候。若以肠燥便秘、脉细涩为主要表现者,亦称脾约证。

多因外感温热病后,阴液耗伤,或素体阴虚,或情志不遂,肝郁化火,灼伤阴津,或过食辛辣之品,或误服辛温之剂所致。

[临床表现] 消瘦乏力,纳呆不思食,食后腹胀,口燥唇干,五心烦热,大便干结,尿黄。舌红干苔少或光剥,脉细数或细涩。

[证候分析] 脾阴虚证,以腹胀、纳呆、便结与阴虚见症为辨证要点。脾阴不足,运化受累,则纳呆不思食,食后腹胀。化源匮乏,气血不充,则神疲乏力。阴液亏虚,机体失养,则身体消瘦;津不上承,则口燥唇干;津不下润,则便秘尿黄;阴虚生热,则五心烦热。舌红干苔少或光剥,脉细数或细涩,为阴液不足之征。

(六) 寒湿困脾证

寒湿困脾证,是指寒湿内盛,中阳受困所表现的证候。多由饮食不节,过食生冷,淋雨涉水,居处潮湿,以及内湿素盛等因素引起。

[临床表现] 脘腹痞闷胀痛,食少便溏,泛恶欲吐,口淡不渴,头身困重,面色晦黄,或肌肤面目发黄,黄色晦暗如烟熏,或肢体浮肿,小便短少。舌淡胖苔白腻,脉濡缓。

[证候分析] 寒湿困脾证,以脘腹痞胀,头身困重,食少便溏和寒湿中焦症状为辨证要点。脾性喜燥恶湿,寒湿内侵,中阳受困,脾气被遏,运化失司,故脘腹部轻则痞闷不舒,重则作胀疼痛,食欲减退。湿注肠中,则大便溏薄,甚至出现泄泻。胃失和降,故泛恶欲吐。寒湿属阴邪,阴不耗液,故口淡不渴。脾主肌肉,湿性重着,则肢体沉重,清阳失展,故头重如裹;

湿阻气滞,气血运行不利,不能外荣肌肤,所以面色黄晦。脾为寒湿所困,阳气不宣,胆汁随之外泄,故肌肤面目发黄,黄色晦暗如烟熏。阳气被寒湿所遏,不得温化水湿,泛溢肌表,可见肢体浮肿;膀胱气化失司,则小便短少。舌淡胖苔白腻,脉濡缓,皆为寒湿内盛的现象。

寒湿困脾和脾阳虚都有脾运失健,寒象以及湿阻的表现,但两者重点不同,鉴别要点如下:

寒湿困脾证:是寒湿内侵,中阳受困,性质属实,病程短,苔白腻,脉濡缓。

脾阳虚证:是阳虚失运,寒湿内生,性质属虚,病程长,苔白滑,脉沉迟。

(七) 湿热蕴脾证

湿热蕴脾证,是指湿热内蕴中焦所表现的证候。常因感受湿热外邪,或过食肥甘酒酪酿湿生热所致。

[临床表现] 脘腹痞闷,纳呆呕恶,便溏尿黄,肢体困重,或面目肌肤发黄,色泽鲜明如橘子,皮肤发痒,或身热起伏,汗出热不解。舌红苔黄腻,脉濡数。

[证候分析] 湿热蕴脾证,以脘腹痞闷,纳呆,呕恶与湿热内蕴症状为辨证要点。湿热之邪蕴结脾胃,受纳运化失职,升降失常,故脘腹痞闷,纳呆,呕恶。脾主肌肉,湿性重着,脾为湿困,则肢体困重。湿热蕴脾,交阻下迫,故大便溏泄不爽,小便短赤。湿热内蕴脾胃,熏蒸肝胆,致胆汁不循常道,外溢肌肤,故皮肤发痒,面目发黄,其色鲜明如橘子。湿遏热伏,热处湿中,湿热郁蒸,故身热起伏,汗出而热不解。舌红苔黄主热,腻主湿,脉濡主湿,数主热,故舌脉均为湿热内盛之征。

湿热蕴脾证与寒湿困脾证,在病理上都由湿邪阻遏脾气所致,而主要区别在于兼寒兼热属性的不同,一为寒湿,一为湿热,所以两者的临床表现有同有异。

(八) 胃阴虚证

胃阴虚证,是指胃阴亏虚所表现的证候。多由胃病久延不愈,或热病后期阴液未复,或平素嗜食辛辣,或情志不遂,气郁化火导致胃阴耗伤。

[临床表现] 胃脘隐痛,饥不欲食,口燥咽干,大便干结,或脘痞不舒,或干呕呃逆。舌红少津,脉细数。

[证候分析] 胃阴虚证,以胃脘隐痛,饥不欲食和阴虚症状共见为辨证要点。胃阴不足,则胃阳偏亢,虚热内生,热郁胃中,胃气不和,致脘部隐隐疼痛,饥不欲食。胃阴亏虚,上不能滋润咽喉,则口燥咽干;下不能濡润大肠,故大便干结。胃失阴液滋润,胃气不和,可见脘痞不舒。阴虚热扰,胃气上逆,可见干呕呃逆。舌红少津,脉象细数,是阴虚内热的征象。

(九) 食滞胃脘证

食滞胃脘证,是指饮食物停滞胃脘,不能腐熟所表现的证候。多由饮食不节,暴饮暴食,或脾胃素弱,运化失健等因素引起。

[临床表现] 胃脘胀闷,甚则疼痛,嗳气吞酸或呕吐酸腐食物,吐后胀痛得减,或矢气便溏,泻下物酸腐臭秽。舌苔厚腻,脉滑。

[证候分析] 食滞胃脘证,以胃脘胀闷疼痛,嗳腐吐酸为辨证要点。胃气以降为顺,食停胃脘胃气郁滞,则脘部胀闷,甚则疼痛。胃失和降而上逆,胃中腐败谷物挟腐浊之气随之上泛,故见嗳腐吞酸,或呕吐腐败食物。吐后实邪得消,胃气通畅,故胀痛得减。若食积气滞,湿邪内生,湿食下移,肠腑气窒,可致矢气频频,臭如败卵,大便溏泄,泻下物酸腐臭秽。食滞内停,胃中浊气上腾,则舌苔厚腻。正气抗邪,气血充盛,故脉来滑利有力。

(十) 胃寒证

胃寒证,是指阴寒凝滞胃腑所表现的证候。多由腹部受凉,过食生冷,或劳倦伤中,复感寒邪所致。

[临床表现] 胃脘疼痛,轻则绵绵不已,重则拘急剧痛,遇冷加剧,得温则减,口淡不渴;或伴见神疲乏力,肢凉喜暖,食后痛减;或伴见胃脘水声漉漉,口泛清水。舌淡苔白滑,脉迟或弦。

[证候分析] 胃寒证,以胃脘冷痛,肢体不温与寒象症状共见为辨证要点。寒邪侵袭人体,阳气受伤者,则为虚寒证,阳气被遏者,则为实寒证。寒邪凝滞胃腑,络脉收引,气机郁滞,故胃脘疼痛,寒为阴邪,得阳始化,得冷更凝泣不行,故疼痛遇冷加剧,得温则减。口淡不渴,是阴不耗津,寒邪内盛之征。胃寒属实,若病程迁延,疼痛反复发作,阳气耗伤,虚象逐渐暴露,则由实转虚。中气不足则神疲乏力;肢体失阳气温煦,故肢冷喜暖;进食后阳气得振,所以疼痛暂得缓解。胃气虚寒,不能温化精微,致水液内停而为水饮,饮停于胃,振之可闻脘部漉漉水声;随胃气上逆,可见口泛清水。本证阳气不足为虚,水饮内停为实,病情不断演变成为虚中夹实证。阴寒内盛,胃虚停饮,则舌淡白苔白滑。迟脉主寒,水饮多见弦脉。

(十一) 胃热证

胃热证,是指胃中火热炽盛所表现的证候。多因平素嗜食辛辣肥腻,化热生火,或情志不遂,气郁化火,或热邪内犯等所致。

[临床表现] 胃脘灼痛,吞酸嘈杂,或食入即吐,或渴喜冷饮,消谷善饥,或牙龈肿痛溃烂,齿衄,口臭,大便秘结,小便短赤。舌红苔黄,脉滑数。

[证候分析] 胃热证,以胃脘灼痛,消谷善饥与实热症状共见为辨证要点。热炽胃中,胃腑络脉气血壅滞,故脘部灼热疼痛;肝经郁火,横逆侮土,肝胃气火上逆,则吞酸嘈杂,呕吐,或食入即吐。胃热炽盛,耗津灼液,则渴喜冷饮;功能亢进,则消谷善饥。胃络于龈,胃火循经上熏,气血壅滞,可使牙龈肿胀疼痛,甚则化脓、溃烂;血络受伤,血热妄行,可见齿衄;胃中浊气上逆,故口臭。热盛伤津,大肠失润,则大便秘结;小便化源不足,则量少色赤。舌红苔黄为热征,热则气血运行加速,故脉象滑数有力(表4-8)。

表4-8 胃病寒热虚实鉴别表

证候	疼痛性质	呕吐	口味与口渴	大便	舌象	脉象
胃寒证	冷痛	清水	口淡不渴	便溏	舌淡苔白滑	沉迟
胃热证	灼痛	吞酸	渴喜冷饮	秘结	舌红苔黄	滑数
胃阴虚证	隐痛	干呕	口咽干燥	干结	舌红少苔	细数
食滞胃脘证	胀痛	酸腐食物	口中腐臭	酸臭	苔厚腻	滑

四、肝与胆病辨证

肝位于右胁,胆附于肝,肝胆经脉相互络属,故有表里之称。肝主疏泄,又主藏血,在体为筋,开窍于目,其华在爪。胆贮藏排泄胆汁,以助消化,并与情志活动有关。

肝的病证,有虚实之别。虚证多见血亏及阴伤,实证多见气郁火盛以及寒邪、湿热等侵犯。

肝病的常见症状:胸胁少腹胀痛窜痛,烦躁易怒,头晕胀痛,肢体震颤,手足抽搐,以及目疾,月经不调,睾丸胀痛等。胆病常见口苦发黄,惊悸失眠等症。

(一) 肝气郁结证

肝气郁结证,是指肝失疏泄,气机郁滞所表现的证候。多因情志抑郁,或突然的精神刺激以及其他病邪的侵扰而发病。

[临床表现] 胸胁或少腹胀闷窜痛,胸闷喜太息,情志抑郁易怒,或咽部梅核气,或颈部瘿瘤,或癥块。妇女可见乳房作胀疼痛,痛经,月经不调,甚则闭经。舌苔薄白,脉弦。

[证候分析] 肝气郁结证,以情志抑郁易怒,肝经所过部位胀闷窜痛为辨证要点。肝气郁结,经气不利,故胸胁乳房、少腹胀闷疼痛或窜动作痛。肝主疏泄,具有调节情志的功能,气机郁结,不得条达疏泄,则情志抑郁;久郁不解,失其柔顺舒畅之性,故情绪急躁易怒。气郁生痰,痰随气逆,循经上行,搏结于咽则见梅核气;积聚于颈项则为瘿瘤。气病及血,气滞血瘀,冲任不调,故月经不调或经行腹痛;气聚血结,可酿成癥瘕。苔白,脉弦,为肝气郁滞之象。

(二) 肝火上炎证

肝火上炎证,是指肝经气火上逆所表现的证候。多因情志不遂,肝郁化火,或热邪内犯等引起。

[临床表现] 头晕胀痛,面红目赤,口苦口干,急躁易怒,不眠或恶梦纷纭,胁肋灼痛,便秘尿黄,耳鸣如潮,或耳内肿痛流脓,或吐血衄血。舌红苔黄,脉弦数。

[证候分析] 肝火上炎证,一般以肝脉循行部位的头、目、耳、胁表现的实火炽盛症状为辨证要点。火性炎上,肝火循经上攻头目,气血涌盛络脉,故头晕胀痛,面红目赤;肝胆相为表里,肝热传胆,胆气循经上溢,则口苦;津为火热所灼,故口干,肝失条达柔顺之性,所以急躁易怒;火热内扰,神魂不安,以致失眠,恶梦纷纭;肝火内炽,气血壅滞肝络,使胁肋部灼热疼痛;热盛耗津,故便秘尿黄。足少阳胆经入耳中,肝热移胆,胆热循经上冲,则耳鸣如潮;热蒸耳道,壅遏营气,络脉不通,可致耳内红肿热痛,甚则溃烂化脓;灼伤络脉,血热妄行,可见吐血衄血。舌红苔黄,脉弦数,为肝经实火炽盛之征。

(三) 肝血虚证

肝血虚证,是指肝脏血液亏虚所表现的证候。多因脾肾亏虚,生化之源不足,或慢性病耗伤肝血,或失血过多所致。

[临床表现] 眩晕耳鸣,面白无华,爪甲不荣,夜寐多梦,视力减退或成雀盲。或见肢体麻木,关节拘急不利,手足震颤,肌肉瞤动,妇女常见月经量少、色淡,甚则经闭。舌淡苔白脉弦细。

[证候分析] 肝血虚证,以筋脉、爪甲、两目血虚失养和血虚症状共见为辨证要点。肝血不足,不能上荣头面,故眩晕耳鸣,面白无华;爪甲失养,则干枯脆薄;血不足以安魂定志,故夜寐多梦;目失所养,所以视力减退,甚则雀盲。肝主筋,血虚筋脉失养,则拘挛急迫,感觉迟钝,因而发生肢体麻木,关节拘急屈伸不利,手足震颤,肌肉瞤动等虚风内动之象。妇女肝血不足,不能充盈冲任之脉,所以月经量少色淡,甚至经闭。舌淡苔白脉细,为血虚常见之征。

(四) 肝阴虚证

肝阴虚证,是指肝脏阴液亏虚所表现的证候。多由情志不遂,气郁化火,或肝病、温热病后期耗伤肝阴引起。

[临床表现] 头晕耳鸣,两目干涩,面部烘热,胁肋灼痛,五心烦热,潮热盗汗,口咽干燥,或见手足蠕动。舌红少津,脉弦细数。

［证候分析］　肝阴虚证，以目涩，胁肋灼痛，手足蠕动和阴虚症状共见为辨证要点。肝阴不足，不能上滋头目，则头晕耳鸣，两目干涩；虚火上炎，则面部烘热；肝络为虚火所灼，而见胁肋灼热疼痛；虚热内蒸，则五心烦热，午后潮热；虚火内扰营阴，则为盗汗。阴液亏虚不能上润，而见口咽干燥。肝阴亏虚，筋脉失养则手足蠕动。舌红少津，是阴虚内热之征。弦脉主肝病，细脉为阴虚，数脉为有热，故肝阴不足，虚热内炽，脉象为弦细数。

肝阴虚证与肝火上炎证，均有热象的表现，但前者属虚热，后者为实火，有着本质的不同。临床辨证，应予注意。

（五）肝阳虚证

肝阳虚证，是指肝脏阳气不足，温煦无力，疏泄、条达失常所表现的证候。多因素体阳虚，或外感寒邪，或过食生冷，损伤阳气，或久病体弱所致。

［临床表现］　情志抑郁，胁肋胀闷或隐痛，或肢体拘急不舒，头晕目眩，面色㿠白，形寒肢冷。舌淡苔白而滑，脉弦而沉迟无力。

［证候分析］　肝阳虚证，以情志抑郁，胁肋胀闷隐痛和阳虚症状共见为辨证要点。肝阳不足，疏泄条达不利，情志失调，故情志抑郁；气机不畅，则胁肋胀闷，肝脉失于温养，则胁痛隐隐；肝主筋，筋脉失养，可见肢体拘急不舒；肝阳亏虚，不能上温头面，而头晕目眩，面色㿠白；肢体失煦，则见形寒肢冷。舌淡苔白而滑，脉弦而沉迟无力，为肝阳不足，虚寒内生之征。

（六）肝阳上亢证

肝阳上亢证，是指水不涵木，肝阳偏亢所表现的证候。多因肝肾阴虚，肝阳失潜，或恼怒焦虑，气火内郁，暗耗阴津，阴不制阳所致。

［临床表现］　眩晕耳鸣，头目胀痛，面红目赤，急躁易怒，心悸健忘，失眠多梦，腰膝酸软，头重足飘。舌红，脉弦有力或弦细数。

［证候分析］　肝阳上亢证，以眩晕耳鸣，头目胀痛，头重足飘为辨证要点。肝肾之阴不足，肝阳亢逆无制，气血上冲，则眩晕耳鸣，头目胀痛，面红目赤；肝性失柔，故急躁易怒；阴虚心失所养，神不得安，则见心悸健忘，失眠多梦；腰为肾府，膝为筋府，肝肾阴虚，筋脉失养，故腰膝酸软无力；肝阳亢于上为上盛，阴液亏于下为下虚，上盛下虚，所以头部发重，两足飘浮，步履不稳。舌红，脉弦有力或弦细数，为肝肾阴虚，肝阳亢盛之象。

肝气郁结、肝火上炎、肝阴不足、肝阳上亢四证的病理机制，往往不断变化，如肝气久郁，可以化火；肝火上炎，火热炽盛，可以灼烁肝阴；肝阴不足，可致肝阳上亢；而肝阳亢盛又可化火，所以在辨证上既要掌握其临床表现的各个特征，又要分析其内在联系的不断变化，才能及时作出判断（表4-9）。

表4-9　肝气郁结、肝火上炎、肝阴虚、肝阳上亢四证鉴别表

证候	性质	症状	舌象	脉象
肝气郁结证	实证	胸胁或少腹胀闷窜痛，胸闷喜太息，易怒，妇女月经不调等	舌苔薄白	弦
肝火上炎证	热证	头晕胀痛，耳鸣如潮，面红目赤，口苦口干，急躁易怒，不眠多梦，胁肋灼痛，便秘尿黄，或耳内肿痛流脓，或吐血衄血	舌红苔黄	弦数
肝阴虚证	虚证	眩晕耳鸣，胁痛目涩，面部烘热，五心烦热，潮热盗汗，口咽干燥，或手足蠕动	舌红少津	弦细数
肝阳上亢证	本虚标实	眩晕耳鸣，头目胀痛，面红目赤，急躁易怒，心悸健忘，失眠多梦，腰膝酸软，头重足轻	舌红	弦而有力或弦细数

(七) 肝风内动证

患者出现眩晕欲仆、抽搐、震颤等具有"动摇"特点的症状，即称肝风内动。临床常见的有肝阳化风、热极生风、阴虚动风和血虚生风四种。

1. 肝阳化风证

指肝阳亢逆无制引动肝风所表现的证候。多因肝肾之阴久亏，肝阳失潜而暴发。

[临床表现]　眩晕欲仆，头摇而痛，项强肢颤，语言謇涩，手足麻木，步履不正，或卒然昏倒，不省人事，口眼㖞斜，半身不遂，舌强不语，喉中痰鸣。舌红苔白或腻，脉弦有力。

[证候分析]　肝阳化风证，以眩晕欲仆，语言謇涩，手足麻木或卒然昏倒，不省人事，口眼㖞斜为辨证要点。肝肾之阴素亏，不能潜藏肝阳，而肝阳日亢，中风危机，早已潜伏。肝阳化风，肝风内旋，上扰头目，则天旋地转，眩晕欲倒，或头部摇动不能自制；气血随风阳上逆，壅滞络脉，故头痛不止；风动筋挛，则项强肢颤；足厥阴肝脉络舌本，风阳窜扰络脉，则语言謇涩，发音含糊不清；肝肾阴虚，筋脉失养，故手足麻木；风动于上，阴亏于下，上盛下虚，所以步履不正，行走飘浮，摇摆不稳。风阳暴升，气血逆乱，肝风挟痰上蒙清窍，心神昏愦，故突然昏倒，不省人事；风痰窜扰脉络，患侧气血运行不利，弛缓不用，反受健侧牵拉，致半身不遂，口眼㖞斜，偏向一侧，不能随意运动；痰阻舌根，则舌体僵硬，不能语言；痰随风升，故喉中痰鸣。舌红为阴虚之象，白苔提示邪未化火，腻苔为挟痰之征，脉弦有力，是风阳扰动之征。

2. 热极生风证

指热邪亢盛引动肝风所表现的证候。多由邪热鸱张，燔灼肝经而发病。

[临床表现]　高热神昏，按之灼手，躁扰如狂，手足抽搐，颈项强直，甚则角弓反张，两目上视，牙关紧闭。舌红或绛，脉弦数。

[证候分析]　热极生风证，以高热神昏，手足抽搐与实热症状共见为辨证要点。热邪蒸腾，充斥肌肤，故按之灼手如焚；热传心包，心神愦乱，致神识昏糊，躁扰不安，如同发狂；热灼肝经，津液受烁，引动肝风，而见手足抽搐，颈项强直，角弓反张，两目上视，牙关紧闭等筋脉挛急的表现。热邪内犯营血，则舌红或绛，脉象弦数，为肝经火热之征。

3. 阴虚动风证

指阴液亏虚引动肝风所表现的证候。多因外感热病后期阴液耗损，或内伤久病，阴液亏虚而发病。

[临床表现]　手足震颤或蠕动，眩晕耳鸣，口干咽燥，形体消瘦，五心烦热，潮热盗汗，颧红。舌红少津，脉弦细数。

[证候分析]　阴虚动风证，以眩晕，手足震颤或蠕动与阴虚症状共见为辨证要点。肝阴不足，筋脉失养，则手足震颤或蠕动，或肢体抽搐；阴虚不能上滋，故眩晕耳鸣；阴虚不能制阳，虚热内蒸，故五心烦热，潮热盗汗，颧红；阴液不能上承，则口干咽燥；舌红少津，脉弦细数，为肝阴不足，虚热内炽之征。

4. 血虚生风证

指血虚筋脉失养引动肝风所表现的证候，多由急慢性出血过多，或久病血虚所引起。

[临床表现]　眩晕，手足震颤，肢体麻木，关节拘急不利，肌肉瞤动，皮肤瘙痒，爪甲不荣，面白无华。舌淡苔白，脉细或弱。

[证候分析]　血虚生风证，以眩晕，手足震颤，肢体麻木，肌肉瞤动与血虚症状共见为辨证要点。肝血不足，不能上荣头面，故头晕，目眩，面白；肝在体为筋，爪甲为筋之余，筋失

血养,则手足震颤,关节拘急不利,肌肉瞤动,爪甲不荣;肢体、皮肤失养,则见肢体麻木,皮肤瘙痒;舌淡苔白,脉细或弱,为血虚之象(表4-10)。

表4-10 肝风四证鉴别表

证候	性质	主症	兼症	舌象	脉象
肝阳化风证	上实下虚证	眩晕欲仆,头摇肢颤,语言蹇涩,或舌强不语,或卒然倒地,不省人事,偏瘫	头痛项强,手足麻木,步履不正	舌红苔白或腻	弦而有力
热极生风证	热证	手足抽搐,颈项强直,角弓反张,两目上视,牙关紧闭	高热神昏,躁热如狂	舌红绛	弦数有力
阴虚动风证	虚证	手足蠕动	午后潮热,五心烦热,口咽干燥,形体消瘦	舌红少津	弦细数
血虚生风证	虚证	手足震颤,肌肉瞤动,关节拘急不利,肢体麻木	眩晕耳鸣,面白无华,爪甲不荣	舌淡苔白	弦细

(八)寒滞肝脉证

寒滞肝脉证,是指寒邪凝滞肝脉所表现的证候。多因感受寒邪而发病。

[临床表现] 少腹牵引睾丸坠胀冷痛,或阴囊收缩引痛,受寒则甚,得热则缓。舌苔白滑,脉沉弦或迟。

[证候分析] 寒滞肝脉证,以少腹牵引睾丸坠胀冷痛为辨证要点。足厥阴肝脉绕阴器抵少腹,寒邪侵袭肝经,阳气被遏,气血运行不利,故少腹牵引睾丸坠胀冷痛;寒为阴邪,性主收引,筋脉拘急,可致阴囊收缩引痛;寒则气血凝涩,热则气血通利,故疼痛遇寒加剧,得热则减。阴寒内盛,则苔见白滑,脉沉主里,弦主肝病,迟为阴寒,是为寒滞肝脉之征。

寒滞肝脉证,常见于疝气病中的寒疝,因其具有小肠从少腹下垂阴囊而致气胀坠痛的特点,故又称小肠气痛。

(九)肝胆湿热证

肝胆湿热证,是指湿热蕴结肝胆所表现的证候。多由感受湿热之邪,或偏嗜肥甘厚腻,酿湿生热,或脾胃失健,湿邪内生,郁而化热所致。

[临床表现] 胁肋部胀痛灼热,或有痞块,厌食,腹胀,口苦泛恶,大便不调,小便短赤。舌红苔黄腻,脉弦数。或寒热往来,或身目发黄,或阴囊湿疹,瘙痒难忍,或睾丸肿胀热痛,或带下黄臭,外阴瘙痒等。

[证候分析] 肝胆湿热证,以右胁肋胀痛灼热,纳呆,尿黄为辨证要点。湿热蕴结肝胆,疏泄失职,肝气郁滞,故右侧胁肋部出现胀痛灼热。气滞血瘀,可致胁下痞块。肝木横逆侮土,脾胃受病,运化失健,则厌食、腹胀;胃气上逆故泛恶欲吐;胆气随之上溢,可见口苦。湿热内蕴,湿偏重则大便稀溏,热偏重则大便干结。湿热下注,膀胱气化失司,所以小便短赤。舌红苔黄腻,脉弦数,为湿热内蕴肝胆之征。

若肝病影响胆府,枢机不和,正邪相争,可见寒热往来;湿热熏蒸胆汁不循常道而外溢肌肤,则肌肤目睛发黄;肝脉绕阴器,湿热随经下注,浸淫阴囊,则为湿疹,瘙痒难忍;郁蒸睾丸,络脉气血壅滞,故睾丸肿胀疼痛,妇女阴道为湿热熏蒸,则带下黄臭,外阴瘙痒。

(十)胆郁痰扰证

胆郁痰扰证,是指胆失疏泄,痰热内扰所表现的证候。多由情志不遂,疏泄失职,生痰化火而引起。

［临床表现］　惊悸不寐，烦躁不宁，口苦呕恶，胸闷胁胀，头晕目眩，耳鸣。舌苔黄腻，脉弦或滑。

［证候分析］　胆郁痰扰证，以失眠，惊悸，眩晕，口苦，耳鸣为辨证要点。胆失疏泄，气机郁滞，生痰化火，痰热内扰，胆气不宁，故见惊悸失眠，烦躁不安；热蒸胆气上溢，则口苦；胆热犯胃，胃气上逆，所以泛恶呕吐；胆气郁滞，可见胸闷胁胀；痰热循经上扰，则为头晕目眩，耳鸣。舌苔黄腻，脉象弦或滑，为痰热内蕴之征。

五、肾与膀胱病辨证

肾左右各一，位腰部，其经脉与膀胱相互络属，故两者相为表里。肾藏精，主生殖，为先天之本，主骨生髓充脑，在体为骨，开窍于耳，其华在发。又主水，并有纳气功能，膀胱具有贮尿排尿的作用。

肾的病证，因肾藏元阴元阳，为人体生长发育之根，脏腑机能活动之本，一有耗伤，则诸脏皆病，故肾多虚证。肾病常见者，有肾阳虚，肾阴虚，肾精不足，肾气不固，肾不纳气等证。膀胱多见湿热证。

肾病的常见症状：腰膝酸软而痛，耳鸣耳聋，发白早脱，齿牙动摇，阳痿遗精，精少不育，女子经少经闭，以及水肿、二便异常等。膀胱病常见尿频、尿急、尿痛、尿闭，以及遗尿、小便失禁等症。

（一）肾阳虚证

肾阳虚证，是指肾脏阳气虚衰所表现的证候。多由素体阳虚或年高肾亏，或久病伤肾，以及房劳过度等因素引起。

［临床表现］　腰膝酸软而痛，畏寒肢冷，尤以下肢为甚，头目眩晕，精神萎靡，面色㿠白或黧黑。舌淡胖苔白，脉弱。或阳痿，妇女宫寒不孕；或大便久泄不止，完谷不化，五更泄泻；或浮肿，腰以下为甚，按之凹陷不起，甚则腹部胀满，全身肿胀，心悸咳喘。

［证候分析］　肾阳虚证，以腰膝酸软而痛，全身功能低下和阳虚症状共见为辨证要点。腰为肾之府，肾主骨，肾阳虚衰，不能温养腰府及骨骼，则腰膝酸软疼痛；不能温煦肌肤，故畏寒肢冷；肾处下焦，阳气不足，阴寒盛于下，所以两足发冷更为明显。阳气不足，心神无力振奋，故精神萎靡不振。气血运行无力，不能上荣于面，故面色㿠白。肾阳极度虚衰，浊阴弥漫肌肤，故面色黧黑无泽。舌淡胖苔白，脉弱，均为肾阳虚衰，气血运行无力的表现。肾主生殖，肾阳不足，命门火衰，生殖功能减退，男子则阳痿不举，女子则宫寒不孕。命门火衰，火不生土，脾失健运，故久泄不止，完谷不化或五更泄泻。肾阳不足，膀胱气化功能障碍，水液内停，溢于肌肤而为水肿；水湿下趋，肾处下焦，故腰以下肿甚，按之凹陷不起；水湿泛滥，阻滞气机，则腹部胀满；水气凌心，心阳受损，则心中悸动不安；上逆犯肺，宣降失常，则咳嗽气喘。

（二）肾阴虚证

肾阴虚证，是指肾脏阴液不足所表现的证候。多由久病伤肾，或禀赋不足，房事过度，或过服温燥劫阴之品所致。

［临床表现］　腰膝酸痛，眩晕耳鸣，失眠多梦，男子阳强易举，遗精，妇女经少经闭，或见崩漏，形体消瘦，潮热盗汗，五心烦热，咽干颧红，溲黄便干。舌红少津，脉细数。

[证候分析] 肾阴虚证,以腰膝酸痛,眩晕耳鸣,遗精,经少和阴虚症状共见为辨证要点。肾阴不足,髓减骨弱,骨骼失养,故腰膝酸痛;脑海失充,则头晕耳鸣。心肾为水火既济之脏,肾水亏虚,水火失济则心火偏亢,致心神不宁,而见失眠多梦;相火妄动,则阳强易举;君火不宁,扰动精室,而致精泄梦遗。妇女以血为用,阴亏则经血来源不足,所以经量减少,甚至闭经;阴虚则阳亢,虚热迫血可致崩中。肾阴亏虚,虚热内生,故见形体消瘦,潮热盗汗,五心烦热,咽干颧红,溲黄便干,舌红少津,脉细数等症。

（三）肾精不足证

肾精不足证,是指肾精亏损所表现的证候。多因禀赋不足,先天发育不良,或后天调养失宜,或房室过度,或久病伤肾所致。

[临床表现] 小儿发育迟缓,身材矮小,智力和动作迟钝,囟门迟闭,骨骼痿软。男子精少不育,女子经闭不孕,性功能减退。成人早衰,发脱齿摇,耳鸣耳聋,健忘恍惚,动作迟缓,足痿无力,精神呆钝等。舌淡苔白,脉细或尺弱。

[证候分析] 肾精不足证,以生长发育迟缓,生殖功能减退,成人早衰为辨证要点。肾藏精,主生殖,为生长发育之本。肾精不足,不能化气生血,充肌长骨,故小儿发育迟缓,身材矮小;无以充髓实脑,致智力迟钝,动作缓慢;精亏髓少,骨络失养,则生长迟缓,囟门迟闭,骨骼痿软,成人则多见早衰。肾精主生殖,肾精亏损,男子精少不育,女子经闭不孕,性功能减退。肾之华在发,精不足则发不长,易脱发;齿为骨之余,失精气之充养,故齿牙动摇,甚则早脱;耳为肾窍,脑为髓海,精少髓亏,脑海空虚,故见耳鸣耳聋,健忘恍惚;精充则筋骨隆盛,动作矫健,精损则筋骨疲惫,转摇不能,所以动作迟缓,足痿无力;肾精衰,脑失充,则灵机失运,记忆模糊,故老年可见精神呆钝;精血不足,则舌淡,脉细或尺弱。

（四）肾气不固证

肾气不固证,是指肾气亏虚,固摄无权所表现的证候。多因年高肾气亏虚,或年幼肾气未充,或房事过度,或久病伤肾所致。

[临床表现] 面白神疲,听力减退,腰膝酸软,小便频数而清,或尿后余沥不尽,或遗尿,或小便失禁,或夜尿频多。男子滑精早泄,女子带下清稀,或胎动易滑。舌淡苔白,脉弱。

[证候分析] 肾气不固证,以腰膝酸软,小便、精关、经带、胎气不固为辨证要点。肾气亏虚则功能活动减退,气血不能上充于耳,听力逐渐减退;骨骼失肾气之温养,所以腰膝酸软乏力。肾与膀胱相表里,肾气虚膀胱失约,以致小便次数频繁,量多清长,甚则小便失禁;排尿功能无力,尿液不能全部排出,可使尿后余沥不尽。若肾气未充,脑髓未足,元神不能自主,每致小便自遗,故遗尿多见于小儿,或禀赋不足的青少年。夜间阴气盛,阳气衰,故肾气不足者多见夜尿频多。肾之藏精,赖肾气的固摄,精得以藏,肾气不足,则精关不固,精易外泄,故致滑精,或早泄。带脉失固,常见带下清稀;任脉失养,胎元不固,每易造成流产。舌淡苔白,脉弱,是肾气虚衰之象。

（五）肾不纳气证

肾不纳气证,是指肾气虚衰,气不归元所表现的证候。多由久病咳喘,肺虚及肾,或劳伤肾气所致。

[临床表现] 久病咳喘,呼多吸少,气不得续,动则喘息益甚,自汗神疲。声音低怯,腰膝酸软。舌淡苔白,脉弱。或喘息加剧,冷汗淋漓,肢冷面青,脉浮大无根;或气短息促,面赤心烦,咽干口燥。舌红,脉细数。

[证候分析] 肾不纳气证,以久病咳喘,呼多吸少,气不得续,动则益甚为辨证要点。肾虚则摄纳无权,气不归元,故呼多吸少,气不得续,动则喘息益甚;骨骼失养,故腰膝酸软乏力。肺气虚,卫外不固则自汗,功能活动减退,故神疲声音低怯。舌淡苔白,脉弱,为气虚之征。若阳气虚衰欲脱,则喘息加剧,冷汗淋漓,肢冷面青;虚阳外浮,脉见浮大无根;阴阳互为依存,肾气不足,久延伤阴,或素体阴虚均可出现气阴两虚之候。肾虚不能纳气,则气短息促;阴虚生内热,虚火上炎,故面赤心烦,咽干口燥。舌红,脉细数,为阴虚内热之象(表4-11)。

表4-11 肾病五证鉴别表

证候	性质	症状	舌象	脉象
肾阳虚证	虚证	腰膝酸痛,畏寒肢冷,阳痿,妇女宫寒不孕,或五更泄泻,或浮肿	舌淡胖苔白	弱
肾阴虚证	虚证	腰膝酸痛,失眠多梦,阳强易举,遗精早泄,潮热盗汗,咽干颧红,溲黄便干	舌红少津	细数
肾精不足证	虚证	小儿骨骼痿软,男子精少,女子经闭,发脱齿摇,健忘耳聋,动作迟缓,足痿无力,精神呆钝	舌淡苔白	沉细
肾气不固证	虚证	腰膝酸软,听力减退,小便频数而清,余沥不尽,遗尿失禁,滑精早泄,胎动易滑	舌淡苔白	弱
肾不纳气证	虚证	咳喘呼多吸少,气不得续,动则喘息益甚,自汗神疲,声音低怯,腰膝酸软	舌淡苔白	弱

(六)膀胱湿热证

膀胱湿热证,是指湿热蕴结膀胱所表现的证候,多由感受湿热,或饮食不节,湿热内生,下注膀胱所致。

[临床表现] 尿频尿急,尿道灼痛,尿黄赤短少,小腹胀闷,或伴有发热腰痛,或尿血,或尿有砂石。舌红苔黄腻,脉数。

[证候分析] 膀胱湿热证,以尿频、尿急、尿痛、尿黄为辨证要点。湿热侵袭膀胱,热迫尿道,故小便次数频繁,并有急迫灼热疼痛感。湿热内蕴,膀胱气化失司,所以尿液黄赤短少,小腹胀闷。如湿热郁蒸,热淫肌表,可见发热,波及肾脏,则见腰痛,灼伤阴络,则为尿血;久郁不解,煎熬尿中杂质成砂石,则尿中可见砂石。舌红苔黄腻,脉数,为湿热内蕴之象。

六、脏腑兼证

人体各脏腑之间,在生理上具有相互资生,相互制约的关系。当某一脏或某一腑发生病变时,不仅表现本脏腑的证候,而且在一定条件下,可影响其他脏器发生病变而出现证候。凡同时见到两个以上脏器的病证,即为"脏腑兼证"。

脏腑病证的相互传变,一般来说,只要具有表里、生克、乘侮关系的脏器,兼证容易发生。反之,则较为少见。所以掌握脏腑病证的一般传变规律,对于临床分析判断病情的发展变化,具有重要意义。

脏腑兼证,具有表里关系的病变,已在五脏辨证中论述。现将其他脏与脏、脏与腑的常见兼证,分述如下。

（一）心肾不交证

心肾不交证，是心肾水火既济失调所表现的证候。多由久病伤阴，或房室不节，或思虑太过，情志郁而化火，或外感热病心火独亢等因素所致。

[临床表现] 心烦不寐，心悸不安，头晕耳鸣，健忘，腰酸，梦遗，五心烦热，咽干口燥。舌红，脉细数。或伴见腰部下肢酸困发冷。

[证候分析] 心肾不交证，以心烦，心悸，不寐，腰酸和心火亢盛，肾阴亏虚症状共见为辨证要点。心为火脏，火下温肾水，使肾水不寒；肾为水脏，肾水上济心火，使心火不亢。水火互济，则心肾阴阳得以协调，故有"心肾相交"或"水火既济"之称。若肾水不足，心火失济，则心阳偏亢，或心火独炽，下及肾水，致肾阴耗伤，均可形成心肾不交的病理变化。本证水亏于下，火炽于上，水火不济，心阳偏亢，心神不宁，故心烦不寐，心悸不安；水亏阴虚，骨髓不充，脑髓失养，则头晕耳鸣，记忆力减退；腰为肾府，失阴液濡养，则腰酸；精室为虚火扰动，故梦遗。五心烦热，咽干口燥，舌红，脉细数，为水亏火亢之征。心火亢于上，火不归元，肾水失于温煦而下凝，则腰足酸困发冷，这是肾阴肾阳虚于下，为心肾不交的又一证型。

（二）心脾两虚证

心脾两虚证，是心血不足，脾气虚弱所表现的证候。多由病久失调，或劳倦思虑，或慢性出血，导致心脾两虚。

[临床表现] 心悸怔忡，失眠多梦，眩晕健忘，面色萎黄，食欲不振，腹胀便溏，神倦乏力，或皮下出血，妇女月经量少色淡，淋漓不尽等。舌质淡嫩，脉细或弱。

[证候分析] 心脾两虚证，以心悸失眠，面色萎黄，神疲食少，腹胀便溏和慢性出血为辨证要点。脾为气血生化之源，又具统血功能。脾气虚弱，生血不足，或统摄无权，血溢脉外，均可导致心血亏虚。心主血，血充则气足，血虚则气弱。心血不足，无以化气，则脾气亦虚。所以两者在病理上常可相互影响，成为心脾两虚证。

心血不足，心失所养，则心悸怔忡；心神不宁，故失眠多梦；头目失养，则眩晕健忘；肌肤失荣，所以面色萎黄无泽。脾气不足，运化失健，故食欲不振，腹胀便溏；气虚功能活动减退，故神倦乏力；脾虚不能摄血，可见皮下出血，妇女经量减少，色淡质稀，淋漓不尽。舌质淡嫩，脉细或弱，皆为气血不足之征。

（三）心肝血虚证

心肝血虚证，是心肝两脏血液亏虚所表现的证候。多由久病体虚，或思虑过度暗耗阴血所致。

[临床表现] 心悸健忘，失眠多梦，眩晕耳鸣，面白无华，两目干涩，视物模糊，爪甲不荣，肢体麻木，震颤、拘挛，妇女月经量少，色淡，甚则经闭。舌淡苔白，脉细。

[证候分析] 心肝血虚证，以心悸健忘，目筋爪甲失养和血虚症状共见为辨证要点。心主血，肝藏血，主疏泄调节血量。若心血不足，则肝无所藏，肝血不足，则无以调节血液进入脉道，心血虚，心失所养，则心悸怔忡；心神不安，故失眠多梦；血不上荣，则眩晕耳鸣，面白无华。目得血而能视，肝血不足，目失滋养，可见两目干涩，视物模糊；肝主筋，其华在爪，筋脉爪甲失血濡养，爪甲可变干枯脆薄，肢体感觉迟钝，麻木不仁，筋脉发生挛急，出现手足震颤或拘急屈伸不利之状。妇女以血为本，肝血不足，月经来源告乏，使经量减少，色淡质稀，甚至月经停止来潮，或为闭经。舌淡苔白，脉细，为血虚之征。

(四) 心肾阳虚证

心肾阳虚证,是心肾两脏阳气虚衰,阴寒内盛所表现的证候。多由久病不愈,或劳倦内伤所致。

[临床表现] 心悸怔忡,畏寒肢厥,或朦胧欲睡,或小便不利,肢面浮肿,下肢为甚;或唇甲淡暗青紫。舌淡暗或青紫,苔白滑,脉沉微细。

[证候分析] 心肾阳虚证,以心悸怔忡,肢体浮肿与虚寒症状共见为辨证要点。肾阳为一身阳气之根本,心阳为气血运行、津液流注的动力,故心肾阳虚则常表现为阴寒内盛,全身功能极度降低,血行瘀滞,水气内停等病变。阳气衰微,心失温养,故心悸怔忡,不能温煦肌肤,则畏寒肢厥,心肾失养,精神萎靡,可见朦胧欲睡;三焦决渎不利,膀胱气化失司,则见小便不利,水液停聚,犯溢肌肤,肢面浮肿;由于水性下趋,故水肿以下肢为甚;阳虚运血无力,血行瘀滞,可见口唇爪甲青紫。舌淡暗或青紫,苔白滑,脉沉微细,皆为心肾阳气衰微,阴寒内盛,血行瘀滞,水气内盛之征。

(五) 心肺气虚证

心肺气虚证,是心肺两脏气虚所表现的证候。多由久病咳喘,耗伤心肺之气,或禀赋不足,年高体弱等因素引起。

[临床表现] 心悸咳喘,气短乏力,动则尤甚,胸闷,痰液清稀,面色㿠白,头晕神疲,自汗声怯。舌淡苔白,脉弱或结、代。

[证候分析] 心肺气虚证,以心悸咳喘与气虚证共见为辨证要点。肺主呼吸,心主血脉,赖宗气的推动作用,以协调两脏的功能。肺气虚弱,宗气生成不足,可使心气亦虚。反之,心气先虚,宗气耗散,亦能致肺气不足。心气不足,不能养心,则见心悸。肺气虚弱,肃降无权,气机上逆,为咳喘。气虚则气短乏力,动则耗气,故喘息亦甚。肺虚,呼吸功能减弱,则胸闷不舒;不能输布精微,水液停聚为痰,故痰液清稀。气虚全身功能活动减弱,肌肤脑髓供养不足,则面色㿠白,头晕神疲;卫外不固则自汗;宗气不足故声怯。气虚则血弱,不能上荣舌体,则舌淡苔白。血脉气血运行无力或心脉之气不续,则脉见弱或结、代。

(六) 脾肺气虚证

脾肺气虚证,是脾肺两脏气虚所表现的证候。多由久病咳喘,肺虚及脾,或饮食不节,劳倦伤脾,不能输精于肺所致。

[临床表现] 久咳不止,气短而喘,痰多稀白,食欲不振,腹胀便溏,声低懒言,疲倦乏力,面色㿠白,甚则面浮足肿。舌淡苔白,脉弱。

[证候分析] 脾肺气虚证,以咳喘,纳少,腹胀便溏与气虚症状共见为辨证要点。脾主运化,为生化之源,脾气不足,不能输精于肺,致肺气日损。脾失健运,湿聚成痰,上渍于肺,故有"脾为生痰之源,肺为贮痰之器"之说。肺主一身之气,肺气不足,宣降失常,脾气受困,终致脾气亦虚。

久咳不止,肺气受损,故咳嗽气短而喘;气虚水津不布,聚湿生痰,则痰多稀白。脾气虚,运化失健,可见食欲不振,腹胀不舒;湿邪下注,则大便溏;气虚功能活动减弱,故声低懒言,疲倦乏力;肌肤失养,则面色㿠白;水湿泛溢,可致面浮足肿。舌淡苔白,脉弱,均为气虚之征。

脾肺气虚证与心肺气虚证,均有气虚表现,所不同者,前者伴见脾病证候,后者兼有心病证候。

（七）脾肾阳虚证

脾肾阳虚证，是脾肾两脏阳气亏虚所表现的证候，多由脾、肾久病耗气伤阳，或久泻久痢，或水邪久踞，以致肾阳虚衰不能温养脾阳，或脾阳久虚不能充养肾阳，终则脾肾阳气俱伤而成。

[临床表现] 面色㿠白，畏寒肢冷，腰膝或下腹冷痛，久泻久痢，或五更泄泻，或下利清谷，或小便不利，面浮肢肿，甚则腹胀如鼓。舌淡胖，苔白滑，脉沉细。

[证候分析] 脾肾阳虚证，以腰膝冷痛，久泻久痢，浮肿与虚寒症状共见为辨证要点。脾为后天之本，主运化，布精微，化水湿，有赖命火之温煦。肾为先天之本，温养脏腑组织，气化水液，须靠脾精的供养。若脾阳虚衰，久延不愈，运化无力，不能化生精微以养肾，或水湿内阻，影响肾阳蒸化水液的功能，皆能导致肾阳不足，成为脾虚及肾的病证。反之，肾阳先虚，火不生土，不能温煦脾阳，或肾虚水泛，土不制水而反为所克，均能使脾阳受伤，而为肾病及脾的病变。故脾肾阳气在生理上具有相互资生、相互促进的作用，在病理上相互影响，无论脾阳虚衰或肾阳不足，在一定条件下，均能发展为脾肾阳虚证。

脾肾阳气虚衰，不能温煦形体，则面色㿠白，畏寒肢冷，腰膝冷痛；阴寒内盛，气机凝滞，故下腹亦能出现冷痛。利久伤阳，脾虚及肾，命火衰微，脾阳更弱，故久泻久痢。寅卯之交，阴气极盛，阳气未复，肠中腐秽欲去，故黎明前泄泻，称为"五更泄"。泻下清冷水液，中夹未消化谷物，是脾肾阳气虚衰，不能温化水谷的缘故。阳气虚衰，无以温化水湿，膀胱气化失司，则小便不利；水无去路，泛溢肌肤，故面浮肢肿；土不制水，反受其克，则腹部水肿胀满如鼓。舌淡胖，苔白滑，脉沉细，均为阳虚阴盛，水寒之气内盛的表现。

（八）肺肾阴虚证

肺肾阴虚证，是肺肾两脏阴液不足所表现的证候。多因久咳肺阴受损，肺虚及肾，或肾阴亏虚，或房室过度，肾虚及肺所致。

[临床表现] 咳嗽痰少，或痰中带血，口燥咽干，或声音嘶哑，形体消瘦，腰膝酸软，骨蒸潮热，颧红盗汗，男子遗精，女子月经不调。舌红少苔，脉细数。

[证候分析] 肺肾阴虚证，以久咳痰血，腰膝酸软与阴虚症状共见为辨证要点。肺肾阴液互相滋养，肺津敷布以滋肾，肾精上滋以养肺，称为"金水相生"。所以在病理变化上，无论病起何脏，其发展可能形成肺肾阴虚证。

肺阴不足，虚热内生，清肃失职，故咳嗽痰少，热灼肺络，络损血溢，则痰中带血；津不上润，故口燥咽干；虚火熏灼会厌，则声音嘶哑；肌肉失养，使形体日渐消瘦。肾阴亏虚，失其濡养，则腰膝酸软乏力；相火偏旺，虚火内蒸，所以自觉热自骨髓蒸腾而出，且午后热势明显，故称"骨蒸潮热"。阴虚内热，虚火上炎则颧红，内扰营阴为盗汗，火扰精室故遗精，阴血不足致经少，阴络受损见崩中。

（九）肝肾阴虚证

肝肾阴虚证，是肝肾两脏阴液亏虚所表现的证候。多由久病失调，房室不节，情志内伤等引起。

[临床表现] 头晕目眩，耳鸣健忘，失眠多梦，咽干口燥，腰膝酸软，胁痛，五心烦热，颧红盗汗，男子遗精，女子经少。舌红少苔，脉细数。

[证候分析] 肝肾阴虚证，以胁痛，腰膝酸软，耳鸣与阴虚症状共见为辨证要点。肝肾阴液相互资生，肝阴充足，则下藏于肾，肾阴旺盛，则上滋肝木，故有"肝肾同源"之说。在病

理上,肝阴虚可下及肾阴,使肾阴不足,肾阴虚不能上滋肝木,致肝阴亦虚,故两脏阴液的盈亏,往往表现盛则同盛,衰则同衰的病理特点。

肾阴亏虚,水不涵木,肝阳上亢,则头晕目眩,耳鸣健忘;虚热内扰,心神不安,故失眠多梦;津不上润,则口燥咽干;筋脉失养,故腰膝酸软无力。肝阴不足,肝脉失养,致胁部隐隐作痛。阴虚生内热,热蒸于里,故五心烦热;火炎于上,则两颧发红;内迫营阴,使夜间盗汗;扰动精室,故多见梦遗。冲任隶属肝肾,肝肾阴伤,则冲任空虚,而经量减少。舌红少苔,脉细数,为阴虚内热之征。

肝肾阴虚证与肺肾阴虚证都有肾阴不足,虚火内炽的表现,所不同的是,前者尚有肝阴虚肝阳亢的症状,后者反映肺阴虚的症状。

(十) 肝脾不调证

肝脾不调证,是肝失疏泄,脾失健运所表现的证候。多由情志不遂,郁怒伤肝,或饮食不节,劳倦伤脾而引起。

[临床表现] 胸胁胀满窜痛,喜太息,情志抑郁或急躁易怒,纳呆腹胀,便溏不爽,肠鸣矢气,或腹痛欲泻,泻后痛减。舌苔白或腻,脉弦。

[证候分析] 肝脾不调证,以胸胁胀闷窜痛,纳呆腹胀,便溏为辨证要点。肝脾两脏在生理上关系密切,肝主疏泄,有协助脾的运化功能,脾主运化,气机通畅,有助于肝气的疏泄,所以在发生病变时,可以相互影响,成为肝脾不调证。如肝失疏泄,气机不利,每致脾运失健,称为"木横侮土"。反之,脾失健运,气滞于中,湿阻于内,亦能影响肝气的疏泄,而为脾病及肝,或称"土壅侮木"。

肝失疏泄,经气郁滞,故胸胁闷窜痛,太息则气郁得达,胀闷得舒,故喜太息为快;气机郁结不畅,故精神抑郁;条达失职,则急躁易怒。脾运失健,气机郁滞,故纳呆腹胀;气滞湿阻,则便溏不爽,肠鸣矢气;腹中气滞则腹痛,排便后气滞得畅,故泻后疼痛得以缓解。本证寒热现象不显,故仍见白苔,若湿邪内盛,可见腻苔,弦脉为肝失柔和之征。

(十一) 肝胃不和证

肝胃不和证,是肝失疏泄,胃失和降所表现的证候。多由情志不遂,气郁化火,或寒邪内犯肝胃而发病。

[临床表现] 脘胁胀闷疼痛,嗳气呃逆,嘈杂吞酸,烦躁易怒。舌红苔薄黄,脉弦或弦数。或巅顶疼痛,遇寒则甚,得温痛减,呕吐涎沫,形寒肢冷。舌淡苔白滑,脉沉弦或紧。

[证候分析] 肝胃不和证,临床常见有两种表现:一为肝郁化火犯胃,以脘胁胀痛,嗳气,吞酸为辨证要点;一为寒邪内犯肝胃,以巅顶痛,吐涎沫,形寒肢冷为辨证要点。肝主升发,胃主下降,两者密切配合,以协调气机升降的平衡。当肝气或胃气失调,常可演变为肝胃不和证。

肝郁化火,横逆犯胃,肝胃气滞,则脘胁胀闷疼痛;胃失和降,气机上逆,故嗳气呃逆;肝胃气火内郁,可见嘈杂吞酸;肝失条达,故急躁易怒。舌红苔薄黄,脉弦或弦数,均为气郁化火之象。

寒邪内犯肝胃,肝脉上达巅顶,阴寒之气循经上逆,经气被遏,故头痛甚于巅顶;寒性阴凝,得阳始运,得寒则凝,所以头痛遇寒加剧,得温痛减。胃府受病,中阳受伤,水津不化,气机上逆,则呕吐清稀涎沫;阳气受伤,不能外温肌肤,则形寒肢冷。舌淡苔白滑,脉沉弦紧,是为寒邪内盛之象。

（十二）肝火犯肺证

肝火犯肺证，是肝经气火上逆犯肺所表现的证候。多由郁怒伤肝，或肝经热邪上逆犯肺所致。

[临床表现] 胸胁灼痛，急躁易怒，头晕目赤，烦热口苦，咳嗽阵作，痰黏量少色黄，甚则咳血。舌红苔薄黄，脉弦数。

[证候分析] 肝火犯肺证，以胸胁灼痛，急躁易怒，目赤口苦，咳嗽为辨证要点。肝性升发，肺主肃降，升降相配，对于调节气机的平衡，具有主要作用。肝脉贯膈上肺，肝气升发太过，气火上逆，循经犯肺，便成肝火犯肺证。肝经气火内郁，热壅气滞，则胸胁灼痛；肝性失柔，故急躁易怒；肝火上炎，可见头晕目赤；气火内郁，则胸中烦热；热蒸胆气上溢，故觉口苦；气火循经犯肺，肺受火灼，清肃之令不行，气机上逆，则为咳嗽；津为火灼，炼液为痰，故痰黄黏量少；火灼肺络，络伤血溢，则为咳血。舌红苔薄黄，脉弦数，为肝经实火内炽之征。

第四节 经络辨证

当外邪侵入人体，经气失常，不能发挥卫外作用，病邪会通过经络逐渐传入脏腑；反之，如果内脏发生病变，同样也循着经络反映于体表。因此，根据患者体表的某一部位所出现的疼痛等症状，便可明确地辨别其为某经、某脏、某腑的病变。例如《素问·脏气法时论》："肝病者，两胁下痛，引少腹……肺病者，喘咳逆气肩背痛。"胁下、少腹、肩背便是该脏经脉循行之处。正由于经络系统能够有规律地反映出若干证候，因此临床根据这些证候，有助于推断疾病发生于何经、何脏、何腑，从而进一步确定病变性质及其发展趋势。

经络辨证，主要是根据《灵枢·经脉》所载十二经脉的病证，及《难经·二十九难》所载奇经八脉的病证而加以概括，由于经络病证常可错杂于脏腑、气血病证之中，可相互参照。

一、十二经脉病证

人体十二经脉，内联脏腑，外络肢体，故掌握十二经脉病证的特征，能辨明病之所生和病机虚实之所在。例如咳喘可见于手太阴肺经，也可见于足少阴肾经。这是因为足少阴肾经，在体内循行，其直行的经脉，从肾上贯肝膈入肺中，因此，肾气不足，或肾受邪时也发生咳喘。至于怎样辨别其属肺属肾，则须从两经不同系统的症状来推求。一般肺经咳喘则兼肺胀、胸闷、缺盆中痛等；而肾经咳喘，则往往心悬若饥、善恐等症相伴出现。不难看出，当一症状发现于同一部位，而必须推求它是某脏、某腑或某一经脉的特发病变时，便当从同时出现的若干症状，或者是先后出现的一系列症状，来对照经与经之间的关系，以及经脉与脏腑之间的络属关系，才能知道每一症状，是属于某经的病变，掌握症状所属，可以帮助我们推求出病因病机与病名。正如《灵枢·卫气》说："能别阴阳十二经者，知病之所生。"

（一）手太阴肺经病证

[临床表现] 肺胀、咳喘、胸部满闷；缺盆中痛；肩背痛，或肩背寒，少气，洒淅寒热，自汗出等，以及臑、臂前侧廉痛。

[证候分析] 肺者生气之源，乃五脏之华盖。其脉起于中焦，循胃口上膈属肺，故病则肺胀、咳喘、胸满；缺盆虽是十二经的通路，而与肺尤为接近，故肺病则痛。手太阴肺经，由中

府出腋下,行肘臂间,肺之经气不利,则臑、臂内侧前廉作痛;如寒邪侵犯皮毛经络,卫阳受束,则洒淅寒热,伤风则自汗,肺虚则少气。

(二) 手阳明大肠经病证

[临床表现]　齿痛、颈肿,喉痹,目黄,口干,鼽衄,肩前臑痛,大指次指痛不用。

[证候分析]　手阳明大肠经脉病变,可以出现一系列证候。由于手阳明的支脉,从缺盆上颈贯颊入下齿中,故病则齿痛、颈肿、喉痹;手阳明之别者合于宗脉,故目黄;大肠与肺相为表里,肺主气而敷布津液,故凡口干、大便秘或泄,属大肠之病变,皆为津液所生的病证。大指次指痛不用,则为本经经脉所及的病变。

(三) 足阳明胃经病证

[临床表现]　发热以身前较甚,鼻痛,鼽衄,齿痛,口㖞,咽痹,颈肿,膝膑肿痛,循乳部、气街、股、伏兔、胫外廉、足面皆痛,足中趾不用。

[证候分析]　阳明之脉行于身前,故气盛发热以身前为甚;其脉起于鼻之交頞中,循鼻外,还出挟口环唇,其支者循喉咙,从缺盆下乳内廉,挟脐腹入气街中,由股下足以入中趾,胃火循经上炎则鼻痛、鼽衄、咽痹、齿痛、颈肿;风中经脉则口㖞;经气不利则本经经脉所及发生病变,如膝膑肿痛、乳痛、气街、股、伏兔、胫外廉、足面皆痛,足趾不用等。

(四) 足太阴脾经病证

[临床表现]　舌本强,食则呕,胃脘痛,腹胀善噫,得后与气则快然如衰。身体皆重。体不能动摇,食不下,烦心,心下急痛,溏泻,瘕癥,泄,水闭,黄疸,不能卧,股膝内肿厥,足大指不用等。

[证候分析]　脾的经脉连于舌本,故病则舌强;脾病气机失运故呕;脾脉入腹,属脾络胃,故为痛为胀;阴盛而上走于阳明,故气滞而为噫;得后与气则快然如衰者,为脾气得以输转而气得通,故矢气后腹胀、善噫等得以衰减。脾主湿土,脾湿内困,故身体皆重。太阴的支脉,上膈注心中,故为烦心、心下急痛;脾寒则为溏泻;脾滞则为瘕癥;脾病不能制水,则为泄,为水闭、为黄疸、为不能卧;脾脉起于足跗趾上行膝股内廉,故股膝内肿厥,及大指不用诸病。

(五) 手少阴心经病证

[临床表现]　嗌干,心痛,渴而欲饮,以及目黄,胁痛,臑臂内后廉痛厥,掌中热痛。

[证候分析]　本经的支者从心系上夹于咽部,故心热则为嗌干心痛;心火炎上则心液耗,故渴而欲饮。手少阴之脉系于目系,心热故目亦黄;其脉又出腋下,故胁痛;循臑臂内侧入掌内后廉,故病为掌中热痛。

(六) 手太阳小肠经病证

[临床表现]　嗌痛颔肿,不可以顾,肩似拔,臑似折。耳聋,目黄,颊肿,颈、颔、肩、臑、肘、臂外后廉痛。

[证候分析]　本经之脉循咽下膈,其支者循颈上颊,故为嗌痛颔肿,不可以顾。肩似拔,臑似折,也是由于手太阳之脉循臑外后廉出肩解绕肩胛,交肩上的缘故。其他如耳聋……肘、臂外后廉痛,也是因其经脉所及而引起的病变。

(七) 足太阳膀胱经病证

[临床表现]　寒热,鼻塞,头痛,目似脱,项如拔,脊痛,腰似折,髀不可以曲,腘如结,踹如裂,足小趾不用。

[证候分析]　"膀胱者,腠理毫毛其应",故膀胱与表气相通,外邪侵袭,则寒热鼻塞。

本经之脉上额交巅入络脑,故邪气上冲则为头痛;脉起目内眦,还出别下项,故目似脱,项如拔;本经夹背抵腰中,过髀枢,循髀外下合腘中,贯踹内,故病脊痛腰似折等。

(八) 足少阴肾经病证

[临床表现] 饥不欲食,面如漆柴,咳唾有血,喝喝而喘,心如悬若饥状,善恐,心惕惕如人将捕之,口热,舌干咽肿,上气,嗌干及痛,烦心心痛,脊、股内后廉痛,痿厥,嗜卧,足下热而痛。

[证候分析] 肾虽属阴,元阳所居,水中有火,为脾胃之母,阴动则阳衰,阳衰则脾困,故病饥不欲食;面如漆柴者,指面色发黑如漆而削瘦如柴。因肾主水,水色黑,阴邪色见于面,故如漆;肾藏精,精衰则枯,故如柴。阴精亏损,虚火妄腾,故咳唾有血。肾虚,气不归元则喝喝而喘。肾在志为恐,肾气怯,故惕惕如人将捕之。足少阴之脉循喉咙,挟舌本,其支者从肺出络心,故病则口热,舌干咽肿及烦心心痛等症丛生。且足少阴之脉自足小趾斜趋足心,上出腘,上股内后廉,贯脊属肾,故病可见脊、股内后廉痛,痿厥及足下热而痛;嗜卧者,为多阴少阳,精神匮乏的表现。

(九) 手厥阴心包络经病证

[临床表现] 手心热,臂肘挛急,腋肿,甚则胸胁支满,心中憺憺大动,面赤目黄,喜笑不休,烦心,心痛等。

[证候分析] 手厥阴之脉起于胸中,出属心包络,循胸出胁,入于掌中,故见手心热及心中憺憺大动。心之华在面,目者心之使,故病则面赤目黄。心在声为笑,故病可见喜笑不休。

(十) 手少阳三焦经病证

[临床表现] 耳聋,心胁痛,嗌肿喉痹,汗出,目锐眦痛,颊痛,耳后、肩、臑、肘、臂外皆痛,小指、次指不用。

[证候分析] 三焦之脉上项系耳后,故病则耳聋;且三焦出气以温肌肉,充皮肤,故为汗出。三焦是主气所生病者,气机抑郁,则心胁不舒而痛,其他诸病,都是由于经脉循行之所处,经气不利所引起。

(十一) 足少阳胆经病证

[临床表现] 口苦,善太息,心胁痛不能转侧,甚则面微有尘,体无膏泽,足外皮热。头痛颔痛,缺盆中肿痛;腋下肿,马刀侠瘿汗出振寒为疟,胸、胁、肋、髀、膝外至胫、绝骨外踝前及诸节皆痛,足小趾、次趾不用。

[证候分析] 足少阳胆病则胆液外溢而口苦,胆郁不舒,故善太息。足少阳之别,贯心循胁里,故心胁痛不能转侧;足少阳之别散于面,胆木为病,燥金胜之,故面微有尘,体无膏泽,少阳居三阳之中而为枢,属半表半里,阳胜则汗出,风胜则振寒而为疟。其他诸证则皆为其经脉所及经气不利而成。

(十二) 足厥阴肝经病证

[临床表现] 腰痛不可以俯仰,甚则嗌干,胸满,呕逆,飧泄,狐疝,遗溺,闭癃,妇人少腹肿。

[证候分析] 足厥阴的支脉与别络和太阳少阳之脉,同结于腰踝下中髎、下髎之间,故病则为腰痛不可以俯仰,肝脉循喉咙之后,上入颃颡,上出额,其支者从目系下颊里,故病则嗌干。足厥阴之脉上行者夹胃贯膈,下行者过阴器抵小腹,故病则胸满呕逆飧泄、狐疝、遗

溺、闭癃。

经络辨证，一方面须与经络循行部位及其所属脏腑综合理解，另一方面在学习针灸学时，还要结合俞穴等理论再作深入探讨，才能全面掌握。

二、奇经八脉病证

奇经八脉，除其本经循行与体内外器官相连属外，并通过十二经脉与五脏六腑发生间接联系，尤其是冲、任、督、带四脉与人体的生理、病理，都存在着密切的关系。

（一）督脉病证

[临床表现]　实则脊强反折，虚则头重。大人癫疾，小儿风痫。

[证候分析]　督脉起于会阴，并于脊里，上风府、入脑、上巅，循额，故实则脊强反折，虚则头重。风气循风府而上入脑，督脉为风气所干，亦可出现大人癫疾和小儿风痫之证。

（二）任脉病证

[临床表现]　男子为疝气，女子带下瘕聚。

[证候分析]　任脉固主身前之阴，阴凝寒滞，气结于下，男子则内结为疝气，女子则郁滞为瘕聚。

（三）冲脉病证

[临床表现]　气从少腹上冲胸、咽、咳、唾，气逆而里急。

[证候分析]　由于冲脉之气失调，与足阳明之气相并而上逆，不能下降，所以出现气从少腹上冲胸、咽、咳、唾以及腹满胀急疼痛，胸满气逆等症。

（四）带脉病证

[临床表现]　腹部胀满，绕脐腰脊痛，冲心痛，腰溶溶如坐水中，女子则赤白带下。

[证候分析]　人身冲任二脉，与阳明合于宗筋，会于气街，皆属于带脉，而络于督脉，则太冲所以能够上养心肺，须赖带脉以主持之，而人身之气所以能够上下流行，亦赖带脉为关锁，且带脉之气整齐坚固，有以牢持于上下之间，而一身之强力，亦赖带脉以引出。中气不运，必病腹部胀满；阴阳两虚，中气弱而不能镇定，必病腰溶溶如坐水中；心脾上郁，肝肾下虚，邪热留连而为滞淫，为病赤白带下；阳不能胜，不能固守于天枢，阴气得以乘袭，必病左右绕脐腰脊痛等证。

（五）阳维、阴维病证

[临床表现]　阳维为病苦寒热；阴维为病苦心痛。阴阳不能自相维，则怅然失志，溶溶不能自收持。

[证候分析]　人身阳脉统于督，阴脉统于任，而诸阳诸阴之散见而会者，又必有经脉以维系而主持之，所以又有阳维以维系诸阳经，有阴维以维系诸阴经。二维之所以能取到维系阴阳的作用者，必从阴阳根柢之处以发其气，气极盛然后才可达到维系阴阳的目的。阳维起于诸阳会，由外踝而上行于卫分，卫为气，气居表，故病则苦寒热而为表证。阴维起于诸阴交，由内踝而上行于营分，营为血，血属心，故病则苦心痛而为里证。若阳维与阴维不能相互维系，阳气耗散而无生气，则怅然失志；阴液消亡而萎软无力，则溶溶不能自收持。

（六）阳跷、阴跷病证

[临床表现]　阳跷为病，阴缓而阳急；阴跷为病，阳缓而阴急。阳急则狂走，目不昧；阴

急则阴厥。

[证候分析] 阳跷与阴跷均起足跟,前者循行于下肢外侧,后者循行于下肢内侧,有保持肢体动作跷捷的作用。如某侧发生病变,则经脉挛缩拘急,相对地另一侧的经脉则表现为弛缓。所以,阳跷为病,阴缓而阳急;阴跷为病,阳缓而阴急。阳急者,阳气偏盛,阳盛则目不昧而狂走;阴急者,阴寒偏盛,寒盛则下肢厥冷。

上述奇经八脉病证,与十二经脉也有密切关系,尤其是冲、任、督、带所见病证,与肝、脾、肾诸经尤为密切。其中"冲为血海,任主胞胎,"说明冲任为病,与月经、胎妊相关。由于冲、任、督同起胞中,"一源而三歧",它们均与生殖有关。因此,临床常用"调理冲任"以治月经病;用"温养任督"以治生殖机能衰退等。

第五节 六 经 辨 证

六经辨证,是汉代张仲景《伤寒论》在《素问·热论》等篇的基础上,结合伤寒病证的传变特点总结出来的,为外感病的一种辨证方法。

六经辨证,将外感病演变过程中所表现的各种证候,以阴阳为纲,分成三阳和三阴两大类,作为论治的基础。按疾病的不同性质分三阳为太阳病证、阳明病证和少阳病证;三阴为太阴病证、少阴病证和厥阴病证。凡是抗病力强,病势亢盛的,为三阳病证;抗病力衰减,病势虚弱的,为三阴病证。

六经病证,是经络、脏腑病理变化的反映,其中三阳病证以六腑的病变为基础;三阴病证以五脏的病变为基础。所以说六经病证实际上基本概括了脏腑和十二经的病变。但由于六经辨证的重点,在于分析外感风寒所引起的一系列的病理变化及其传变规律,因而不能等于内伤杂病的脏腑辨证。

运用六经辨证,能使我们正确地掌握外感病变化发展的规律,从而在治疗上起着指导作用。

一、六经辨证的概念

六经病证既是经络脏腑病理变化的反映,而经络脏腑是人体不可分割的整体,故某一经的病变,很可能影响到另一经,所以六经病有相互传变的证候。一般说来,六经传变,阳证大多从太阳开始,然后传入阳明、少阳,如正气不足,亦可传及三阴;阴证大多从太阴开始,然后传入少阴、厥阴,但亦有邪气直中三阴的。总之,病邪传变,大多自表而里,由实而虚;然在正复邪衰的情况下,亦可由里达表,由虚转实。前者是病邪进展的传变,后者是病情向愈的转归,所以有这样的演变,是与各种客观因素的影响有密切关系的,凡病邪的轻重,体质的强弱,以及治疗的恰当与否,都是决定疾病传变的主要因素。如患者体质衰弱,或医治不当,虽阳证亦可转入三阴;反之,如病护理较好,医治适宜,虽阴证亦可转出三阳。所以,疾病的传变虽然没有固定的形式,但是也总不离乎六经的证候范围,因而只要分清六经脉证的界限,也就能识别六经病证的传变证候。

(一) 太阳病证

太阳为人身的藩篱,主肌表,外邪侵袭,大多从太阳而入,正气奋起抗邪,于是首先表现出来的就是太阳病。

太阳病的主脉主症,是脉浮,头项强痛而恶寒。这里所称的主脉主症,凡具有如此脉症,不论其感受何种病邪,病程长短,但见此脉此症,即可辨为太阳病。因外邪侵袭于肤表,正气抗邪于外,故脉亦应之为浮。足太阳经脉从头走足,行于身体的背部;太阳经脉受邪,失其柔和,故头项强痛。恶寒,亦包括恶风在内,这是外邪侵袭,卫阳被郁的缘故。

由于患者感受病邪的不同和体质的差异,同是太阳病经证,却有中风与伤寒的区别。

1. 太阳中风证

太阳中风为外伤风邪之意,并不是指卒然昏倒的中风。太阳中风的主要病机,是由于营卫失调所致。

[临床表现] 发热,恶风,头痛,脉浮缓,自汗出,有时可见鼻鸣干呕。

[证候分析] 太阳主表,统摄营卫。卫为阳,功主卫外;营为阴,有营养的作用。阳在外为阴之使,阴在内为阳之守。今风邪外袭,卫受病则卫阳浮盛于外而发热,所谓"阳浮者热自发"。正由于卫阳浮盛于外,失其固外开阖的作用,因而营阴不能内守而汗自出,汗出则营弱,所谓"阴弱者汗自出"。由于汗出肌腠疏松,营阴不足,故脉浮缓。汗出肌疏,故恶风。鼻鸣干呕,则是风邪壅滞而影响及于肺胃使然。由于此证汗出肌腠疏松,所以又有表虚证之称,这是对太阳伤寒证的表实而言的,并不是绝对的虚证。

2. 太阳伤寒证

为寒邪袭表,卫阳被束,营阴郁滞所致的证候。

[临床表现] 发热,恶寒,头项强痛,体痛,无汗而喘,脉浮紧。

[证候分析] 邪壅于表,故恶寒,卫与邪争,故发热。初起有未发热者,乃是寒邪初袭,卫阳被遏,暂时还未与邪相争的现象。由于卫阳被遏,势必与邪相争,即会出现发热。因此,伤寒临床所见,多为恶寒发热,同时并见。卫阳既遏,营阴亦受邪滞,筋骨失于濡煦,故身体骨节痛。腠理闭塞,所以无汗,正气欲向于外而寒邪束于表,所以脉见浮紧。肺主呼吸而外合皮毛,邪束于外,肌腠失宣,必然影响及肺,由是肺气不利,则呼吸喘促。因其无汗,故又称为表实证。

(二) 阳明病证

阳明病是因太阳病未愈,病邪逐渐亢盛入里所致。见于外感病过程中,阳气亢旺,邪从热化最盛的极期阶段。按其性质来说属于里实热证。

1. 阳明病经证

指阳明病邪热弥漫全身,充斥阳明经之证,而肠道尚无燥屎内结的证候。

[临床表现] 身大热,大汗出,大渴引饮,面赤心烦,舌苔黄燥,脉洪大。

[证候分析] 邪入阳明,燥热亢盛,充斥阳明经脉,故周身大热;阳明之脉荣于面,热势上腾,故面赤;热迫津液外泄,故大汗出;汗出而津不能继,故大渴引饮;阳明热盛,蒸灼于心神,故心烦;热甚津伤,所以舌苔黄燥;热甚阳亢,阳明为气血俱多之经,热迫其经,故脉来洪大。

2. 阳明病腑证

是邪热传里与肠中糟粕相搏而成燥屎内结的证候。

[临床表现] 日晡潮热,手足濈然汗出,脐腹部胀满疼痛,大便秘结,或腹中转矢气,甚者谵语、狂乱,不得眠,舌苔多厚黄干燥,边尖起芒刺,甚至焦黑燥裂。脉沉迟而实,或滑

数等。

[证候分析] 本证较经证为重，往往是阳明病经证进一步的发展。如阳明经证，大热汗多，或误用发汗使津液外泄，于是肠中干燥，里热更甚，而致燥屎阻结，则成腑证。阳明的经气旺于日晡，而四肢禀气于阳明，腑中实热，弥漫于经，故日晡潮热，手足濈然汗出；热与糟粕充斥肠道，结而不通，则脐腹部胀满疼痛，大便秘结；燥矢内结，结而不通，气从下失，则腹中矢气频转；邪热炽盛上蒸而熏灼心宫，则现谵语，狂乱，不得眠等症；热内结而津液被劫，故苔黄干燥、起芒刺或焦黑燥裂；燥热内结于肠，脉道壅滞而邪热又迫急，故脉沉迟而实，或滑数。

（三）少阳病证

少阳病从其病位上来看，是已离太阳之表，而未入阳明之里，正是在表里之间，因而在其病变的机转上，既不是属于表证，也不是属于里证，而是属于半表半里的热证。

[临床表现] 口苦、咽干、目眩，往来寒热，胸胁苦满，嘿嘿不欲饮食，心烦喜呕，苔白或薄黄，脉弦等。

[证候分析] 少阳位居半表半里，《伤寒论》以口苦、咽干、目眩为提纲。因为少阳受病，邪热熏蒸，胆热上腾则口苦，津为热灼则咽干，目为肝胆之外候，少阳风火上腾，所以目为之眩。此外，邪入少阳半表半里之间，正邪相争，正不胜邪，则恶寒；正胜于邪，则发热，因此寒热往来，亦为少阳病的特点之一。少阳之脉布于胁肋，热郁少阳，故胸胁苦满。胆热木郁，干犯胃腑，胃为热扰，则嘿嘿而不欲饮食；少阳木郁，木火上逆，则心中烦扰；胆气横逆，胃土必自受侮，胃为邪袭，失其降下之常，而反气逆向上，所以时时欲呕，肝胆受病气机郁滞，是以脉弦。

（四）太阴病证

太阴病的性质属于里虚寒湿。脾属太阴，与阳明胃相表里，胃阳旺盛则邪从燥热而化，脾阳不足则邪从寒湿而化，故阳明病属于里实热，太阴病属于里虚寒。由于脾与胃同居中州，相为表里，所以两经见证可以相互转化，如阳明病而中气虚，即可转为太阴；太阴病而中阳渐复，亦可转为阳明。

[临床表现] 腹满而吐，食不下，自利，口不渴，时腹自痛。舌苔白腻，脉象沉缓而弱。

[证候分析] 脾土虚寒，气机不利，则腹部满闷；寒邪阻滞，则腹痛阵发；所以太阴病的腹满、痛与阳明病的腹满因于燥屎内结者，迥然不同。燥屎内结者，其满痛必甚，而且痛必拒按；太阴病腹满、痛为虚，所以腹满时减，而且喜温手揉按。由于中焦虚寒，故食不下或自利，以其邪从寒湿而化；且下焦气化未伤，津液犹能上承，所以太阴病口多不渴。但在吐利严重的情况下，也可能有口干渴的感觉，不过渴不喜饮，或渴喜热饮而饮亦不多。寒湿之邪，弥漫太阴，故舌苔白腻、脉沉缓而弱。

（五）少阴病证

少阴病属于全身性虚寒证。少阴经属于心肾，为水火之脏，是人身的根本，心肾机能衰减，抗病力量薄弱，则为少阴病变。少阴病既可从阴化寒，又可从阳化热，因而在临床上有寒化、热化的两种不同证候。

1. 少阴寒化证

少阴寒化证是少阴病过程中比较多见的一种证候，多为阳气不足，病邪内入，从阴化寒，故呈现出全身性的虚寒证象，这与太阴病的肠胃虚寒证是判然有别的。

[临床表现] 无热恶寒,脉微细,但欲寐,四肢厥冷,下利清谷,呕不能食,或食入即吐;或脉微欲绝,反不恶寒,甚至面赤。

[证候分析] 少阴阳气衰微,阴寒独盛,故无热恶寒,所谓"无热恶寒者,发于阴也",亦即"阳虚则外寒"之义。阳气衰微不能鼓动血液运行,是以脉微细;"阳气者,精则养神",今阳气衰微,神气失养,故呈现"但欲寐"神情衰倦的迷糊状态。此外,更由阳衰寒盛,外不能温煦四肢,四肢失其所本,则四肢厥冷;内不能温运于脾胃,阴霾充斥,故下利清谷,呕不能食,或者食入即吐。在这里应当明确,下利清谷,即指下利而完谷不化,此种下利,必兼口渴,与太阴病的自利不渴者不同。因少阴病下焦阳气衰微,不能化气升津,同时下利较甚,津液亦随之外泄,所以少阴下利,每多口渴;若太阴下利,下焦阳气未受影响,且下利不如少阴之甚,所以太阴病的下利,口多不渴,这是两者的区别。若阴寒极盛于下,将残阳格拒于上,则表现为阳浮于上的面赤"戴阳"假象。

2. 少阴病热化证

为少阴阴虚阳亢,从阳化热的证候。

[临床表现] 心烦不得卧,口燥咽干,舌尖红赤,脉象细数。

[证候分析] 少阴病热化证是阴虚阳亢,与少阴病寒化证的阳微阴盛,正好相反。邪入少阴,少阴为水火之脏既可从阴化寒口燥咽干;水亏则不能上济心头,而心火独亢,阳亢不入于阴,阴虚不受阳纳,则心烦不寐。更因心火上炎而阴液耗伤,故又出现口燥咽干,舌尖红赤及脉细数等。

(六) 厥阴病证

厥阴病在病程中为病变的较后阶段,这个阶段正气和病邪相争于内,病变的表现极为错综复杂。足厥阴经属肝络胆而挟胃,故其病变虽极复杂,但是归结起来,其病则多显示出肝胆和胃的证候,临床特点为阴阳对峙,寒热交错。由于其病理变化,正邪消长的不同,故有上热下寒和厥热胜复的不同机转。

[临床表现] 消渴,气上冲心,心中疼热,饥而不欲食,食则吐蛔。

[证候分析] 厥阴病的主症,表现为上热下寒。因厥阴为阴之尽,其特点是阴阳各趋其极,阳并于上则上热,阴并于下则下寒。其主症中的前三症,是上焦津伤热扰的上热表现;后者是下部肠道虚寒,蛔虫栖息的环境改变且无食物而窜动,故呈现出食则吐蛔的症状。

二、六经病的合病、并病、传经与直中

(一) 合病

两经病或三经病同时发生的为合病,例如太阳病伤寒证或中风证和阳明病同时出现,为"太阳阳明合病";三阳经同病的为"三阳合病"等。

(二) 并病

凡一经之病,治不彻底;或一经之证未罢,又见他经证候的,称为并病,这与两或三经同时发病者不同。例如太阳病,发汗不彻因而转属阳阴,为太阳阳明并病。少阳病进一步发展而又涉及阳明;或少阳证未罢而已见阳明证的,为少阳阳明并病;以及症见头项强痛,眩冒,时如结胸、心下痞满等的太阳少阳并病。其实这是疾病传变中的一种形式。

（三）传经

病邪从外侵入，逐渐向里传播，由这一经的证候转变为另一经的证候，称为"传经"。传经与否，主要关键决定于受邪的轻重、病体的强弱和治疗的当否三个方面。如邪气盛，正气衰，则发生传变；正气盛，邪气退，则病转愈。身体较强者，病的传变，多在三阳经；身体弱者，容易传入三阴。此外，误汗、误下，也能传入阳明，更可以不经少阳、阳明而径传三阴。但三阴病也不一定从阳经传来，有时外邪可以直中三阴。传经的一般规律有：

1. 循经传

就是按六经次序相传。如太阳病不愈，传入阳明，阳明不愈，传入少阳；三阳不愈，传入三阴，首传太阴，次传少阴，终传厥阴。一说有按太阳→少阳→阳明→太阴→厥阴→少阴相传者。

2. 越经传

是不按上述循经次序，隔一经或隔两经相传。如太阳病不愈，不传少阳而传阳明，或不传少阳、阳明而直传太阴。越经传的原因，多由病邪旺盛，正气不足所致。

3. 表里传

即是相为表里的经相传。例如太阳传入少阴，阳明传入太阴，少阳传入厥阴。表里相传，是邪盛正虚，由实转虚，病情加剧的证候，与越经传同义。

（四）直中

凡病邪初起不从阳经传入，而径中阴经，表现出三阴经证候的为直中。

以上所述，都属由外传内，由阳转阴。此外，还有一种里邪出表，由阴转阳的阴病转阳证。所谓病转阳，就是本为三阴病而转变为三阳证，为正气渐复，病有向愈的征象。

第六节　卫气营血辨证

卫气营血辨证，是清代叶天士运用于外感温热病的一种辨证方法。它是在伤寒六经辨证的基础上发展起来的，又弥补了六经辨证的不足，从而丰富了外感病辨证学的内容。卫、气、营、血，即卫分证、气分证、营分证、血分证这四类不同证候。当温热病邪侵入人体，由于卫气敷布于人体的肤表，有卫外的作用，病邪侵入，必先犯及卫分；邪在卫分郁而不解，势必向里传变而入气分；气分病邪不解，若其人正气虚弱，津液亏乏，病邪乘虚内陷，则入营分，营分有热，进而其势又必累及血分。

一、卫气营血辨证的概念

卫气营血辨证，既是对温热病四类不同证候的概括，又表示着温热病病变发展过程中浅深轻重各异的四个阶段。《叶香岩外感温热篇》说："温邪上受，首先犯肺，逆传心包，肺主气属卫，心主血属营。"又说："大凡看法，卫之后方言气，营之后方言血。"所以，温热病邪由卫入气，由气入营，由营入血，病邪步步深入，病情逐渐加重。就其病变部位来说，卫分证主表，病在肺与皮毛；气分证主里，病在胸膈、肺、胃、肠、胆等脏腑；营分证是邪热入于心营，病在心与包络；血分证则热已深入肝肾，重在动血、耗血。

（一）卫分证候

卫分证候，是温热病邪侵犯肤表，卫气功能失常所表现的证候，常见于外感温热病的初期。因肺合皮毛，主人身之表，且"肺位最高，邪必先伤"，故卫分证候常伴有肺经病变的见症。

［临床表现］ 发热，微恶风寒，舌边尖红，脉浮数；常伴有头痛，口干微渴，咳嗽，咽喉肿痛等症。

［证候分析］ 温热病邪，犯于肤表，卫为邪郁，故发热，微恶风寒。温为阳邪，所以常多发热重而恶寒轻。温热在表；故舌质边尖红而脉来浮数。阳邪必伤阳络，清空被扰，是以头痛；邪郁肤表，卫受其侵，肺失宣降之常，是以咳嗽；热伤津液，所以初起即见口干微渴；咽喉为肺之门户，温热上灼，所以咽喉红肿疼痛。

（二）气分证候

气分证候，是温热病邪内入脏腑，正盛邪实，正邪剧争，阳热亢盛的里热证。由于邪入气分犯及所在脏腑部位的不同，因此，所反映的证候也就有很多类型，常见的如热壅于肺，热扰胸膈，热在肺胃，热迫大肠等。

［临床表现］ 发热不恶寒反恶热，舌红苔黄、脉数；常伴有心烦、口渴、尿赤等症。若兼咳喘、胸痛、咯吐黄稠痰者，为热壅于肺；若兼心烦懊侬，坐卧不安者，为热扰胸膈；若兼自汗、喘急、烦闷、渴甚、脉数而苔黄燥者，为热在肺胃；若兼胸痞、烦渴、下利、谵语者，为热迫大肠。

［证候分析］ 温热病邪，入于气分，正邪剧争，阳热亢盛，故发热而不恶寒、尿赤、舌红、苔黄、脉数；邪不在表，故不恶寒反恶热；热甚伤津故口渴，热扰心神故心烦；热壅于肺，肺失清肃，气机不利，故咳喘、胸痛；肺热炼液成痰，所以痰多稠；热扰胸膈，郁而不达故烦闷懊侬、坐卧不宁；热在肺胃，热在于肺，肺热郁蒸，则自汗、喘急；热在于胃，胃中津液被热所灼，则烦闷、渴甚而脉数、苔黄燥；肺胃之热下迫大肠，肠热炽甚，热结旁流，则胸痞、烦渴而下利、谵语。

（三）营分证候

营分证候，是温热病邪内陷的深重阶段。营行脉中，内通于心，故营分证候以营阴受损，心神被扰的病变为其特点。营分介于气分和血分之间，若病邪由营转气，表示病情好转；而由营入血则表示病情加重。

［临床表现］ 身热夜甚，口渴不甚，心烦不寐，甚或神昏谵语，斑疹隐现，舌质红绛，脉象细数。

［证候分析］ 邪热入营，灼及营阴，营分受损，真阴被劫，故身热灼手，入夜尤甚，口干反不甚渴，脉来细数；营分有热，热势蒸腾故舌质红绛；若热窜血络，故斑疹隐隐；营气通于心，心神被扰，故心烦不寐，神昏谵语。在这里与阳明腑实的热盛神昏谵语相鉴别，阳明腑实的昏谵，多伴有大便秘结，腹部鞕痛，舌有苔垢等。

（四）血分证候

血分证候，是卫气营血病变的最后阶段，也是温热病发展过程中最为深重的阶段。心主血而肝藏血，故邪热入于血分，势必影响心肝二脏；而邪热久羁，以致耗伤真阴，病又多及于肾，所以血分证以心、肝、肾病变为主，临床表现除具有营分证候且较为重笃外，更以耗血、动血、阴伤、动风为特征。

1. 血分实热

血分实热证,多由营分证病邪不解传入血分,亦有由气分邪热传入血分而成者。其病变多偏重于心、肝两经。

[临床表现] 在营分证的基础上,更见烦热躁扰,昏狂、谵语,斑疹透露,色紫或黑,吐衄、便血、尿血、舌质深绛或紫,脉细数。或兼抽搐,颈项强直,角弓反张,窜视,牙关紧闭,脉弦数等。

[证候分析] 邪热入于血分,较诸热闭营分更为深重。血热扰心,故躁扰发狂;血分热极,迫血妄行,故现出血诸症;由于热炽甚极,故昏谵而斑疹紫黑;血中热炽,故舌质深绛或紫。实热伤阴耗血,故脉见细数;肝藏血主风,血热灼及肝经,肝风内动,故见抽搐,颈项强直,角弓反张,窜视,牙关紧闭,脉弦数等。

2. 血分虚热

血分虚热证,多由血分实热证演变而来,然亦有从营分证候转变、迁延而成者。其病变多偏重于肾、肝两经。当与"三焦辨证"中的"下焦病证"相互参证。

[临床表现] 持续低热,暮热朝凉,五心烦热,热退无汗,口干咽燥,神倦,耳聋,肢体干瘦,舌上少津,脉象虚、细。或见手足蠕动,瘈疭。

[证候分析] 邪热久羁血分,劫灼肝肾之阴,阴虚阳热内扰,故低热,或暮热朝凉,五心烦热;阴精耗竭,不能上承清窍,故口干咽燥,舌上少津,耳聋失聪;阴精亏损,神失所养,故神倦;阴精与血液俱亏,肢体失于滋润濡养,故干瘦;精血不足,故脉虚、细;若血虚不能养筋,虚风旋动,故手足蠕动,瘈疭。

二、卫气营血的传变规律

温热病卫气营血传变的一般规律,其发展过程,是由卫分开始,渐次内传入气,然后入营、入血。由于温热病邪和机体反映的特殊性初期不一定出现卫分证候,而即出现气分、营分或血分的证候;或虽出现卫分证候但为时短暂,病变立即转入气分、营分或血分,有时病变从卫分进入气分、营分、血分的过程中,可能卫分的证候未完全消除,而气分的证候即已出现,或气分的证候仍然存在,而营分、血分的证候同时出现。所以,温病整个发生、发展和变化过程中,卫气营血四个阶段有时不能截然划分,而是互相错杂并见。例如邪已入营,而气分之热尚炽,虽已见神昏谵语,舌绛而口渴,但舌苔仍见黄白色,这是气分之邪未全入营分的表现。尤其是热邪进入血分后,仍然多数兼有营分症状。更有热势弥漫,不但气分、营分有热,且血分亦受燔灼,出现痉挛、抽搐等症。

外感温邪,由外向内,亦有不按上述规律传变的。如开始是卫分证候,没有经过口渴、烦躁等这一气分过程,而直接出现神昏、谵语、舌绛等营分证候,这叫卫热陷入营分,是病邪不按通常规律发展,病情变化较快较重的表现。

如果是温病内热,自里达表,那就不由卫分开始,起病即见气分证候,也有起病即见营血证候。若外感引动内热,二者齐作,便有里热兼见无汗、恶寒等卫分证候。

第七节 三 焦 辨 证

自清代吴鞠通《温病条辨》以上、中、下三焦论述温病的证治以来,三焦辨证就成为温病辨证的方法之一。这是依据《内经》关于三焦所属部位的概念,在《伤寒论》及叶天士卫气营血辨证的基础上,结合温病传变规律的特点而总结出来的。着重地阐述了三焦所属脏腑在温病过程中的病理变化,证候特点及其传变的规律。

一、三焦辨证的概念

三焦辨证是在阐述上、中、下三焦所属脏腑病理变化及其证候的基础上,同时也说明了温病初、中、末三个不同阶段。就其证候来看,上焦包括手太阴肺经和手厥阴心包经络的证候;中焦包括足阳明胃经和足太阴脾经的证候;下焦包括足少阴肾经和足厥阴肝经的证候。

(一) 上焦病证

温病由口鼻而入,自上而下。鼻通于肺,属手太阴,所以温病开始的时候,即出现肺卫受邪的症状。温邪犯肺以后,它的传变有两种趋向。一为顺传,指病邪由上焦传入中焦,而出现足阳明胃经的证候;另一种为逆传,即从肺卫而传入手厥阴心包,而出现邪陷心包的证候。

[临床表现] 微恶风寒,身热自汗,口渴,或不渴而咳,午后热甚,脉浮数或两寸独大;邪入心包,则舌謇肢厥,神昏谵语。

[证候分析] 邪犯上焦,肺合皮毛而主表,故恶风寒。肺主化气,肺病不能化气,气郁则身热,咳为肺气郁;午后热甚,乃阴受火克,浊阴之邪归下,乘火旺之时而作也。温热之邪在表,故脉浮数;邪在上焦,故两寸独大。

温邪逆传心包,舌为心窍,故舌謇,心阳内郁,故肢厥;热迫心伤,神明内乱,故神昏谵语。然此证的肢厥,应与阴寒所致的冷过于肘膝之厥相鉴别。

(二) 中焦病证

温病自上焦开始,顺传至于中焦,则现脾胃之证。脾与胃虽以表里相属,而其特性各有不同。胃性喜润恶燥,燥则浊气不通而郁闷,邪入中焦而从燥化,则出现阳明的燥热证候;脾性喜燥而恶湿,湿则脾气抑遏而运化失常,邪入中焦而从湿化,则出现太阴的湿热证候。

[临床表现] 阳明燥热,则面目俱赤,呼息俱粗,便秘,腹满,口干咽燥,唇裂舌焦,苔黄或焦黑,脉象沉涩。太阴湿热,则面色淡黄,头胀身重,胸闷不饥,身热不扬,小便不利,大便不爽或溏泄,舌苔黄腻,脉细而濡数。

[证候分析] 阳热上炎,故面红目赤,邪热壅盛,故呼吸俱粗。由于阳明燥热,热迫津伤,胃失所润,故其症除有身热腹满、便秘外,又见口干咽燥,唇裂舌焦,苔黄或焦黄等津亏热结和脉象沉涩,气机不畅,津液难以输布的症状。

太阴湿热,热在湿中,蒸郁于上,则面色淡黄,头胀身重;湿热困郁,气机不畅,升降失常,则胸闷不饥;热蒸于湿,湿郁肌腠,则身热不扬;湿热阻滞中焦,脾运不健,气失通畅,故小便不利,大便不爽或溏泄;舌苔黄腻,脉细而濡数,是湿遏热郁之象。

(三) 下焦病证

温病之邪,久羁中焦,阳明燥热,劫灼下焦,阴液耗损,津亦被劫,乙癸同源,肝肾受灼,故多为肝肾阴伤之证。但亦有"湿久脾阳消乏,肾阳亦惫者"。

[临床表现] 身热面赤,手足心热甚于手背,口干,舌燥,神倦,耳聋,脉象虚大;或手足蠕动,或瘛疭,心中憺憺大动,神倦脉虚,舌绛苔少,甚或时时欲脱。

[证候分析] 温病后期,进入下焦,易损肾之阴液。身热面赤,乃肾精亏损,虚热内扰

的表现；手足心热甚于手背，乃阴虚内热之明证。它如口干、舌燥等，亦系阴液亏虚所致。肝为刚脏，属风木而主筋，赖肾水以涵养。热邪久留，真阴被灼，水亏木旺，筋失所养而拘挛，以致出现手足蠕动，甚或瘛疭；而心中憺憺大动，亦系阴虚水亏，虚风内扰所致。至于神倦脉虚，舌绛苔少，甚或欲脱，均为阴精耗竭之虚象。

二、三焦病的传变规律

三焦病的各种证候，标志着温病病变发展过程中三个不同阶段。其中上焦病证候，多表现于温病的初期阶段；中焦病证候，多表现于温病的极期阶段；下焦病证候多表现于温病的末期阶段。其传变一般多由上焦手太阴肺经开始，由此而传入中焦，进而传入下焦为顺传；如感受病邪偏重，抵抗力较差的患者，病邪由肺卫传入手厥阴心包经者为逆传。

三焦病的传变，取决于病邪的性质和受病机体抵抗力的强弱等因素。如患者体质偏于阴虚而抗病力较强的，感受病邪又为温热、温毒、风温、瘟疫、冬温，若顺传中焦，则多从燥化，而为阳明燥化证；传入下焦，则为肝肾阴虚之证。如患者体质偏于阳虚而抗病力较弱者，感受病邪又为寒湿，若顺传中焦，则多从湿化，而为太阴湿化证；传入下焦，则为湿久伤阳之证。唯暑兼湿热，传入中焦可从燥化，也可从湿化；传入下焦，既可伤阴，也可伤阳，随其所兼而异。

三焦病的传变过程，虽然自上而下，但这仅指一般而言，也并不是固定不变的。有的病犯上焦，经治而愈，并无传变；有的又可自上焦径传下焦，或由中焦再传肝肾的，这又与六经病证的循经传、越经传相似。也有初起即见中焦太阴病症状的，也有发病即见厥阴症状的，这又与六经病证中的直中相类似。此外，还有两焦症状互见和病邪弥漫三焦的，这又与六经的合病、并病相似。

小　　结

综上所述，各种辨证都是在四诊、八纲等基础上，通过进一步分析、综合，以识别疾病，探求病因，审察病机，确定病位和疾病发展趋势的一种诊断方法。病因辨证是根据一系列的具体症状，以求其致病的原因。气血津液、脏腑、经络辨证是根据一系列的症状、体征，以明确病机及病证出现所隶属之部位。而六经、卫气营血和三焦辨证则是根据一系列的证候，以掌握伤寒与温病病机的发展趋势及其关键所在。临床运用，各有所主，但要互为参照，全面掌握。

必须指出，辨证与八纲是相辅相成的。八纲是辨证的大纲，概括性强；其他各种辨证，在八纲辨证的基础上，进一步根据病因、病位、病程加以分析，使辨证更为精细，诊断益臻完备。

第五章 诊断与病案

本章主要论述四诊、八纲与各种辨证方法如何在临证时综合而灵活地运用以及病案的书写方法。

第一节 四诊与辨证的运用

临证必须掌握四诊的基本原则与八纲辨证的精神,适当地运用各种辨证方法,才能得到正确的诊断。四诊、八纲、各种辨证已详述于前,为了进一步提高诊断的能力,对一些带关键性的问题,再加论述于后。

一、辨 证 要 点

(一) 四诊详细而准确是辨证的基础

根据四诊合参的原则,辨证不能只凭一个症状或一个脉象,仓卒便下诊断;必须把望、闻、问、切四方面的证候结合起来,作为辨证的依据。四诊不全,便容易出偏差,甚至误诊。

四诊已运用了,还要注意每一诊是否做到详细准确,也是十分重要的。证候是诊断的证据,证据越充足,下辨证的断语就越容易。因此,要求四诊都尽可能把疾病的证候详细地掌握而无遗漏。当辨证还有可疑之点,便应掌握辨证之线索,细致地加以诊察,务必把患者所有的证候都找出来。否则,四诊虽具而不完备,辨证的基础还是不牢靠的。

病情有轻有重,证候的显现有简单的,也有复杂的。有些患者只有三两个症状,有些患者症状很多;有些人由于表达能力差,未能全部说出病情;有些人由于神志的影响,讲不清楚病情,或者讲了一些假的情况;也有一些患者,由于思想和其他问题,夸大了病情,或隐讳某些症状。因此,我们不能认为罗列了一连串的症状,便以为满足,必须注意证候的准确性,不能增加,也不应减少。

四诊的征候,是依靠医生在患者身上观察得来的。因此,所谓准确性,还要求医生客观地进行四诊,不能以主观臆测或疑似模糊的印象,作为正确的证候。这就要求我们能熟练而准确地掌握四诊的方法。

(二) 围绕主要症状进行辨证

辨证还要善于掌握主症。所谓主症,可能是一个症状,或是几个症状。这一个症状或几个症状是疾病的中心环节。因此,要围绕它来进一步辨证,针对它来进行治疗,就会取得显著的疗效。试以呕吐一症为例:有一患者,初起头痛、恶寒、发热、呕吐。又一患者,突然腹中绞痛,呕吐,四肢厥冷,时或吐蛔。又一患者,倦怠,体疲,四肢无力,久病而吐未止,每于饭后1~2小时,即将食物大部分或全部吐出,七八日始得大便如羊粪。

从上述三个病例来看,虽然都有呕吐这一症状,但其所处的地位不同:第一例是外感病兼有呕吐,呕吐症处于次要地位。第二例是蛔厥,呕吐与腹中绞痛处于同等重要的地位(两者都是主症)。第三例是胃反病,呕吐症处于主要地位;如果本例无呕吐,则反胃之诊断未能成立。

既掌握了主症,便以主症为中心,再结合其他症、脉、舌等,便能准确地鉴别病因,立法处方,从而获得显著的疗效。兹举例说明,患者身肿而气喘,肿和喘这两个较为突出的症状,哪一个是主症?首应问明肿和喘的先后。如先肿而后喘,则肿为主症。按水肿之形成,与肺、脾、肾关系至为密切,可围绕肿这一主症,观察其他兼见症状,来辨别病位以哪一脏为主及肿的寒热虚实。若先肿而后喘,面色黄白,舌苔白润,小便短少,大便初硬后溏,腹胀不思食,时吐涎沫,四肢无力,倦怠,脉象濡缓(右关尤甚),根据这一系列症状,按八纲与各种辨证来分析,其所表现的主要是脾的证候,肺只居于次要地位,可以诊断本病是脾阳不振,运化失司,故聚水而成肿,水气上泛而为喘。

由此可见,掌握主症并围绕主症进行辨证在诊断中的重要性。

(三) 从病变发展过程中辨证

疾病的过程,是一个不断变化的过程。虽然同是一种病,根据个体和条件的不同,而有不同的变化。就是同一个人也随着时间的迁移而病机不断发展,更会因治疗而引起变化。例如,伤寒患者,今天病在太阳经,明天可能已到少阳或阳明经;或者昨天是表实证,因误治而出现表虚或其他变证。温病也是如此,今天病在气分,明天可能已入营或入血,或仍相持于气分,或退热而解。又如小儿为稚阳之体,五脏柔弱,易虚易实,易寒易热,变化最速。所以古人有"走马看伤寒,回头看痘疹"之语。这是深刻体会之谈。足见疾病变化迅速,辨证必须善于从变化中去识别。应细查起病原因,治疗经过,效果如何?审察目前疾病的病机如何推断今后疾病的趋势如何?总之,必须把疾病看成是动的,而不是静止的过程,则辨证治疗才能如鼓应桴。

不仅治疗急性病应如此,对慢性病也不例外。例如,一个患有二十年哮喘病的人,在居住地发作时,非常怕冷,天气稍冷发作更甚,吐痰如泡沫。经过辨证,认为是寒喘,用温剂(小青龙汤)而见效。后到省外,旅途劳累,发作不止,再服前方,不但无效,气喘更甚。经该地医生辨证,患者面色苍白,语言低怯无力,稍一行动即作喘,喘时呼吸短促,认为气虚,给以补气(补中益气汤加减)而制止发作。两个月后,因闻煤气及艾熏而喘又发作,患者自配前方(补气方)服之无效。再诊,患者面红口干,头痛胸痛,辨证认为是风热,用辛凉之剂,一服而喘止,继以补肾法巩固疗效。这一个病例,生动地说明疾病的变化无常。总之,辨证必须胸有成竹,一切从证候的客观指标和内外环境的不同,灵活地进行诊断。病证未变,则辨证的结果不变;病证已变,则辨证的结果自应随之而改变了。

(四) 个别的症状,有时是辨证的关键

四诊详确是辨证的基础,已如前述。至于个别的症状、脉象、舌苔,在辨证时是不是就不重要呢?从一般来看,个别的症状是全部症状的一个单位,由四诊所得的症状和各种检查所得,相加起来而成为一个整体,在这个整体中的各种指征,都比较统一,它们是互相补充的关系,可以得到一个比较一致的辨证结果。这是一般的辨证规律。例如,患者身壮热或潮热,口渴引饮,腹满痛,大便秘,小便短赤,脉沉数有力,舌苔黄,把这些症状结合起来辨证,便可得出里热实证的结论。但也有一些患者,四诊所得,各有所主,望诊、问诊是虚证,闻诊、切诊

又似实证,甚至每一诊所得也有错杂征象,辨证互有抵触,不能得出一个统一的结论,那么应怎么办呢?可以按照八纲辨证的方法,从复杂的病证中,根据个别能够反映整个病机的症或脉或舌,而断然给予辨证的结论。

这一要点,和上述四诊详细而准确是辨证的基础的精神并不矛盾,且足以互为补充。因此,这决定性的一症、一脉或一舌,不能离开全部证候来孤立地下判断。疾病有常有变,正如刘河间所说的:"亢则害,承乃制。亢之过极,反似胜己之化。"所谓胜己之化,就是出现一些相反的假象。(症状与病本不相符合)在临床上这种现象并不少见,所谓"至虚有盛候","大实有赢状"。更有一些患者由于误治,病情变得相当复杂。因此,辨证不仅可按正常的现象下判断,也可透过反常的征候下结论,但在反常的证候中,必须求得足以真正指示疾病之本质的一症、一脉、一舌,诊断才能正确。

例如,本讲义八纲医案举例中,喻嘉言治徐国珍一案,身热目赤,异常大躁,门牖洞启,身卧地上,辗转不快,更求入井、索水,且脉也洪大。表面看来,无疑是一派热象,难怪前一医者急欲治以承气汤。但喻嘉言透过这一串假象,见其索水到手,又置而不饮;脉象洪大无伦,而重按无力。他就凭这两点,决定徐氏的病是真寒假热证。处方用大温热之剂,因为有一串假象,故服法则改用冷服。从这一病例,可以具体领会辨证的这一要点。

(五) 辨证与辨病的关系

证和病,两者有密切的关系。有这样的病,便有这样的证。但不同的病,也常常有相同的证。例如,秋燥病有喉痛证,乳蛾病有喉痛证,喉痧病也有喉痛证,而治法就有所不同。因此,既要辨证,还要辨病。如果说,"辨证"是既包括四诊检查所得,又包括内外致病因素及病位,全面而又具体地判断疾病在这个阶段的特殊性质和主要矛盾的话;那么,"辨病"则是按照辨证所得,与多种相类似的疾病进行鉴别比较,把各种相类似的疾病的特征都加以考虑,因而要求对患者的证候进行逐一查对,查对的过程中,便进一步指导了辨证,看看有没有这种或那种疾病的特征,最后把那些类似的疾病一一排除掉,而得出最后的结论。在得出结论之后,对该病今后病机的演变已有一个梗概,在这个基础上进一步辨证,便能预料其顺逆吉凶;而更重要的是经过辨病之后,使辨证与辨病所有的治疗原则与方药结合得更加紧密,以达到提高治疗效果,少走弯路之目的。

注意辨证,也注意辨病。仲景《伤寒论》,就是辨别伤寒病的巨著。刘河间补充了辨别热病的方法;吴又可又提出了瘟疫病的辨别方法;清代温病学家对温病又细分为春温、风温、暑温、温毒、冬温等病。随着祖国医学的发展,内、外、妇、儿等科对疾病的认识,越来越多,对疾病的鉴别,越来越细,治疗效果因而越来越高。辨病之法,是值得我们重视的。

在医疗工作中有诸如此类的例子。一个大便出血的患者,病情并不严重,但时作时止,久治不愈。后来诊断是痔疮,经用枯痔疗法把内痔治好了,便血不再发作,假如初期能辨病,把痔疮鉴别出来,该患者便不致缠绵难愈了。如果不是痔疮,便血反复发作不愈,还应检查是否患肠癌病。

又如治疗一个麻疹患者时,如果我们对麻疹病的整个发病过程没有认识的话,对于麻疹初起的证候,容易误诊为其他外感性疾病,不能根据麻疹病的治疗原则去治疗,就容易引起其他并发症。如果懂得麻疹病的鉴别,对麻疹发病的各个阶段的证候早已胸有成竹,辨证有了线索,诊断就更为精确,治疗效果就必然更好了。

各临床学科中,有些病的确是以症命名的,如咳嗽、喘、吐血、便血之类,但并不是所有的病名都是如此。中医的病名，有以病因命名的，如惊悸、秋燥之类；有以病位命名的，如脚气、阳萎之类；有以病理命名的，如痰饮、白内障之类。此外，还有以病因加病位命名的，如肺燥之类；也有以病理加病位命名的，如肠痈之类；等等。不管因证命名也好，因其他命名也好，在辨证上都具有指导意义，在治疗上就有一套原则与方法，即可视之为病。

总之，"病"是从辨证而得的，一种病有一种病的变化规律，这个"病"的规律，又反过来指导辨证。

从辨证—辨病—辨证，是一个诊断疾病不断深化的过程。我们不能只以"辨证"为满足，必须既辨证，又辨病，由辨病再进一步辨证。有关辨病的方法，需要向临床各科学习。各个临床科，对各该科所有的病，经过无数的实践研究，对每种病的病因、病机、辨证、治疗，已掌握其一般规律，所以，我们学习诊断学之后，还要学习临床各科，才能胜任诊治工作。

二、八纲与其他辨证方法的运用

八纲辨证是通过观察人体与疾病这一生理与病理、正气与邪气、平衡与失调的相互关系，找出其一般规律，并作高度的概括与提炼而总结出来的。几乎所有的疾病，都可以用八纲加以分析和归纳。八纲既是辨证的总纲，又是辨证论治的理论核心，它是历经几千年发展而形成与充实的。八纲之所以能科学地应用于诊断与治疗，因为它自发地含有唯物辩证法的内涵。例如，表与里，寒与热，虚与实，阴与阳，就是四对矛盾。而寒热或表里的错杂，阴阳转化与寒热虚实之真假等等辨证法，能指导寻找疾病矛盾的主要方面及其互相转化与分清疾病的现象与本质。因此，八纲与其他几种辨证方法的关系，是层次位于更高一级的关系。八纲是病因辨证、气血津液辨证、脏腑辨证、六经辨证、卫气营血辨证与三焦辨证的基石与指针。

三、外感病与杂病的辨证

第三部分已介绍了病因辨证等七种辨证方法，临证时又如何运用呢？一般可分为外感病和杂病两大类。

前述几种辨证中，适用于外感辨证的有病因辨证中的六淫与疫疠辨证、六经辨证、卫气营血辨证、三焦辨证。

外感辨证，首先分别是否疫疠，其次分辨六淫邪气。六淫之邪又可分为寒温两大类。属风寒者用六经辨证方法，属温热者，可选用卫气营血辨证或三焦辨证方法。疫疠之邪也往往有季节性，与气候的变化有关，故亦可运用寒温两类辨证方法结合辨证。

适用于杂病辨证的有气血津液辨证、经络辨证、脏腑辨证。

杂病辨证，可以脏腑辨证为中心，若气血津液证突出者，与气血津液辨证相结合；若与十二经脉所过之肢体部位症状有关者，则与经络辨证相结合。辨证求因是辨证论治原则之一，故脏腑辨证，必须注意与病因辨证相结合，特别是对七情的影响，应予足够之重视。

所谓杂病，包括内、外、妇、儿等科，辨证时还应与所属之学科特点相结合，并且与辨病相结合。

第二节 病　　案

病案,古称"诊籍",后来又称"医案"。病案记录是临床写实的记载。它要求把患者的详细病情、过去病史和家属病史,以及诊断治疗过程,病的结果,都一一如实记录下来。它不仅是复诊和转诊或病案讨论的资料,也是疾病统计和临床研究的重要资料。

我国早在两千多年前,名医淳于意就首先注意病案(诊籍)的记录。《史记·扁鹊仓公列传》记载仓公二十多个病案,有些病案生动地叙述了病情、诊断的依据、治疗经过,并论述其病因与治疗结果。自汉以后,晋·葛洪《肘后备急方》,隋·巢元方《诸病源候论》,唐·孙思邈《千金要方》、《千金翼方》等医著中,都能见到一些散在的病案记录。宋·许叔微《伤寒九十论》可谓我国第一部医案专著,该书记载了用伤寒法来施治的90例病案。宋·钱乙《小儿药证直诀》卷中专门记录其一生中较为突出的医案。金·张子和《儒门事亲》卷六全卷医案共载八十余案。明代开始有名医医案的出版,江氏的《名医类案》可以说是医案类书的代表作,它收集明代以前历代名医验案,收罗广博,内容丰富,包括临床各科,所记病案,大致有姓名、年龄、体质、症状、诊断、治疗等项,有些重要病案,还附有编者按语,历时二十年才编成。清代医案专书的编写出版更为丰富,最著名的有叶天士的《临证指南医案》,内容包括内、外、妇、儿等科,每一病证选案若干例,后附其门人撰写综论一篇,以概述叶氏的学术见解与治疗此病证之心法,使一代名医的学术经验保存下来,其功不小。历代医案是我国医学宝贵遗产之一。

新中国成立后,随着大批中医院的建立,对中医病案书写的规范要求日趋迫切。1953年卫生部召开医教会议,将诊籍、医案、病历等正式定名为病案。1982年拟定了《中医病历书写格式和要求》,1988年完成了《中医病案书写规范》(征求意见稿),1991年在国家中医药管理局组织下正式制定了《中医病案书写规范》,此规范包括中医病案书写通则、中医病案的统一名称、中医病案的排列顺序及项目注释、中医病案书写格式、中医各科情况书写要求及病案举例等五大部分,从而使中医病案的书写走向规范化。

2002年卫生部和国家中医药管理局印发了《中医、中西医结合病历书写基本规范(试行)》(以下简称《规范》)。在总结各地《规范》执行情况的基础上,结合当前医疗机构管理和医疗质量管理面临的新形势和新特点,2010年卫生部和国家中医药管理局对《规范》进行了修订,制定了《中医病历书写基本规范》。

今天对病案的要求,比之前代更为严格,它不仅为了把学术经验记录保存下来,而且是临床工作中十分重要的一环。病案书写的水平,足以反映医疗质量的高低。写好病历关系到病员的健康,又是对医生基本功的锻炼与培养。病案是临床医学研究不可缺少的资料。我们必须重视这一基本功的训练,严格要求把病案记录好。

一、中医病案的特点

中医病案离不开中医理论的指导,必须体现中医的特色。所谓中医特色,概括地说,就是记录病案应按照辨证论治的精神,要求详细而准确地,既全面又有重点地,就四诊、八纲及具体辨证方法的需要,记录所收集的资料,进一步加以综合分析,得出辨证(辨病)的结论,再系统地从理、法、方、药几方面进行论治处理。

关于中医病案的特点，前人已进行过研究。清·喻嘉言《寓意草·与门人定议病式》是比较有影响的文献，喻说："某年，某月，某地，某人。年纪若干？形之肥瘦长短若何？色之黑白枯润若何？声之清浊长短若何？人之形志苦乐若何？病始何日？初服何药，次后再服何药？某药稍效，某药不效。时下昼夜孰重，寒热孰多？饮食喜恶多寡，二便滑涩有无，脉之三部九候，何候独异？二十四脉中何脉独见，何脉兼见，其证或内伤，或外感；或兼内外，或不内外。依经断为何病？其标本先后何在？汗、吐、下、和、寒、温、补、泻何施？其药宜用七方中何方，十剂中何剂，五气中何气，五味中何味？以何汤名为加减和合？其效验定于何时？一一详明，务令纤毫不爽，起众信从，允为医门矜式，不必演文可也。"

"某年者，年上之干支，治病先明运气也。某月者，治病必本四时也。某地者，辨高卑燥湿五方异宜也。"（按：以上是记录外在环境对患者的影响）

"某龄、某形、某声、某气者，用之合脉，图万全也。形志苦乐者，验七情劳逸也。"（按：以上是记录内在环境对患者的影响）

"始于何日者，察久近传变也。历问病证药物验否者，以之斟酌已见也。"（按：以上是记录疾病的发生和治疗的经过）

"昼夜寒热者，辨气分血分也。饮食二便者，察肠胃乖和也。三部九候何候独异者，推十二经脉受病之所也。二十四脉见何脉者，审阴阳表里有无差忒也。"（按：以上是详细记录现在证候）

"汗、吐、下、和、寒、温、补、泻何施者，求一定不差之法也。七方：大小缓急奇偶复，乃药之制，不敢滥也。十剂：宣、通、补、泄、轻、重、滑、涩、燥、湿，乃药之宜，不敢泛也。"

"五气中何气，五味中何味者，用药最上乘之法，寒热温凉平，合之酸辛甘苦咸也。""引汤名为加减者，循古不自用也。"（按：以上是处方的根据和治法）

"刻效于何时者，逐款辨之不差，以病之新久，五行定痊期也。"（按：以上是临证时的预后诊断，可以考核医者的处理能否符合病情的变化，从而提供资料，作为进一步诊断的参考）

喻氏《议病式》虽然不能作为今大病案的格式，但其所论述符合中医诊断的精神，值得我们参考。

二、中医病案的内容和要求

根据中医诊断的精神，病案的主要内容，应以四诊、辨证、立法、处方等为重点部分。其填写要求，简述如下：

（一）四诊部分

应把望、闻、问、切所得资料，如实记录下来。四诊资料是辨证的依据，应按辨证的要求分清主次，有系统、有重点，扼要地填写。力求避免罗列症状，主次不分，重复遗漏等情况。

（二）辨证部分

必须把四诊所记，根据主症兼症，先病后病和有关辨证资料，加以综合研究，指出病因、病机、脏腑经络、阴阳虚实……及其可能的变化等等，务期明确中肯而详尽，力求避免粗略草率,或不从中医的理论辨证,或理论空泛而与实际脱节。一般的方法是,先将病证总的概念加以肯定,首先区别外感或内伤;是外感应鉴别伤寒、温病等等,并进一步辨别其三阴三阳,卫气营血或三焦;如果不是外感,当辨别是什么病,以何脏腑为主,何脏腑为次。病位既定,再进一步辨别其寒热虚实。一定要做到既掌握病,又掌握证,把疾病的全面问题与关键问题辨别清楚。

(三) 立法部分

是根据辨证而来。立法必须与辨证紧紧相扣。辨证固要正确,立法也务须精当。例如,根据辨证,断定这一患者患的是"崩漏"病,并进一步判断为"心脾两虚",立法应当是"补益心脾,统血止漏";又如诊得"秋燥"病,进一步辨认为"凉燥"表证,则立法应是"宣肺润燥化痰"等等。如果除了主病,还有兼症,更应按辨证的标本先后缓急而立法。跟着辨证而灵活立法,务使立法与辨证丝丝入扣,而不相矛盾,或有所遗漏。

(四) 处方部分

应根据立法而定方(处方应包括各种治疗方法,如针灸、按摩之类)。既可用成方加减,也可以自己化裁,制定新方。不论古方、今方,必须在辨证立法的指导下,精确地处方用药,并注意分量轻重,先煎后下,对门诊患者应详细交代煎法和服法。

此外,医嘱部分,除临证时仔细而嘱患者外,如属住院患者,凡有关患者护理与治疗的处理意见等,均应填写清楚,使护理人员可按医嘱执行。

(五) 病案书写的要求

(1) 书写病案必须严肃认真,实事求是,准确、及时。住院病案要求在入院后,4小时内完成。门诊病案要求当时完成。

(2) 症状描写要详细,一般要求使用中医名词术语,体现整体观念和辨证论治的理论。中医术语的使用依照中华人民共和国国家标准《中医临床诊疗术语》(最新版)、《中医病证分类与代码》(最新版)和中医药行业标准《中医病证诊断疗效标准》(最新版)等有关标准规范;中药名称的使用依照《中华人民共和国药典》(最新版);西医疾病诊断及手术名称依照国家标准《疾病分类与代码》(最新版)。

(3) 病案内容要求完整、精炼、重点突出、主次分明、条理清晰。注意前后病情演变的连贯性和系统性。

(4) 文字要通顺、简洁、不能涂改、剪贴、挖补。病案一律用钢笔书写。除病案首页的过敏药物名称和上级医师阅改病案处使用红色墨水笔外,其他书面文字书写一律使用钢笔、蓝黑色墨水。字迹要工整清楚,应按国家规定的简化字,不要自造字。简化字应以中华人民共和国语言文字工作委员会1986年10月10日发布的《简化字总表》为准。

(5) 病案中所有记录,每页均应有患者姓名、住院号和页序号,日期一律按"年、月、日"顺序,用阿拉伯数字填写。病案中的数字按1995年12月13日国家技术监督局发布的《出版物上数字用法的规定》书写。

(6) 住院病案、入院志、首次病程志、会诊记录、转科记录、出院总结、死亡记录等,应另起一行,标记于上方中央。

(7) 病案结束时要签全名(正楷);主治医师红笔批阅后,亦应签全名(正楷),以示负责。

(8) 要按照中医的望、闻、问、切进行系统检查,并可附以必要的西医检查及诊断(老中医及无条件者可不作要求),但不要割裂中医辨证的完整性。

(9) 病案中的计量单位按国务院《中华人民共和国法定计量单位》、《常用人体检验数值新旧单位换算法》、《新旧压强单位换算法》书写和使用。

(10) 病案书写中要正确使用标点符号,以1995年12月13日国家技术监督局发布的《标点符号用法》为准。

(11) 病案书写要求使用统一印制的纸张。

(12) 病案书写的时限

1)"门诊病案"和"急诊病案"中的各种记录及"住院病案"中的"首次病程记录""抢救记录""手术记录""转入记录""接班记录""会诊记录""病程记录"要求及时完成。

2)"住院病历""住院记录""死亡记录"要求在24小时内完成。

3)"交班记录""转出记录""出院记录"要求事前完成。

4)"死亡病例讨论记录"要求在患者死亡1周内完成,必要时及时讨论。

5) 住院病案要求在出院后48小时内完成归档。

6)"病案首页"实行按科室或病区签署首页制度,要求在出院后2周内完成。

(13) 住院期间病案排列顺序

1) 体温单。

2) 长期医嘱单。

3) 临时医嘱单。

4) 住院病历。

5) 住院记录。

6) 首次病程记录。

7) 病程记录(顺接在首次病程记录之后)。

8) 术前讨论记录。

9) 手术记录。

10) 术后病程记录。

11) 麻醉记录单。

12) 麻醉同意书。

13) 手术同意书。

14) 会诊单。

15) 实验室检查报告单。

16) 输血同意书等各类知情同意书。

17) 有关护理记录。

18) 住院病案首页。

19) 住院证。

20) 前次住院病案或门诊病案或急诊病案等。

21) 外院诊疗资料。

22) 有关医疗证明(患者工作单位的介绍信,外院诊断书,医疗、行政、司法部门的医疗文件副本等)。

(14) 出院后病案装订顺序

1）目录。
2）病案首页。
3）出院记录或死亡记录。
4）住院证。
5）住院病历。
6）住院记录。
7）首次病程记录。
8）病程记录（顺接在首次病程记录之后）。
9）术前讨论记录。
10）手术同意书。
11）麻醉同意书。
12）麻醉记录单。
13）手术记录。
14）术后病程记录。
15）死亡病例讨论记录。
16）输血同意书等各类知情同意书。
17）会诊单。
18）有关护理记录。
19）实验室检查报告单。
20）长期医嘱单。
21）临时医嘱单。
22）体温单。
23）有关医疗证明（患者工作单位的介绍信，外院诊断书，医疗、行政、司法部门的医疗文件副本等）。
24）前次住院病案、死亡病例的门诊病案或急诊病案。
25）随访记录。

三、病案的整理

考查疗效，统计疾病，进行临床研究，都以大宗病案为原始资料。整理病案时，首先可以根据病名（证候名）先行分类统计，这样就可以知道病种的多少，和各类病种患者的数字（病例数目或诊治人次）。

如果目的在于考查对某种疾病的疗效，则可将某种疾病的病案集中调出，加以分类整理。如患者人数、年龄、性别、职业等的一般了解，治疗日程的长短，主要症状的消失，最后效果的考核，使用方药的统计，追踪访视的结果等等，都可依据原始病案进行详细的调查研究，而得出真实的、有意义的总结。

四、病案格式

(一) 住院病案格式的内容和要求

住 院 病 案

住院号

姓名	性别
年龄	婚否
民族	籍贯
职业	工作单位
家庭住址	入院日期
病史陈述者	病史采集时间
发病节气	家属姓名
电话号码	

1. 问诊

(1) 主诉:是指患者就诊时自觉最痛苦的症状、体征及持续时间。

(2) 现病史:较详细地记述发病时间、诱因、主要证候、伴随证候、治疗经过以及主要实验室检查结果,还应围绕主症,按"十问"了解一般情况。

(3) 既往史:了解过去的健康和患病情况。

(4) 个人史:个人的嗜好、喜恶、性情及居住条件、劳动卫生、卫生条件、预防注射等。妇女还应询问月经、婚育情况。

(5) 家族史:了解病者家属成员的健康情况及已故成员的死亡原因。

2. 望诊

(1) 全身:

神:神志是否清醒,精神如何,可用安静、爽朗、恍惚、呆钝、沉郁、烦躁、疲惫等词去描述。

色:指气色。面色是否正常,有无病色,如青、赤、黄、白、黑,或鲜明、暗晦、枯涩等。

形态:指形体动态,高矮、胖瘦、强弱,胸廓的宽厚与狭窄,皮肤的润泽与枯燥,注意有无天柱骨倒、肌肤甲错、龟背、鸡胸、震颤、瘫痪、浮肿,以及头面部、四肢,行走坐卧等是否正常。

(2) 分部:

舌象:应详细描述,或加以绘舌图。

描述头面、头发、目、鼻、耳、唇口、齿、龈、咽喉、颈、胸、腹背、皮肤、手足指(趾)甲等部位的情况,小儿还应检查食指络脉。

排泄物:大便的颜色、量、形;小便的色、量;呕吐物的内容、色、量,痰涎的形、色、量。

3. 闻诊

(1) 听:听声音,包括语言、呼吸、咳嗽、呕吐、腹声、儿啼声、嗳气、呃逆、哮声、呻吟等。

(2) 嗅:注意患者的口、鼻、身体有无异常气味,以及了解大便、小便、经带等气味。

4. 切诊

(1) 切脉:详细记述脉象,如左右、寸、关、尺,或浮、中、沉脉,有差别时必须记录清楚。

(2) 按诊:头面部、皮肤、四肢、胸、腹、腰、背的温度、湿度;有无触痛拒按;腹部有无积聚痞块;颈、腋、腹股沟处是否有瘰疬、瘿瘤、肿物等;耳穴、体穴之压痛,虚里跳动,水肿压痕等。

5. 专科应有的检查

如外科、五官科等检查。

6. 辨证论治

(1) 列出中医辨证之依据;把前面四诊所得资料(尤其是与辨证有密切关系者),进行系统、全面、扼要的归纳,为辨证提供依据。

(2) 分析病因病机。(包括节令,五运,六气等有关之分析)

(3) 提出治疗原则与基本方药及其他治疗方法。(针灸、按摩及各种外治法等)

(4) 提出护理要点。

7. 诊断

病证名(及兼夹)。

8. 辅助检查

(1) 体检:体温、血压等。

(2) 辅检:包括实验室、X线、心电图、超声波等。

医生签全名:
年 月 日 时

(二) 住院证治记录

住院病案写好之后,每天应记录患者的病情与治疗,记录之内容要求如下:

(1) 病情的变化,现有之症状、舌象、脉象(小儿食指络脉)等作简练的记录。

(2) 辨证与治则加以论述。

(3) 方药及其他处理,详细列明。

此外还包括记录上级医生之指示及科内、外医生对该病案之讨论意见等。

(三) 门诊病案

门诊病案的书写,不必如住院病案之详细,但上述住院病案书写的原则与精神,门诊病案不能违背。问、望、闻、切四诊必须齐备,辨证论治简述其要领,处方用药要分量清楚,先煎、后下要详明,字迹不能潦草。

门诊首次病案书写格式及内容

门诊号

姓名　　　　　性别
年龄　　　　　职业
工作单位　　　就诊时间
问诊:
　主诉:
　病史:

望、闻、切诊：
辨证分析：
诊断：(病名后的括号内写证型)
治法：
方药：(方名、药味及剂量)
医嘱：

医生签全名：
年　月　日

第六章 附 篇

第一节 症状鉴别诊断

症状,是患者自觉有各种异常的痛苦感觉,或通过医生诊察而得知的病态改变,如头痛、眩晕等。它是机体发生疾病后的表现,是医生诊察疾病、判断疾病的客观标志。

症状与证候是完全不同的概念。证候,简称为"证",是病因病机、病位、症状、舌诊和脉诊的综合与概括。如表实证、阴虚证等。它反映了疾病的本质,是临床诊断疾病的结论。

病机是疾病发生、发展及转归的机理。它即是联系证候与症状的纽带,也是证候的核心组成部分。病机决定了疾病的性质,由同一病机联系着的许多症状就构成了证候。

在临床上,疾病是千变万化的,症状表现也是错综复杂的,只有认真研究各种常见症状、证候和病机,才能对不同病证而出现的相同症状加以鉴别,这是正确进行辨证论治的关键步骤。症状鉴别诊断的目的就在于从病证的复杂症状中找出与其他疾病的区别,确定诊断,有效地指导临床治疗。

一、发 热

发热是一种常见的临床症状。由多种原因引起人体体温升高,或体温正常而患者自觉有发热感,均称之为发热。外感与内伤等病造成人体阴阳失调也可出现发热症状。

由于发热的时间、部位、热势轻重程度和自觉症状的不同,临床可分为恶寒发热、壮热、潮热、往来寒热、烦热、微热、骨蒸热等不同类型。

(一) 恶寒发热

恶寒发热是患者在发热的同时,必伴有怕冷的感觉,虽加衣被,或近火取暖仍不能解其寒,一般发热为中等程度,体温多在 38~39℃。

恶寒发热多见于外感病,风、寒、暑、湿、燥、火、温毒等淫邪侵袭机体,外犯肌表,损伤卫阳之气,卫阳失其温分肉的作用则恶寒。体内正气(阳气)奋起抗邪,邪正相争,郁于肌表,不得外出则热。因此说,"有一分恶寒,便有一分表证。"

根据恶寒发热的轻重及其兼症的不同表现,常可鉴别淫邪的性质,对疾病做出正确的诊断。

1. 恶寒发热的鉴别诊断

(1) 恶寒发热,兼有身痛,无汗而喘,脉浮紧。发于冬季者,是太阳伤寒证。因寒邪束表,营阴郁滞所致。寒邪外袭,遏抑卫阳,则发热无汗,脉浮紧。营阴郁滞,经气不畅,则身体疼痛。

(2) 恶寒发热，兼恶风，自汗，脉浮缓。发于冬春二季，此是太阳中风证，为风邪袭表所致。风为阳邪，其性开泄。风伤卫阳，必损营阴，阳不能固于外，阴不能守于内，故自汗出，脉浮缓。

(3) 恶寒轻，发热重，即"发热，微恶风寒"，兼有头痛，咳嗽，口渴，舌苔薄白，脉浮数发于春季者，是风温表证。风温乃阳热之邪，客于肌表，卫气被郁，故发热重而恶寒轻，卫阳郁于肌表，累及于肺，宣降失职，故咳嗽。温热之邪上扰清窍，损耗津液，故头痛，口渴。

(4) 恶寒发热，兼有身重疼痛，脉弦细芤迟。发自夏暑之季，此是太阳伤暑证。因感受暑热之邪，伤于太阳之表，故恶寒发热。暑伤气，热伤阴，气阴两伤，经络之气空虚不畅，故周身重痛。《金匮要略》所谓："太阳中暍，发热恶寒，身重而疼痛，其脉弦细芤迟。"

(5) 恶寒发热，身形拘急，兼有头痛，无汗，苔腻。发自夏季者，是暑温病暑兼寒湿证。夏季伤暑，复因纳凉饮冷，以致暑为寒湿之邪所遏而发病。寒郁肌表，则发热恶寒，无汗，身形拘急。暑热内郁则心烦。湿邪内阻则苔腻，胸闷。

(6) 恶寒发热，身热不扬，午后热甚，兼有头身重痛，胸闷不饥，面淡黄，苔白腻，脉濡缓。多发于夏末雨湿之季，此是湿温病的湿遏卫气证。湿热之邪郁遏卫表，卫气不得宣散，故恶寒发热，身热不扬。午后属阴，湿为阴邪旺于阴分，故午后热甚。湿邪阻抑，清阳之气不得外宣，故头身重痛。气机不畅，则胸闷不饥，面黄，苔白腻，脉濡缓。

(7) 恶寒发热，证见发热重，微恶风寒，兼头痛，少汗，咳嗽，痰少而黏，鼻燥，咽干，口渴，舌红苔白，右脉数大。发于秋季，此是秋燥病的温燥证。燥热在表，卫阳之气不得宣畅，故发热，微恶风寒。燥热耗津伤肺，故鼻燥，咽干，口渴，咳嗽，痰少而黏。

如症见恶寒重，发热轻，兼头微痛，无汗，咳嗽痰稀，鼻塞流涕，唇燥，苔白而干，脉弦，此是凉燥证。凉燥属寒，侵袭肺卫，则发热轻，恶寒重，无汗，咳嗽痰稀，鼻塞流涕，燥邪伤津，则咽干，唇燥，苔白而干。

(8) 恶寒发热，兼头痛无汗，心烦，口渴，尿短赤，脘闷，苔腻，脉濡数。发于秋冬二季，起病急，此是伏暑病。暑湿内蕴，复感新凉而发。寒邪在于卫表，则恶寒发热，头痛，无汗。暑热内郁，耗津伤神，则心烦，口渴，尿短赤。湿邪内蕴，则脘闷，苔腻，脉濡数。正如《温病条辨》所说："头痛，微恶风寒，面赤烦渴，苔白，脉濡而数者，虽在冬月，犹为太阳伏暑也。"

(9) 恶寒轻，发热重，兼有头痛，无汗，口渴，鼻干，咳嗽气逆，苔薄黄，脉数。发于冬季者，是冬温病的初起阶段。肾精不足，温热之邪乘袭，邪郁肌表，则发热，微恶寒，头痛，无汗。肺气受损，则咳嗽气逆。温热伤津，则鼻干，口渴，苔薄黄，脉数。

(10) 恶寒发热，兼有眼睑浮肿，继则四肢及全身皆肿，肢节酸重，小便不利，咳喘，舌苔薄白，脉浮滑，多发冬春两季，是风水病。风邪外袭，则恶寒发热。肺气不宣，则咳喘。通调失职，则水液泛溢而浮肿。

(11) 初起恶寒发热，兼咳嗽，痰多而黏，胸痛，咳时尤甚，继之咳吐脓痰腥臭，口干，鼻燥等，此是肺痈。毒热久郁于肺，腐败溃烂成脓。

(12) 恶寒发热，兼头痛身楚，咽喉红肿疼痛，或有点状糜烂，肌肤隐有丹痧，舌红，苔白而干，脉浮数。多发冬春两季，此是烂喉痧。温毒侵犯肺卫，则恶寒发热，头痛身楚。毒热上攻，则咽喉红肿疼痛，糜烂。毒热入营，则肌肤隐有丹痧，舌红等。

(13) 恶寒发热，兼有少腹痛，拘急拒按，痛连右足，屈伸不利，汗出，舌苔薄黄，脉浮滑而数。发病无明显季节性，此是肠痈初起。肠中热聚不散，气血凝滞不通，故少腹疼痛，拘急拒按。热邪累及全身,营卫不合,则发热恶寒。

(14) 恶寒发热,局部皮肤有红、肿、热、痛,兼有头晕,食欲不振,大便秘结,小便短赤,苔白腻或薄黄,脉滑数,此是疮痈初起。毒邪侵袭,局部气血凝滞,某一局部皮肤红、肿、热、痛,累及全身营卫不合,则发热恶寒。

2. 恶寒发热的鉴别要点

以上十四种常见病证均有恶寒发热症状,但在恶寒发热的过程中,其临床表现各有特点。太阳伤寒证是脉浮紧,无汗而喘,发于冬季。太阳中风证是脉浮缓,自汗出,冬春两季皆可发病。太阳风温表证发于春季,而具有发热重,恶寒轻,口渴,脉浮数的特点。太阳伤暑虽有身重痛,自汗,但兼有怔忡,其脉弦细芤迟,发于夏暑之际,与太阳中风、风温显然不同。

暑温病暑兼寒湿证,身形拘急,无汗,似伤寒,但其发自夏暑之季与伤寒不同。其证无汗与伤暑有别;无身热不扬,胸闷不饥,与湿温相异;无咽干、鼻燥等,与凉燥不同。湿温病湿遏卫气证,头身重痛,脉濡缓,其发热特点是身热不扬,午后热甚,与伤暑,暑兼寒湿、伏暑皆不同。其病发于夏末雨湿之季,与冬温、风温有别。

秋燥有温凉之别,温燥偏热,痰少而黏。凉燥偏寒,痰稀,流涕。秋燥必见鼻燥,咽干,口渴,与伏暑、湿温、伤寒均不同。其病发于秋季,与伤暑、冬温自异。

伏暑起病急,头痛,无汗,但有口渴,尿赤,脉濡数,与伤寒不同;有脘闷,苔腻,与秋燥不同。其病多发秋冬,与风温、伤暑自异。

冬温初起,有头痛,无汗,与太阳中风不同;有口渴,鼻干,与太阳伤寒不同;无心烦,尿短赤,与伏暑不同。其病发于冬季,与风温、秋燥等病相异。

风水病,恶寒发热之后很快就可以出现头身浮肿,小便不利,多发冬春两季,与以上诸证皆不同。肺痈初起,咳嗽较剧,必有胸痛,咳时尤甚,此为本证的要点,与其他证候显然不同。烂喉痧,以咽喉肿痛或有点状糜烂为特点,多发小儿,是疫毒致病,互相染疫,常有直接或间接的接触史,一般在发热的第二天即可发现舌及皮肤丹痧隐隐。肠痈必兼有腹痛拒按症状,可与他证鉴别。疮痈初起,可在局部皮肤发现红、肿、热、痛的表现。

(二) 壮热

发热较甚,扪之烙手,或出现恶热、烦渴症状,体温多在39℃以上者,谓之壮热,又称高热。壮热是病邪由表入里,邪正交争,热邪亢盛的标志,多见于外感病的中、后期阶段。

在多种外感病的病程中,病邪入里,出现壮热时,其病证表现常常相同,如各种温病(风温、春温、暑温、湿温、伏暑等)的气分证、营分证及血分证,其治法也大致相同。辨证时只有追溯发病情况和病史,才能知道由何病进展而来。但不论由何种疾病发展而来的,一般都是根据病证表现加以治疗,此即所谓"异病同治"。因此,鉴别时重点在于证的区别,辨病则是次要的。

1. 壮热的鉴别诊断

(1) 壮热,兼有汗多,面赤,渴喜冷饮,苔黄燥,脉洪大或滑数。此是伤寒阳明证或温病气分热盛证。热邪亢盛,正气未衰,正邪剧争所致。太阳伤寒、中风化热入里,或是风温、春温、暑温、湿温、秋燥、伏暑、疫毒等病邪热入于气分皆可导致壮热症状。

(2) 壮热,兼有神昏谵语,或昏愦不语,舌謇肢厥,此是温邪逆传心包证。温热之邪犯肺逆传心包,邪热内陷,蒙蔽心窍,故壮热、神昏、肢厥。多见于风温病。

（3）壮热，兼有口苦而渴，心烦，小便短赤，舌红，苔黄，脉弦数。病发于春季，此是春温病邪发于气分证。正气不足，感受春季温热之邪，里热炽盛所致。

（4）壮热夜甚，兼有口渴，头痛，肌肤发斑或吐血便血，舌绛，苔黄，脉数。此是温病气营两燔证，里热炽盛，扰动营血，血热妄行而致。多见于暑温、春温、湿温等病。

（5）壮热，兼有头晕胀痛，手足躁动，甚则抽搐神昏，口干唇燥，舌红苔黄燥，脉象弦数。多发春季，此是春温病热盛动风证。里热亢盛，上扰神明，耗伤津液，筋脉失养所致。

（6）壮热，兼有胸闷，项背强直，四肢抽搐，甚则角弓反张，牙关紧闭，神昏不清，或腹胀便秘，舌红苔黄燥，脉弦数，多发于夏季，此是暑温病，热甚发痉证。暑热炽盛，引动肝风而致。

（7）壮热，兼有烦渴，汗多，胸闷气短，脘痞身重，少尿，苔黄腻，脉滑数。发于夏暑之季者，是暑温湿热困阻中焦证。暑热之邪挟湿困脾而致。

（8）壮热，兼有咳嗽，胸闷，肌肤红疹点点。多发于春季，此是风温病肺热发疹。肺经气分热盛，波及于营络所致。

（9）壮热，兼有胸闷胸痛，汗出喘咳，痰黏不爽，舌红，苔黄，脉数。此是邪热壅肺证，病发冬季是外感风寒化热；病发春季是外感温热。邪热入里，壅聚于肺，肺气失宣而致。

（10）壮热，寒战，兼有胸闷作痛，咳嗽，气急，咳吐脓痰腥臭，苔黄，脉滑数。此是肺痈成脓。风热侵袭于肺，化热内蒸，肺失肃降，热壅血瘀成脓而致。

（11）壮热，兼有下利脓血，里急后重，肛门灼热，腹中疼痛，苔黄腻，脉濡滑或滑数。多发于夏季，此是湿热下利证。湿热蕴结于肠，肠中气血阻滞，传导失职而致。

2. 壮热的鉴别要点

以上各种常见病证皆有壮热症状，但其兼症各异。伤寒阳明证与温病的气分热盛证兼有汗多，喜冷饮，脉洪大，苔黄。此证可见于太阳伤寒、太阳中风、风温、春温、暑温、湿温、伏暑、秋燥、冬温等病的发展过程中，热邪传于里或入气分而致。具体鉴别可结合病史。

温热之邪逆传心包证多见于风温病，其发病急骤，传变快，很快即见神昏谵语，舌謇肢厥。与阳明气分热盛不同，与其他壮热病亦不同。

春温发于气分，起病即发热而不恶寒，阳明气分热盛和逆传心包证初起都有恶寒症状，与本证不同。

温病气营两燔证，常见身热夜甚，肌肤发斑或吐衄便血，舌绛等症，与阳明气分热盛、逆传心包及春温发于气分皆不同。本证多见于温病的暑温、春温、湿温等病。

春温病热盛动风证，有抽搐或手足躁扰，与阳明气分热盛和春温病发气分皆不同；无发斑，与温病气营两燔证不同。其病发生与逆传心包证相比较缓慢，而后者又无抽搐。

暑温热甚发痉证，项背强直或角弓反张，牙关紧闭，夏季多发，与春温病热盛动风不同，后者病势较缓和，多发春季。

湿温病湿热闭阻中焦，发于夏末雨湿之季，与春温发于气分自异，其有脘痞身重症状与阳明气分热盛的表现不同。

风温病肺热发疹，多发春季，皮肤红疹隐隐，与温病气营两燔证的身热夜甚及皮肤发斑或衄血不同。

邪热壅肺证，有胸痛，痰黏不爽，但无脓痰腥臭，与肺痈成脓不同。

肺痈成脓，痰多，吐脓痰腥臭是其独具的特点。湿热痢，多发夏季，有里急后重，下利脓血是其特点。

(三) 潮热

潮热,是指发热有一定的规律性,盛衰起伏如潮水涨落,一日1次,按时而发,按时而止。其热势有高有低,病证有实有虚。多见外感热病的中、后期,以及某些内伤病等。外感热病出现潮热,多见于阳明腑实证,又称阳明潮热。阳明潮热表现为午后发热较甚,亦称日晡潮热。某些内伤病出现潮热,多是阴虚所致,又称阴虚潮热。凡久热不退,气血不荣,形体消瘦,其热似骨髓蒸发而出,又称之谓骨蒸潮热。

潮热亦属里热。与壮热、烦热不同的是发热有一定的时间规律性,一日1次。与壮热相同的是多种外感出现潮热时,其病证表现常常相同。因此鉴别的重点当在"证"的区别。

1. 潮热的鉴别诊断

(1) 潮热,日晡而发,兼有腹部胀满硬痛,大便秘结或纯利稀水,时有谵语,舌苔燥,甚则灰黑而燥,脉沉有力。此是热结阳明证。邪热聚于胃肠而致。

(2) 潮热,兼有喘促不宁,痰涎壅盛,大便秘结,苔黄腻或滑,脉右寸实大。此是痰热阻肺证。痰热之邪阻于肺,结于大肠,肺气不利而喘,大肠热结则便秘。

(3) 潮热,身热不扬,兼有头身困重,胸脘痞闷,腹胀便溏,口渴不欲饮,呕恶不欲食,舌苔厚腻或淡黄,脉濡稍数,或濡缓。多发于夏季,此是湿温留恋气分证。外感湿温之邪,困阻脾阳,湿遏热伏而致。

(4) 午后潮热,壮热降而未尽,兼有颧红,口燥咽干,手足心热甚于手足背,神倦,懒言,心烦不寐,舌红少津,脉细数。此是温病后期的下焦证。余热未尽,阴津未复,肝肾阴虚而致。

(5) 潮热颧红,兼有盗汗,失眠,干咳少痰,头晕耳鸣,舌红少津,少苔或无苔,脉细数。此是肺肾阴虚证。阴虚血亏,津液不足而致。

潮热骨蒸,久热不退,兼颧红盗汗,五心烦热,失眠多梦,咳嗽痰少而黏,或痰中带血,甚则咯血,四肢乏力,口燥咽干,头晕耳鸣,形体消瘦,舌光红少津,脉细数。此是阴虚火旺证。久热伤阴,虚火上炎,灼伤脉络而致。

2. 潮热的鉴别要点

以上病证皆有潮热症状,大致可分为实证潮热与虚证潮热两种。

(1) 实证潮热:热结阳明证的潮热,多在日晡而发,其热势较高,兼有腹部硬满而痛,便秘或纯利稀水。痰热阻肺所致的潮热证,是以痰涎壅盛,喘促不宁为主要表现。湿邪留恋气分,是以身热不扬,胸脘痞闷,腹胀便溏为特点。

(2) 虚证潮热:温病下焦证的潮热,是由上焦证转变而来,初病壮热,退后余热未尽,出现潮热症状,热势较低,其病史与肺肾阴虚证及阴虚火旺证截然不同。肺肾阴虚是阴虚潮热的轻型,本证无咳血症状,与阴虚火旺证不同。阴虚火旺证病情较重,病程较长,潮热骨蒸及咳血症状是本证主要表现。

(四) 往来寒热

往来寒热是发热与恶寒交替出现的一种热型,其热时自热而不觉寒,其寒时自寒而不觉热。

往来寒热是邪入半表半里,枢机不利所致。一日可发数次,甚则数十次。发有定期者为疟疾,无期者为外感热病。

1. 往来寒热的鉴别诊断

（1）往来寒热，胸胁苦满，兼有心烦喜呕，不欲饮食，口苦，咽干，目眩，脉弦。此是伤寒邪入少阳证。风寒之邪传入少阳，正邪交争于半表半里，邪气内入则寒，正气驱邪于表则热。胃气失和，则心烦喜呕，不欲饮食。邪热伤津则口苦咽干。

（2）往来寒热如疟，口渴心烦，脘闷，身热午后较重，入夜尤甚，天明得汗诸症稍减，但胸腹灼热不除，苔黄白而腻，脉弦数。多发于秋冬两季，是伏暑邪犯少阳证。暑湿郁于少阳，枢机不利而致。

（3）往来寒热，休作有时。兼有肢体酸痛，周身乏力，头痛如裂，口渴引饮，汗出后热退身凉，如此反复发作，脉弦。多发夏秋两季，此是疟疾。疟邪侵入，邪在半表半里，正邪交争所致。

2. 往来寒热的鉴别要点

上三证皆有往来寒热症状，伤寒邪入少阳证，往来寒热发无定时，无口渴及胸腹灼热症状，与伏暑邪犯少阳证不同。疟疾，多发夏秋季，往来寒热，休作有时，反复发作，与伤寒邪入少阳证及伏暑邪犯少阳证皆不同。

（五）烦热

烦热是患者因发热而烦躁不安，或五心如焚，坐卧不宁的症状。在外感热病和某些内伤病的发展过程中，常可见到烦热的症状。其热势高者多为实证，低者多为虚证。

《类证治裁》说："内热为烦。"烦热多属里热证，与壮热、潮热等里热证常常混淆，鉴别时应注意烦热是以"心烦""躁扰"为主要表现，而壮热和潮热是以"热"为主要表现。烦热的治疗多在清热的同时兼顾除烦。外感病出现烦热症状是病邪入里而致。同壮热相同，辨证时重点在于证的区别。

1. 烦热的鉴别诊断

（1）烦躁不安，身热不已，兼有胸膈灼热如焚，唇焦口燥，口渴便秘，舌红苔黄，脉滑数。多发春季，此是风温燥热扰胸膈证。里热亢盛，热扰胸膈，津液亏损而致。

（2）心烦壮热，兼有头痛头晕，面赤气粗，口渴汗多，苔黄燥，脉洪数。病发夏季，此是暑温病暑入阳明证。暑热伤气，热灼阳明，内扰于心，上蒸于头所致。

（3）烦躁，壮热，兼有夜寐不安，有时谵语，咽干，甚则昏迷不醒，舌红绛，脉数。发于春夏两季，此是温病热入心营证。暑温、春温、风温等病多见此证。邪入心营，营阴被灼，热扰心神而致。

（4）烦躁，灼热，甚则昏狂谵妄，兼有斑疹紫黑或吐衄便血，舌质深绛。发于春夏两季，此是温病热盛动血证，多见于暑温、春温等病。灼热扰动心神，迫血妄行而致。

（5）烦躁不宁，发热汗出不解，兼有口渴不欲饮，胸脘痞闷，呕恶，便溏色黄，或胸腹部出现白痦，苔黄滑腻，脉滑数。病发夏季，此是湿温病湿热郁阻中焦证。湿热之邪郁阻中焦，湿邪偏盛，脾胃升降失调而致。

（6）心烦身热，干咳无痰，气逆而喘，兼有咽干口燥，胸满口渴，苔薄白而干，舌边尖红，脉数。发于秋季，此是秋燥病燥热伤肺证。燥热灼肺，阴液耗伤而致。

（7）心烦懊侬，发热口渴，兼有目黄，身黄，黄色鲜明，恶心呕吐，小便短赤，腹胀满，或大便秘结，舌苔黄腻，脉弦数。此是湿热发黄的阳黄证。湿热交蒸于里，气机不利，升降失常，胆汁外溢而致。

（8）心烦身热，口渴而不欲饮，兼有遍体浮肿，胸腹痞闷，小便短赤或大便干结，舌苔黄腻，脉沉数。此是水肿病湿热壅盛证。湿邪内蕴，与热交蒸，三焦不利，通调失职而致。

（9）心烦身热不得卧，兼有舌红苔黄，脉细数。此是阴虚火旺证。热伤肾阴，心火亢盛而致。

（10）烦躁身热，兼有消渴不已，舌红绛，苔黄燥。多发夏季，病程较长，此是暑温病的后期，暑伤心肾所致。暑热久留，气分余邪波及心肾，水火不能相济，故心烦身热。

（11）心中烦热，兼有胁痛隐隐，口干咽燥，头晕目眩，目干涩，舌红少苔，脉弦细而数。此是肝阴不足证。肝郁日久化火，耗伤肝阴，或久病体虚，精血亏损而致。

（12）五心烦热，兼有干咳少痰，气急喘促，咽干口燥，形体消瘦，皮肤干枯，舌绛少苔而干，脉虚数。此是虚热肺痿证。虚火内炎，肺热叶焦，阴津枯竭而致。

2. 烦热的鉴别要点

以上各种烦热症状，虽然临床表现各有不同，但大体上可为虚实两类。

（1）实热类：

风温病热扰胸膈证，以胸膈灼热如焚，春季多发为特点。

暑温病暑入阳明证，夏季多发，以多汗、口渴、苔黄燥，脉洪数为主要特点。

由暑温、伏温、春温等病致热入心营证，春夏两季多发，有夜寐不安，谵语，舌红绛为鉴别要点。

热盛动血证，常见于春温、暑温等病，多发春夏两季，必有肌肤发斑或吐衄、便血症状。

湿温病，湿热郁阻中焦，其特点是夏季多发，口渴不欲饮，脘痞便溏，或发出白痦。

秋燥病燥热伤肺证，多发秋季，是以干咳无痰，咽干口燥为特点。

阳黄热重于湿者，目黄身黄鲜明，发热口渴，心中懊恼是其主要表现，与其他烦热证截然不同。

水肿病湿热壅盛证，必兼有通体浮肿，胸腹痞闷等症状。

（2）虚热类：

阴虚火旺证，常见内伤杂病或春温、风温病的后期，多发春季，主要表现是身热心烦不得卧。

暑伤心肾，是暑病的后期，多发夏季，其主要表现是心热消渴不已。

肝阴不足证，病程较长，有胁痛隐隐，目干涩症状，与阴虚火旺和暑伤心肾等外感病的后期病证不同。

肺痿，有肺病史，病程长，以喘咳无痰、皮肤干枯无汗为特点。

（六）微热

微热即轻度发热，其热势较低，多在37～38℃。常见于某些内伤病和温热病的后期。

1. 微热的鉴别诊断

（1）身有微热，兼有干咳少痰，或痰黏，口舌干燥而渴，舌红少津，脉虚。此是肺胃阴伤证，发于春季者，有初患风温病病史，则是风温病的后期。邪热退而未尽，风热之邪伤津，肺胃阴伤而致微热。

（2）身热不甚，久留不退，兼有颧红，手足心热，口燥咽干，头晕目眩，神倦乏力，手足蠕动，舌绛而干，少苔，脉虚数，此是内伤的肝肾阴虚证，或肝风内动的肢颤证。若发于春季，有初感春温病病史者，是春温病后期的肝肾阴伤证。多种温病的后期亦常见此证。乃肝肾阴伤，津亏失养而致。

2. 微热的鉴别要点

上述二种具有微热的病证临床表现各有不同。肺胃阴伤证，以干咳少痰，口舌干燥为特点，如为风温证的后期，当有风温病病史。肝肾阴虚证，头晕目眩，神倦乏力，手足蠕动是其主要表现，如为温病的后期病证，则有温病病史。

二、出　汗

凡与气候、劳动、情绪等因素无关而汗出者，皆属于异常的病态出汗。病态出汗，可分为全身与局部两类。根据出汗的兼症不同，加以鉴别，以便立法论治。

（一）全身出汗

由外感时邪或内伤杂病等不同因素，均可导致全身出汗。外感风、热、暑、湿等淫邪，而致机体阴阳失调，气血津液运化失职则全身汗出。内伤的阳虚阴虚亡阴亡阳等因所造成的病理变化而形成的自汗、盗汗、绝汗等全身汗出，是阳虚不固、阴虚不敛所致。故外感者多实，内伤者多虚，但亦有虚实相兼的复杂病理反映。

1. 全身出汗的鉴别诊断

（1）全身出汗，汗量较少，兼有发热、恶风、鼻鸣干呕，脉浮缓者，是太阳中风伤卫证候。风为阳邪，其性开泄，故腠理疏松，玄府开张，津液外泄，而汗出。

（2）全身大汗，汗量多，兼有高热，恶热，烦渴引饮，面红赤，额头痛甚，舌红绛，苔黄燥，脉洪大有力者，是伤寒阳明经证。伤寒传经，入于阳明，热邪内盛，蒸津外泄，故汗液大出。

（3）全身出汗，汗量较多，频频不断，兼有烦渴，胸膈痞闷，舌红、苔黄粗糙，脉洪大无力，发于夏暑之季者，是暑温病的暑汗。暑邪性热，热则皮肤缓，腠理开，开则大汗出。

（4）全身出汗，手足心部及头部汗量较多，时时皆有，兼恶风，肢体重着，麻木，头晕耳鸣，或关节沉重疼痛，浮肿，小便短少，舌胖大，齿痕多，脉浮缓而濡涩，是感受湿邪，或湿从中生的因湿而汗，湿邪重浊黏腻，阻滞卫阳之气，外不能固密肌肤，内不能促进津液环流，内外转输失职，故津液旁达，外泄则汗出。

（5）一身冷汗，动则汗多喘甚，兼心悸，心慌，乏力，气短，畏寒肢冷，面白舌淡，脉虚弱者，是内科杂病的心气虚与心阳虚。汗为心之液，心之气阳两虚则心液走泄于外而成自汗，若大汗淋漓兼有面色苍白，四肢厥冷，头晕目眩，心悸气短，脉微欲绝者，是心阳欲脱，或亡阳危证。

（6）全身汗出，兼有气短咳嗽，痰清稀，面色㿠白，舌淡苔白，脉浮缓无力者，是肺气虚的自汗证。肺主一身之气，外合皮毛，肺气虚则卫阳虚，弱则肌表不固，腠理不密，故津液外泄而自汗多。

（7）全身出汗，频频不断，兼有肢倦乏力，气短懒言，腹满便溏，舌淡脉虚大而洪，是脾气虚衰，中气不足的自汗证。脾气虚衰则肌肉失养，腠理不密，津液外泄则自汗频出。

（8）睡时全身汗出，醒则汗止，兼心悸，心烦，多梦，手足心热，舌红少津，脉细数者，是心阴虚的盗汗证。心阴亏损化热，迫津外泄，则心液不藏，走泄于外而成盗汗。

（9）睡时全身汗出，醒则汗止，兼有咳嗽，气短，痰少而黏，五心烦热，舌红少苔，脉细数者，是肺阴虚所致的盗汗证。肺主诸气，外合皮毛，肺阴不足，必然化热，热则迫津外泄而汗出。

(10) 睡时全身汗出,醒则汗止,兼有腰膝酸软,腰痛,或梦遗滑精,五心烦热,舌红少苔,脉细数者,是肾阴虚的盗汗证。肾主五液,蓄藏阴精。精少阴虚则阳盛化热,热迫津液外泄则盗汗多。

2. 全身出汗的鉴别要点

(1) 太阳中风伤卫而自身汗出者,以恶风,脉浮缓为主。伤寒阳明经证的出汗,是以大汗,身热蒸蒸,口渴引饮,脉洪大有力为特点。暑汗者,必以夏暑之季发病为要点,脉洪大无力与阳明经证不同。湿汗者,必兼头晕胀,体沉重痛,肢麻,浮肿,便溏,舌胖齿痕多,脉濡等特点。

(2) 内伤杂病多虚,阳虚自汗,阴虚盗汗,二者多为全身出汗,汗量较少为特点。畏寒肢冷者为阳虚自汗,无畏寒肢冷者为气虚自汗。气虚与阳虚多发生在心肺脾三脏,心气虚、心阳虚或心阳欲脱的自汗者,必兼心悸、心慌、易惊,乏力的表现。肺虚自汗,则有咳嗽、痰稀的兼症。脾虚自汗则以腹满便溏、肢倦乏力、气短懒言为特征。

(3) 阴虚盗汗是以睡时汗出,醒则汗止为特点。盗汗多与心肺肾三脏阴虚有关,其鉴别要点主要是看其兼症。三脏共有必备的兼症是五心烦热,舌红,脉细数。心阴虚见心悸,心烦多梦;肺阴虚见咳嗽,痰少而黏;肾阴虚见腰痛,腰膝酸软。这是心肺肾三脏阴虚盗汗的要领。

(二) 局部出汗

局部出汗,是指汗液布局不均,某一局部有汗,某一局部无汗。如但头汗、手足汗、半身汗等。

1. 局部出汗的鉴别诊断

(1) 头汗:头为三阳经脉汇聚之处,故头为诸阳之会。内伤外感等因所致清阳之气升宣失职,津液外泄,则头汗出。①头汗出,兼有身重体倦,身目发黄,小便不利,苔黄腻,脉濡数者,是湿热郁蒸所致,湿热郁蒸,迫津外泄,故头汗出。②头汗出,兼有小腹胀痛,大便色黑,小便自利,夜热,烦躁,谵妄,苔黄腻,脉沉涩者,是膀胱蓄血所致气化功能失职,津液不能转化为尿液,而逆行于上则头汗出。③头汗出,兼有面色㿠白,四肢不温,畏寒气短,神疲乏力,舌淡,脉弱者,是气虚所致。气虚和阳气大虚,津液随阳气浮越而走泄于上故头汗出。

(2) 心胸汗:心胸部位出汗,而其他部位无汗者,多属心气虚和心血不足所致。汗乃心之液,心位于胸中,心液外泄,故近于心处汗液出。①心胸汗出,兼有面白畏寒,心悸气短,倦怠乏力,舌淡脉虚者,是心气虚所致。②心胸汗出,兼心悸,心烦少寐,手足心热,舌红少苔,脉细数者,是心阴虚不能敛阳,少量心液随之外泄之故。

(3) 手足汗:只限于手心足心部位出汗,而其他部位无汗,其主要病机,多责之于脾。因脾主四肢,手足又为诸阳之本,脾的运化功能失常,则津液旁达于四末而手足汗出。①手足汗出,兼有胸闷,便溏,肢倦乏力,尿短赤,苔黄腻,脉濡数者是脾胃湿热,津液郁蒸,旁达外泄所致。②手足汗出,兼有四肢凉冷,肢倦乏力,纳少便溏,舌淡嫩,脉虚弱者,是脾气虚衰,运化失职,津液旁达外泄所造成。③手足汗出,兼有手足心热,口燥咽干,舌红少苔,脉细数者,是阴虚阳盛,阴经虚热,蒸津外泄所致。

(4) 半身汗:人体周身汗液施布不均,表现在半身出汗,或上或下,或左或右,一半身有,另半身无汗者,是寒湿内阻和气血不足,或阳气虚弱,阴虚火旺等因所造成。

半身出汗,或左或右,兼见面色㿠白,气短心悸,四肢与唇舌等处发麻,舌淡脉弱者,是气血两亏,津液不能周行于全身所致,上半身出汗,下半身无汗,兼有面色苍白,畏寒,气短,神疲乏力,舌淡苔白,脉虚大无力者,是阳气大虚,汗液随虚阳外泄于上所致。下半身有汗,兼有腰痛,腰膝酸软,梦遗滑精,口燥咽干,五心烦热者,是肾阴亏损虚火内扰,津液被迫外泄于下而形成下半身出汗。半身汗出或左或右,或上或下,或某一局部有汗或某一局部无汗,兼有刺痛,或半身不遂,舌隐青,或舌有瘀斑(瘀血点)脉沉涩者,是瘀血所致的汗液布局不均,以活血化瘀法治之则愈。

2. 局部出汗的鉴别要点

(1) 头汗:可分湿热、膀胱蓄血、气虚等三个类型。湿热者则头目发黄,小便不利;膀胱蓄血者,则小腹胀痛,脉沉涩;气虚阳虚者,则四肢不温,舌淡脉弱为鉴别要点。

(2) 心胸汗:主要是心虚所致。心气虚者,则心悸气短,舌淡脉弱;心阴虚者,则心悸,心烦,手足心热,舌红,脉细数是鉴别的关键。

(3) 手足汗出:其病在脾。脾蕴湿热者,以便溏乏力,苔黄脉濡数为主;脾气虚衰者,以纳少便溏,脉虚无力为特点;阴经虚热者,以口燥,咽干,舌红少苔,脉细数为主。

(4) 半身汗出:气血两亏者,则面白,肢麻,舌淡,脉弱;阳气大虚者,则上半身出汗,兼有畏寒神疲;肾阴亏损者,则下半身出汗,兼有腰膝酸软,五心烦热;瘀血所致全身汗液布局不均者,则以刺痛,舌隐青,脉涩等为特点。

三、昏　迷

昏迷一症,见于金·成无己的《伤寒明理论》:"昏冒而神不清也,世谓之昏迷者是也。"它是指神志模糊,不省人事,甚则昏睡不醒,呼之不应的一种临床症状。亦有称之谓"神昏、昏冒、昏蒙、昏愦,昏不识人、不知与人言"等,病属危候。常见于外感热病重证,内伤杂病的中风、厥证、痫证等,久病,重病,精气耗竭(如水肿、臌胀等病的晚期),亦可出现昏迷。

昏迷是由各种原因造成清窍不利,神明失用所致。病变主要在心,心主神明,病邪蒙蔽心窍,上扰神明,以及阴虚阳脱、心神耗散,皆可使神明失用而引起昏迷。

1. 昏迷的鉴别诊断

(1) 昏迷,兼有壮热或身热夜甚。烦躁谵语或昏愦不语,肢厥,舌謇,脉细数,此是温病热陷心包证,多由肺卫之邪逆传心包所致。邪热内陷,灼液为痰,痰热闭阻包络,神志被蒙故昏迷。此证发病较急较重。

(2) 昏迷,兼有日晡潮热,腹部满硬而痛,拒按,口渴喜饮,舌苔黄燥,脉沉实,此为胃肠热结,胃热乘心证,可见于各种热性病的中期阶段,因外邪入里化热,热结胃肠,津伤燥结,故腹部硬痛拒按。胃热乘心,神明被扰而昏迷。

(3) 昏迷,时清时昧,身热不甚,时有谵语,苔黄腻,脉濡滑而数。夏季多发,此是湿温病的湿热蒙蔽清窍证。湿热酿痰,蒙蔽清窍,心神失用而致昏迷。

(4) 昏迷,兼有身热夜甚,时有谵语,口渴不甚,斑疹隐隐,舌质红绛,苔光少津,脉细数,此是温病热扰心营证。可见于多种温病的中后期。营血通于心,邪热入营,营阴被耗扰乱心神而昏迷。

（5）昏迷，谵语，兼有烦热口渴，漱水而不欲咽，斑疹透露，或有各种出血，舌深绛，望之若干，扪之尚润，脉细数，此是温病热盛动血，血络瘀阻证，可见于多种温病的中后期。血分热盛上扰心神，神明失用而昏迷。

（6）昏迷，兼有浮肿，面色淡白无华，头晕，时时恶心，口中时出尿味，少尿，舌淡，脉细弱，此是水肿病，脾肾两虚，浊阴上逆。脾失健运，肾失开阖，水湿泛溢，酝酿成痰，痰浊上逆，蒙蔽心包，故昏迷。

（7）昏迷，兼有恶心呕吐，腹大坚满，脉络怒张，面色晦滞，鼻鼾息微，手撒，肢厥，大汗如雨，二便不禁，唇舌淡润，或口唇青紫、脉微欲绝。此是臌胀病，阳气暴脱证。久病不愈，阳气衰微，神明失用，故昏迷。

（8）突然昏迷，不省人事，兼有身热，面赤，息粗，四肢清冷，舌红，苔薄白或薄黄，脉洪大或滑数，多发于夏季炎热之时，或高温作业之时，初起有头晕，心烦口渴，呼吸急迫，随即晕倒，此是暑热内结证，亦称"中暑"。暑为阳邪，其性炎热。暑热之邪突然侵入人体，邪热闭塞清窍，故昏迷。

（9）突然昏迷，不省人事，㖞僻不遂，兼有面赤，身热息粗，两手握固，牙关紧闭，或痰声如拽锯，舌苔黄腻，脉弦滑数，或兼有静而不烦，面白唇紫，痰涎壅盛，四肢不温，舌苔白滑而腻，脉沉滑或沉缓，此是中风闭证。中风闭证有阳闭和阴闭之分。多由肝阳亢盛，或肾阴不足，肝风内动，挟痰火，痰湿上扰清窍，神志失用而昏迷。

如出现目合口开，手撒，遗尿，鼻鼾，呼吸微弱，汗出如珠，四肢厥冷，舌短缩，苔白滑，脉微欲绝，此是中风脱证，元气衰败、阴阳离决而致昏迷。

（10）一时昏迷，不省人事，兼有口紧握拳，呼吸气粗，四肢厥冷，唇紫，舌苔薄白，脉伏或沉弦，此是厥证昏迷。

由于阴阳失调，气机逆乱，血随气逆，上壅心胸，阻塞清窍，故见突然昏倒，不省人事，致使清窍不和而致神志失用而昏迷。本证昏迷多为一时性的，故时间较短。

（11）突然昏迷，神志不清，口吐涎沫，或发出异常鸣叫声，兼有面色苍白，牙关紧闭，两目上视，手足抽搐，舌苔白腻，脉象多滑者是痫证。多由痰浊阻滞，气机逆乱，肝风内动，触痰上逆，闭阻清窍，心神蒙蔽，故突然昏倒，神志不清。此证反复发作，醒后如常人。

2. 昏迷的鉴别要点

以上各种昏迷症状表现不一。温病热陷心包证，初起时有卫分症状，病情重，变化快，与热结胃肠腹满，拒按，舌苔黄燥不同，湿热蒙蔽心包，神识呆滞，时清时昧，与上两证皆有不同。

温病热扰心神，昏迷伴有身热夜甚，口渴不甚，斑疹隐隐，热盛动血，血络瘀阻的昏迷，必兼有发斑或出血，口渴，漱水而不欲咽等症。

水肿病，脾肾两虚，浊阴上逆，病程长，兼有浮肿，面淡白，无华，口中时出尿味等症。臌胀病，阳气暴脱，病程长兼有腹大坚满，脉络怒张，面色晦暗，大汗如雨，是亡阳的危候。

暑热内结的昏迷，突然发作，时间较短，有明显的季节性，多发于夏季炎热之时，昏迷时无痉抽；中风闭证的昏迷，亦是突然发作，但昏迷时间较长，多伴有㖞僻不遂，症见牙关紧闭，两手紧握，醒后多有后遗症。中风脱症，也有㖞僻不遂，症见口开，撒手，遗尿，汗出如珠。

厥证昏迷，多是一时性的，四肢厥冷明显，一般醒后无后遗症，痫证昏迷，可反复发作，醒后如常人，昏迷时口吐涎沫，手足抽搐，口中发出猪羊叫声。

四、抽　搐

抽搐一症，又称为瘛疭。即筋脉拘急而缩者为瘛；筋脉弛缓而伸者为疭。伸缩交替，抽动不已是为瘛疭，凡临床所见筋脉拘急，肘臂伸缩不定的症状，统称为抽搐。多见于痉证、痫证、破伤风、惊风病等。

抽搐是由多种病因作用于筋脉而产生的。如气血亏损、火热炽盛、风湿、寒凝、顽痰所致筋脉拘急，皆可出现抽搐症状。

1. 抽搐的鉴别诊断

(1) 四肢抽搐，角弓反张，口噤项强。兼发热、恶寒、无汗，苔白，脉沉紧者，是风寒外袭，阳气被阻，不能柔筋而发，此为"刚痉"。太阳主一身之表，风寒损伤卫表之阳气，不能温煦筋脉故发为刚痉。

(2) 四肢抽搐，角弓反张，口噤项强。兼有发热有汗，不恶寒、苔白、脉浮缓者，是风邪外袭，卫阳不固，汗出亡阳，筋失所养而发，此为柔痉。《金匮要略》痉湿暍病脉证篇说："太阳病，发热汗出，而不恶寒，名曰柔痉。"

(3) 四肢抽搐，两目上视，口吐涎沫；突然昏倒，不省人事，抽搐省后如常人，可反复发作，此是肝风挟痰上逆，闭阻清窍的痫证。多因肝脾肾三脏失调，脾虚运化失职，聚湿生痰，肾虚精衰不能养肝，肝阳亢盛，挟痰上逆，蒙闭清窍，阳气不通故抽搐发作。

(4) 四肢抽搐，项背强急，角弓反张，牙关紧闭，舌强，口紧流涎，笑容烦躁者（苦笑面容），是外伤，或产后，或分娩断脐时处理不当所致的破伤风病，因外伤而风邪内入，流入经络。风盛伤津，津血不能滋濡经脉而发抽搐。

(5) 四肢抽搐，颈项强硬，牙关噤急，时发时止，病于小儿者，是惊风证，小儿惊风有急惊风和慢惊风两类。①兼高热惊厥，烦躁不安，面红、唇赤，突然发抽，神识昏迷，角弓反张，涕泪皆无，抽搐或有间断而继续不止者，为急惊风。是因内热炽盛，痰凝气滞，风热火邪郁闭筋脉所致。②抽搐缓慢无力，时发时止，身有微热，面色淡黄，倦怠懒言，合日昏睡，或睡时露睛。大便色青或下利清谷，脉沉缓无力者是慢惊风证。多由气血不足，肝脾两虚，不能滋养温煦筋脉所造成。

(6) 四肢抽搐，脚挛急，项背强急，反张离席，牙关噤急，错齿有声，兼有发热，胸满便秘，舌红，苔黄，脉弦数有力者，是里实热结，热盛灼津，不能濡养筋脉而发为痉抽，故《金匮要略》说："痉为病，胸满口噤，卧不着席，脚挛急，必龂齿，可与大承气汤。"

(7) 四肢抽搐，颈项强直，兼有高热呕吐，神昏，头剧痛难忍者，是热极生风而发抽搐，高热火毒，耗伤阴液，筋脉痉挛所致。

(8) 四肢抽搐，手足颤动，兼头昏目眩，汗出，神疲，乏力，气短，舌淡脉弱者，是气血两虚，虚风内动，不能濡润筋脉所致。

(9) 四肢抽搐，手足蠕动，兼有腰膝酸软，胁肋灼痛，午后低热，舌红绛，脉细数，是肝肾阴虚，精血不足，不能滋濡筋脉而发抽搐。

(10) 四肢抽搐，项背强直，形瘦神疲，兼有头身刺痛，舌隐青，或有瘀斑，脉沉涩者，是瘀血内阻，瘀滞不通，不能濡养筋脉所致。

2. 抽搐的鉴别要点

痉病，有刚柔之分。《医宗金鉴·杂病心法》说："痉病项强背反张，有汗为柔，无汗为刚。"其鉴别关键，在于有汗与无汗。痫证的抽搐，其特点是突然发作，抽搐醒后如同平人，可反复发作，破伤风的抽搐，必兼牙关紧闭，烦躁笑容。惊风抽搐是以小儿发病为特点。里实热结所致痉抽以身热，胸满便秘，舌红绛，苔黄腻，脉弦数为主。热极生风的抽搐，是以身发高热的同时而出现抽搐，虚证抽搐的特点则无角弓反张，牙关紧急的表现。气血两虚、虚风内动的抽搐，则以头晕眩，自汗出，气短乏力，舌淡脉弱为鉴别点。肝肾阴虚，化热生风而抽者，多见于热性病的后期，必兼有腹胁痛，身有微热，舌红，脉细数的见症。瘀血而成抽者，必兼刺痛，舌有瘀斑，脉涩的临床表现。

五、失　　血

失血，是指血不循经而妄行，溢出脉道，就是出血症状，由于出血的部位不同，临床上有吐血、咳血、衄血、便血、尿血、妇女崩漏下血等。

失血最常见的病因是火与气。脏腑中虚火、实火均可灼伤脉络，迫血妄行；气逆是血随气行而上逆，气虚不能摄血，皆可导致失血。瘀血阻滞、血不归经亦可致失血。

（一）咳血

咳血，又称嗽血，是指血从气道中随咳痰而出，痰血相兼，痰中带有血丝，血点，或咳血盈口。此血来自肺脏及气道，色多鲜红，常常间夹泡沫。

咳血病位在肺，但与肝肾有关。其病变性质属热证，有外感和内伤之分，外感者多实，内伤者多虚。虚热实热皆可使肺络损伤，血液外溢而咳血。

1. 咳血的鉴别诊断

（1）痰中带血，或痰血夹杂，兼有咳嗽，痰黄，咽痛，口渴，身热，或微恶风寒，舌苔薄黄，脉浮数或滑数者，是风热伤肺证。此证发于春季，是外感风热，侵犯于肺；发于冬季是外感风寒，入里化热，伤于肺。肺伤，阳络受损，血液外溢而见咳血。

（2）痰中带有血丝。兼有干咳少痰或无痰，时有胸痛，鼻燥咽干，身热微恶风寒，舌尖红，苔薄黄，脉滑数。多发于秋季干燥之时，此为秋燥，燥热伤肺证。燥邪耗伤津液，损伤肺络。故痰少或无痰、咳血量小，痰中带有血丝。

（3）咳血，兼有口苦、胸闷、气短，胸胁引痛，烦躁易怒，大便干燥，舌红，苔黄，脉弦数。此是肝火犯肺证。肝火亢盛，逆行于上，灼伤肺络，肺失肃降，则见痰中带血或咳血。

（4）咳血，痰中带血，兼喘咳日久，咳吐稀痰，头晕，气短乏力，皮毛焦枯，舌淡白无华，脉沉迟无力。此是肺气虚衰咳血证。长期喘咳，肺气不足，肺络弛张，阳气不能固守，阴血外溢，故咳血。

（5）咳血，血色鲜红，兼有潮热盗汗，两颧红赤，形体消瘦，舌红无苔，脉细数。此是肺痨咳血。虚损成痨，肺津耗损，阴虚火旺，灼伤肺络而咳血。

（6）咳血，血中带有泡沫，量较多，兼有心悸不止，气喘不卧，颧红，胸中烦闷，咽喉灼热，舌红，脉细数或结代。此是心肺气阴两虚。气虚不能摄血，阴虚火旺则脉络受损所致。

2. 咳血的鉴别要点

（1）风热伤肺证：多发于冬春两季，有恶寒发热病史，以痰黄，身热为要点；秋燥，燥热伤肺证,只发于秋季干燥之时,以干咳少痰,鼻燥咽干为主。

(2) 肝火犯肺证:当有口苦胁痛,烦躁易怒。肺气虚衰证,病程长,兼有头晕、气短、痰稀、舌淡白。肺痨咳血,乃虚劳久病,兼有颧红,潮热盗汗,形瘦,舌红。心肺气阴两虚,病程亦较长,咳吐血中伴有泡沫,兼有心悸、气喘症状。

(二) 呕血

呕血,是指血液从口吐出,间夹有食物残渣。本病的病位主要在食道和胃,与肝脾等脏腑关系密切。

呕血症有虚实寒热之分,多由情志失调,饮食失节,劳逸过度,造成火自内生,或气虚不摄,血液妄行而见呕血。

1. 呕血的鉴别诊断

(1) 呕血紫黯或紫红,夹有食物残渣,兼有脘腹闷胀疼痛,口臭,唇红,大便秘结,色黑,苔黄腻,脉滑数,此是胃热壅盛呕血证。胃中积热,灼伤脉络,气机不畅,血随气升,故呕血紫黯或紫红。

(2) 呕血紫黯或鲜红,夹有食物残渣,兼有胁部胀痛,口苦,心烦善怒,舌红,脉弦,此是肝火犯胃呕血证。肝火犯胃,损伤胃络,气机逆乱,故呕血鲜红或紫黯。

(3) 呕血黯淡,反复不止,兼有面白唇淡消瘦乏力,心悸气短,腹胀便溏,舌淡嫩,脉细弱。此是心脾两虚证,气虚不能摄血,血不循经而妄行,故呕血黯淡。

(4) 呕血黯淡。反复不止,兼有脘腹隐痛,面色苍白,四肢不温,倦怠无力,舌质淡,苔薄白,脉沉细无力。此是脾虚寒凝证。脾虚不能统血,中虚寒凝,血液不行,故呕血黯淡。

2. 呕血的鉴别要点

胃热壅盛证,可见口臭,便秘,苔黄;肝火犯胃证,则兼有胁部胀痛,口苦,善怒;心脾两虚证,呕血黯淡,必兼心悸、气短、便溏;脾虚寒凝证,以脘腹隐痛,面色苍白,四肢不温等症为主。

(三) 衄血

衄血是指鼻、齿龈、耳、舌及皮肤等非外伤性的出血症状。其中以鼻衄与齿衄多见。如果鼻中衄血过多,连续不止,出现昏晕等严重现象,称为"鼻红"。

衄血,主要由于肺、胃、肝、肾病变而引起。肺胃热盛,肝火上逆,迫血妄行;或肝肾阴虚,虚火上炎,损伤脉络;或气虚不能摄血,血液上逆而衄血。

1. 衄血的鉴别诊断

(1) 鼻孔出血,量或多或少,兼有鼻咽干燥,身热咳嗽、少痰,舌质红,脉数。此是肺热鼻衄,多由风热或燥热犯肺而致。风热或燥热犯肺,邪热壅于肺,肺热上蒸,循行肺窍,迫血妄行,故鼻衄血。

(2) 鼻孔出血,血色鲜红,血量一般较多,兼有胸闷口臭,口渴引饮,便秘,舌红,苔黄脉数。此是胃火鼻衄。胃火循经上犯胃脉,胃脉起于鼻,鼻络破则血溢故鼻衄。

(3) 鼻孔出血,多随情志变化而发作,兼有头痛眩晕,目赤,烦躁易怒,舌红,脉弦数。此是肝火鼻衄。情志不舒,肝气郁结化火,迫血而行,循经溢出,故鼻衄。

(4) 鼻孔出血,反复发作,兼有眩晕耳鸣,鼻中干燥而热,腰膝酸软,舌光红,脉细数。此是肾虚火旺所致鼻衄。肾阳不足,虚火内扰,灼伤络脉,血随火升,从鼻窍而出,故鼻衄。

(5) 齿龈出血,血色鲜红,兼有齿龈红肿疼痛,口臭,大便秘结,苔黄或黄糙,脉洪数。

此是胃肠实火齿衄证。胃肠实火,循经上行,损伤血络,故齿龈出血。

(6) 齿龈出血反复不愈,血色或较红或较淡,兼有齿龈糜烂,肿痛,口干,苔黄,或中光少津,脉小滑数。此是胃中虚火齿衄证。胃阴不足,虚火内扰,血随火升,故齿龈出血,反复不愈。

(7) 齿龈出血,滴点而出,血色淡红,兼有龈浮齿摇而微有疼痛,头晕耳鸣,舌淡红,脉细数。此是肾虚火旺证。肾虚火动,火浮于上,故齿龈出血,滴点而出。

(8) 鼻孔出血,或齿龈出血,或肌肤瘀斑瘀点,紫癜成片,压之不褪色,兼有头晕、心悸、面色苍白、神疲乏力、舌淡、脉细无力。此是气血亏虚证。由于气血亏虚,气虚不能摄血,血无所主而外溢,故鼻衄、齿衄或肌肤瘀斑。

此外,妇女经期或经期前后出现鼻衄,称为"倒经"或"逆经",这种出血并非真正的月经倒行,而是经期血热,迫血上行伤络所致。

2. 衄血的鉴别要点

肺热上蒸所致鼻衄证,必见鼻咽干燥,身热咳嗽少痰。胃火鼻衄,多见血色鲜红,口臭,便秘。肝火鼻衄,可见眩晕、目赤、烦躁易怒。肾虚火旺证,必兼眩晕耳鸣,腰膝酸软。

胃肠实火齿衄证,当见齿龈红肿疼痛,口臭便秘;胃中虚火证,可见齿龈糜烂,口干;肾虚火旺证,龈浮齿摇,头晕耳鸣。气血亏虚出现鼻衄齿衄或阴斑,必兼气短、心悸,面色㿠白,神疲乏力等证。

妇女经行鼻衄,与月经周期有关,表现为规律性的鼻衄,同时必有月经不调的表现。

(四) 便血

便血,是指血从肛门而出,或随大便而下,或下纯血。便血与痢疾的脓血便不同,前者便中混有血液,颜色清新;后者便中是脓血相混,颜色混浊,且有里急后重表现。

便血多因饮食不节,伤及脾胃,致中气不足,气不摄血,或湿热蕴结大肠等,均可损伤阴络而致便血。

1. 便血的鉴别诊断

(1) 先便后血,血色紫黯,兼有神疲乏力,脘腹隐痛,纳呆便溏,舌淡,脉细弱。此是脾胃虚寒证。脾胃虚寒,中气不足,脾不统血,血溢于肠内,随大便而下,故便血。

(2) 先血后便,便血鲜红,兼有口苦黏腻,小便短赤,大便不爽,舌苔黄腻,脉滑数或濡数,此是湿热蕴蒸。湿热蕴结脾胃,下移大肠,灼伤阴络,故先血后便。

(3) 便血如溅,血色清鲜,兼有口苦,小便色黄,大便秘结,舌红苔黄,脉滑数,此是肠风下血。风热之邪灼伤肠络,血液溢出脉外,故大便下血如溅。

(4) 便血,血色鲜红,肛门疼痛或肿胀,有痔核或肛裂,脉弦数。此是痔疮便血。湿热郁久成痔,痔疮下血,故便血。

2. 便血的鉴别要点

脾胃虚寒证,是先便后血,可见血色紫暗,纳呆便溏。湿热蕴蒸而便血者,是先血后便,可见血色鲜红,口苦黏腻,小便短赤,大便不爽,苔黄腻。肠风,血下如溅,血色清鲜,兼有小便黄,大便秘结症状。痔疮,便血鲜红,肛门肿痛,可见痔核或肛裂。

(五) 尿血

尿血,又称溺血或溲血,是指小便中混有血液或夹杂血块从尿道排出而言。

尿血其病位在肾和膀胱,与心、小肠、肝、脾密切相关,多因邪热扰动血分,或气虚统血无权而致。

1. 尿血的鉴别诊断

（1）尿血鲜红，尿道热灼，兼有心烦，失眠，口渴面赤，口舌生疮，舌尖红，脉数。此是心火亢盛，移热于小肠，热伤脉络，故尿血鲜红，尿道灼热。

（2）尿血鲜红或紫红，尿道灼热，兼有口苦而渴，头晕目眩，胁痛，烦躁易怒，舌边红，脉弦滑或数。此是肝火内炽。肝火内炽，损伤脉络，故尿血鲜红，若瘀热内结，则血色紫。

（3）尿血反复不止，颜色多为鲜红，兼有眩晕，耳鸣，腰膝酸软，咽干便结，舌质红，脉细数，此是肾阴不足所致。肾阴不足，虚火妄动，灼伤阴络，故尿血反复不止。

（4）尿血反复不止，颜色多为淡红，兼有疲倦乏力，食欲减退，面色萎黄或㿠白，腹胀便溏，舌质淡，脉虚弱，此是脾气虚弱证。脾虚气弱，统摄血液无权，故尿血反复不止。

（5）尿血，甚则夹有血块，兼有小便热涩刺痛，或见心烦，舌红苔黄，脉数有力，此是淋病的血淋。湿热下注膀胱，血热妄行，故尿血。

（6）尿中带血，偶有砂石样物，小便难，色黄赤，时或实物阻塞，排尿中断，小便赤痛，窘迫难忍，尿血不发作时多无症状，苔薄黄，脉滑数，此是淋病的石淋。湿热下注，煎尿成石，砂石损伤脉络，故尿血。

2. 尿血的鉴别要点

心火亢盛而尿血者，可兼有心烦失眠，口渴面赤，口舌生疮等症状；肝火内炽者，必兼口苦，头晕目眩，胁痛，易怒；肾阴不足者，兼有耳鸣，腰膝酸软；脾气虚弱者，尿血色淡红，可见疲倦乏力，腹胀便溏等症。血淋，尿血，热涩刺痛。石淋，尿血偶有砂石，时或突然排尿中断，小便刺痛，窘迫难忍，可反复发作。

（六）崩漏下血

崩漏下血，是指妇女非行经期间，阴道大量出血；或持续出血淋漓不断，绵延不止，称为"崩漏"。一般出血量多势急，称"崩证"，出血量少，淋漓不断者，称"漏证"。崩漏下血，与肝脾肾及任冲二脉关系密切。多因血热、血瘀、气虚等因所造成。

1. 崩漏下血的鉴别诊断

（1）阴道突然大量出血，或淋漓下血日久，稠黏腥秽，肢倦乏力，不思饮食，大便秘结，或溏泄不爽，苔黄厚腻，脉沉数。此是湿热内郁，迫血妄行，故崩漏下血。

（2）阴道突然大量下血，或淋漓不断，血色深红，头晕目眩，口干喜饮，心烦易怒，胸胁胀痛，苔黄，脉弦数。此是肝郁化火。肝气郁结，日久化热，冲任受损，故崩漏下血。

（3）阴道突然大量下血，或淋漓不断，色淡，质稀薄，兼有面色白或虚浮，心悸，气短，身倦懒言，四肢不温，纳呆便溏，舌胖有齿痕，苔薄润或腻，脉细弱，此是心脾气虚。脾虚则清阳不升而下陷，统摄无权，冲任不固故崩漏下血。

（4）阴道出血量少或淋漓不断，色鲜红，头晕耳鸣，五心烦热，颧红盗汗，腰膝酸软，舌质红，少苔或无苔，脉细数无力。此是肾阴虚证。肾阴不足，冲任失调，故出血量少或淋漓不断。

（5）阴道出血量多，或淋漓不断，色淡红，精神萎靡，头目昏晕，畏寒肢冷，尿频清长，大便溏，舌淡，苔薄白，脉沉细或微弱，尺脉尤甚。此是肾阳虚证。肾阳不足，冲任不固故出血量多而色淡红。

（6）阴道出血淋漓不断，或突然下血量多，挟有瘀块，小腹疼痛拒按，舌质黯红，有瘀点脉沉涩或弦紧。此是血瘀证。瘀血阻滞经脉,血不循经,故出血量多或淋漓不止,挟有瘀块。

2. 崩漏下血的鉴别要点

湿热内郁证,可有下血黏稠腥秽,口苦黏腻,不思饮食,大便不爽,脉沉数。肝郁化火证,下血颜色鲜红,口干喜饮,心烦易怒,胁痛脉弦。心脾气虚证可见下血色淡质稀,面㿠白,纳呆便溏,舌胖有齿痕等症。肾阴虚证,可有阴道出血量少,头晕耳鸣,颧红盗汗,腰膝酸软等症。肾阳虚证,阴道出血色淡,兼有畏寒肢冷,尿频清长等症。血瘀证,当见下血色黯红,挟有瘀块,小腹痛,舌有瘀点等症状。

六、咳 嗽

咳嗽是肺系疾病的主要症状,由于外邪侵袭肺系,或其他脏腑有病,损及于肺,肺气不利所引起。

咳嗽大体上可分为外感与内伤两类。一是外感,因肺主皮毛,最易感受外邪,使肺系受损;二是内伤,肺脏或其他脏腑有病累及于肺均可导致咳嗽。

1. 咳嗽的鉴别诊断

(1) 咳嗽痰白而稀,兼有恶寒发热,头痛,鼻塞流涕,舌苔薄白,脉浮,此是外感风寒咳嗽。风寒犯肺,肺气郁滞,宣降失职所致咳嗽。

(2) 咳嗽痰黄稠,咯痰不爽,兼有口渴,咽痛,身热头痛,恶风汗出,苔薄黄,脉浮数。多发于春季,此是外感风热咳嗽。风热犯肺,肺失清肃咳嗽。

(3) 咳嗽无痰,或痰少而黏稠,不易咳出,兼有恶寒发热,鼻燥咽干,咳引胸痛,舌苔薄黄而干,脉细数,多发于秋季,此是燥热伤肺咳嗽,肺津受灼,肺气失宣,故干咳无痰或少痰。

(4) 咳嗽多痰,痰白而黏,兼有胸闷脘痞,纳少便溏,苔白腻,脉濡滑,此是痰湿犯肺证。脾失健运,聚湿生痰,上渍于肺故咳嗽痰多。

(5) 咳嗽气逆,痰稠难咯,兼有面红咽干,咳引胸胁痛,舌苔黄薄少津,脉弦数。此是肝火犯肺咳嗽。肝火犯肺,肺失清肃,故咳嗽气逆。

(6) 咳嗽无痰,或痰少而黏不易咯出,或痰中带血,或咯血,兼有咽喉干燥,潮热,盗汗,舌干而光,脉象细数,此是肺阴虚咳嗽。肺阴不足,虚火妄动,煎津成痰,痰热内阻,肺失清肃,故咳嗽。

(7) 咳喘气短,痰多清稀,兼有面色㿠白,乏力自汗,易患感冒,舌淡白,脉虚弱。此是肺气虚咳嗽。肺气虚弱,肃降失职,故咳嗽。

(8) 咳嗽气促,咯痰不爽,动则气促加剧,兼有咽喉涩痛,头晕,耳鸣,腰酸,舌红而光,脉细数,此是肺肾两虚咳嗽,肺肾两虚,呼吸失司,纳气无权,故咳嗽气促。

(9) 咳嗽,咯吐浊唾涎沫,行动气短,形体消瘦,舌红,脉虚数,此是肺痿咳嗽,热伤津液,肺失濡润,故咳嗽,吐涎沫。

(10) 咳嗽,咯吐脓痰腥臭,兼有胸痛烦满,身热,振寒,苔薄黄,脉浮滑数。此是肺痈,乃热毒壅滞于肺,蕴热成脓,故咳嗽,咯吐脓痰腥臭。

2. 咳嗽的鉴别要点

外感咳嗽都有发热,恶寒或恶风。外感风寒咳嗽,痰白而稀;外感风热咳嗽,痰黄而稠;燥热伤肺咳嗽,无痰或痰少而黏稠。

内伤咳嗽无恶寒发热的表现,痰湿犯肺咳嗽,痰多而白,有纳少便溏,苔白腻等症。肝火犯肺咳嗽,有气逆,痰稠,咳时胸胁痛。肺阴虚咳嗽,无痰,或痰少而黏,痰中带血,咽喉干燥。肺气虚咳嗽,痰多清稀,面白,自汗。肺肾两虚咳嗽,动则气促,头晕,耳鸣,腰酸。

肺痿病咳嗽,以咯吐浊唾涎沫为主要表现。肺痈咳嗽,有身振寒,咯吐脓痰腥臭。

七、喘 促

喘促,又称气喘,是指呼吸急促,甚至张口抬肩而言。它是临床常见的一种症状,可发生于多种疾病之中。

喘促多与肺、肾两脏关系密切,外感或内伤造成肺肾发生病变,气机升降出纳失常,即可引起喘促,但有虚实之分,实证多由风寒、痰火、痰浊壅塞肺气,肺失宣降所致。虚证多因肺气虚弱,肾气不足,纳气失常而成。

1. 喘促的鉴别诊断

(1) 呼吸喘促,兼有胸闷,咳嗽,痰稀白,兼有恶寒发热,无汗,苔薄白,脉浮紧,多发于冬季。此是风寒束肺证。风寒外袭,内合于肺,肺气失宣,气机升降失常,故呼吸喘促。

(2) 呼吸喘促,息粗有力。甚至鼻翼煽动,兼有咳嗽,痰黄稠黏,身热,心烦,口渴,汗出,舌红,苔黄,脉数。此是热邪壅肺证。风寒袭肺,郁而化热,或风热犯肺,或肺有伏火,复感外邪,新邪引动伏火,火热之邪壅塞肺气,肺失宣降,故呼吸喘促。

(3) 呼吸喘促,甚至张口抬肩,端坐不卧,咳痰量多黏稠,不易咯出,兼有胸脘满闷,恶心纳呆,口粘无味,苔白腻,脉滑。此是痰浊阻肺证。体内积湿成痰,痰贮于肺,气道被阻,肺失宣降而致呼吸喘促。

(4) 呼吸喘促,短气无力,咳声低弱,兼有语言轻微,自汗畏风,咽喉干燥,舌淡,苔少,脉软弱。此是肺气虚衰证。肺气不足,气失所主,肃降失司,故呼吸喘促。

(5) 呼吸喘促,呼多吸少,动则喘甚,气不得续,兼有形瘦神疲,肢冷,汗出,面青或黧黑,舌质淡,脉沉细。此是肾不纳气证。肾气虚弱,下元不固,气失摄纳,故呼吸喘促,呼多吸少,气不得续。

(6) 呼吸急促,胸胁胀满,咳唾引痛,苔白,脉沉弦。此是悬饮病。饮停胸胁,脉络受阻,气机不利,故呼吸喘促,咳唾牵引胸胁痛。

(7) 呼吸喘促,甚则张口抬肩,不能平卧,兼有咳痰白沫量多,舌苔白腻,脉弦紧,经年不愈,感寒易发,初起有恶寒、身痛等症状,此是寒饮停肺证。寒饮停肺,肺气上逆,故呼吸喘促,常因外感邪引动伏饮而发。

(8) 呼吸喘促,兼有眼睑浮肿,继则全身肿,咽喉肿痛,肢节酸重,小便不利,多有恶寒、恶风、发热,舌苔薄白,脉浮滑或数。此是水肿病,风水泛溢证。风邪外袭,通调失职,水气凌肺,肺失宣降,故呼吸喘促。

2. 喘促的鉴别要点

风寒束肺证,有恶寒发热,咳嗽痰稀,与热邪壅肺证,身热心烦口渴咳痰黄稠不同。痰浊阻肺证,以痰多,黏稠,胸脘满闷,恶心纳呆为主。肺气虚衰证,多有短气无力,自汗畏风,与肾不纳气证,呼多吸少,动则喘甚,肢冷,面青显然不一。悬饮病兼有,胸胁胀满,咳唾引胸胁痛。寒饮停肺证,以咳痰白沫量多,经久不愈,感寒易发为要点。风水泛溢证,以全身浮肿,小便不利为主要表现。

八、呕　　吐

呕吐乃食物入胃，反而上逆之症。《医宗金鉴·杂病心法要诀》说"有物有声谓之呕，有物无声吐之征"。胃气上逆，既有吐声，又有食物吐出于外者，谓之呕吐。

本症多由外感、内伤，或饮食不节等因素，使胃腑纳谷、降浊等生理功能失职，胃气上逆则呕吐。呕吐症状，不外虚实两类。虚证，是胃阳不振或胃气不足，失其和降而成；实证是邪气犯胃，如饮食积滞、痰浊内阻、食物中毒等因造成胃气上逆所致。

1. 呕吐的鉴别诊断

(1) 呕吐兼有恶心，恶寒发热，舌苔薄白，脉浮缓者，由外感寒湿所致，湿浊犯胃，胃气上逆则呕吐。

(2) 呕吐兼有脘腹胀满，吐物酸腐，嗳气厌食，便溏，苔白腻，脉沉滑者，是食滞胃脘。因饮食停滞，胃浊不降，郁而化热生酸，纳化失常见呕吐。

(3) 呕吐清水痰涎，兼脘闷不食，头眩心悸，苔白，脉滑。是痰浊内阻，胃气不降的呕吐证。脾不健运，水湿不化，凝结为痰，痰浊郁阻，清阳不升，故伴见头眩心悸。

(4) 呕吐，吐物酸腐、嗳气频多，兼有胁肋胀满，急躁易怒，舌边红，苔薄腻，脉沉弦者，是肝气犯胃(肝木克胃土)，胃腑停郁，化热生酸，则嗳气吞酸。肝气郁则胁肋痛；胃气逆则呕吐成。

(5) 呕吐，饮食稍多即吐，时吐时止。兼面色㿠白，倦怠乏力，四肢不温，大便溏薄，舌淡，脉濡者，是脾胃虚寒所致。脾胃虚寒，中阳不振，在内无力受纳，腐熟水谷，在外不能充于四肢，故有此便溏、肢凉等兼症。

(6) 呕吐，时作干呕，兼口燥咽干，似饥而不欲食，五心烦热或潮热盗汗，消瘦，舌红。是胃阴不足，胃失濡润，气失和降所致。

(7) 呕吐，年久不愈，吐物已尽则胃中安和。兼有消瘦，头晕，心烦，失眠，乏力，舌红少津，脉细数。是胃燥津枯，胃失滋养，气逆不降所致(此与胃阴虚基本相同，只是病程长，病证重而已)。

2. 呕吐的鉴别要点

呕吐症状总不外实证与虚证两大类。实证呕吐，多由外邪犯胃、食滞胃脘、痰浊内阻、肝气犯胃等病因所造成。外邪犯胃必有恶寒发热的表证；食滞胃脘必兼脘腹胀满、嗳气吞酸。痰浊内阻者，则痰涎多，头眩心悸。肝气犯胃则胸胁痛，脉弦为鉴别要点。

虚证呕吐，是因脾胃气虚或阴虚化燥，胃失滋养，无力和降，胃气上逆而造成呕吐。其鉴别要点，关键是兼症不同，兼面白肢冷便溏者是脾胃气虚；兼口燥咽干，五心烦热，其轻者是胃阴不足，其重者，是胃燥津枯。

九、泄　　泻

泄泻，指大便次数增多，粪便稀薄，甚至泻出如水。古人所谓"泄者，如水之泄也，势犹舒缓；泻者，势似直下，泻下较猛。"二者微有不同，但其病则一，故总名之为泄泻。

本症多因外感寒、湿、暑、热等淫邪所致,中阳被遏,脾失健运而成;或因饮食所伤,脾胃不和,大肠传道变化失司;或因肝气犯脾;或因脾虚,肾阳不足命门火衰等病变,均可造成泄泻。

1. 泄泻的鉴别诊断

(1) 泻下稀水,色白无臭,或完谷不化,鸭溏清澈。兼有肠鸣切痛,喜温,喜按,畏寒,面白肢冷,舌淡苔白,脉沉迟者,是寒泻。中焦寒盛,脾胃阳虚,不能腐熟水谷,蒸化津液,故清浊不分,轻则便溏,重则完谷不化。

(2) 泻下如水(水样便),便次频多,兼有胸腹满闷,肢体酸重,肠鸣,腹痛轻微,或无疼痛感,舌淡,脉缓者,是湿泻。湿盛伤脾,脾不能运化水湿,清浊不分,水液下注于肠,则肠鸣泄泻。

(3) 泻下稀如浆汁(黄糜样粪便),气秽极臭、肛门灼热。兼有发热,口渴多饮,时有恶心,尿短赤涩痛,舌红,脉数,是热泻或暑泻。火热或暑邪伤损肠胃,胃肠腐熟传导作用失常;热蕴于中,内腐水谷败烂如黄糜而气秽极臭。热伤胃肠,胃气上逆有恶心等症。

(4) 泻下稀便,夹杂不消化的食物,矢气频多,臭秽难闻,兼有嗳腐吞酸,胸腹饱闷,苔黄,脉滑,是伤食泻。多食过饱,损伤胃肠,受纳、腐热、化物传导功能紊乱,故有上述脉症。

(5) 泻下时溏时水,兼有不思饮食,食后脘闷不舒,面色萎黄,神疲,舌淡,苔黄,脉缓弱者,是脾虚泻。脾胃虚弱,不能消化水谷,分利水湿,故大便时溏时水。脾胃虚弱受纳无权,故有不思饮食等症。

(6) 泻泄溏便或有完谷不化,时间黎明之前,脐下作痛,肠鸣即泻,泻后则安,兼有形寒肢冷,舌淡苔白脉沉迟者,是肾泻。肾阳不足,命门火衰,黎明前阳气未复,阴气极盛,则应时而泻。

(7) 泻时腹痛肠鸣,泻后痛止,腹部较舒,兼有胁痛,痞闷,嗳气,纳少,每因愤怒,腹痛泄泻立即发生,舌淡,少苔,脉沉弦者是肝泻。肝失调达,横逆乘脾,肝脾不和故有胸胁痛,纳少嗳气。肝脉抵少腹,肝郁,脉急则腹痛,脾气不升,清气陷下则腹泻。

2. 泄泻的鉴别要点

(1) 寒泻:便稀水或完谷不化,兼形寒肢冷,舌淡脉沉迟。
(2) 湿泻:便水,肠鸣腹痛轻微,脉沉缓。
(3) 热与暑泻:便下黄糜臭秽难闻,舌红脉数。
(4) 伤食泻:泻下夹杂不消化食物,有过食史。

脾泻者以便溏,纳少,食后脘闷不舒为主,肾泻者以黎明前腹痛即泻为特点。肝泻,又称痛泻,以腹痛即泻,痛一阵,泻一阵。或因生怒气,立即腹痛泄泻,与所有泄泻均不同。

十、便　　秘

便秘,是排便时间延长,经常三五日或五六日,甚至更久时间才能大便1次。其主要的病理变化是在脾胃和大肠。因饮食入胃,经胃的腐熟,脾的运化,使水谷精微输布之后,糟粕由大肠传送排出体外,故《素问·灵兰秘典论》说:"大肠者,传道之官,变化出焉。"若胃肠燥热内结,或因气虚传送无力、血虚肠道干涩,以及阴寒凝结等均能导致大便秘结。

1. 便秘的鉴别诊断

(1) 大便秘结,兼有口臭唇疮,面赤身热,尿短赤,舌红,苔黄燥,脉滑实者,是热结。胃肠热盛,耗伤津液,肠道干结所致。口唇属脾,脾热上蒸,故口臭唇疮。

(2) 大便秘结,兼胸胁满闷,纳少嗳气,腹中胀满,苔薄腻脉弦者,是气滞便结。气机郁滞,传导失职,故便秘。

(3) 大便秘结,便出不硬,临厕努挣不下,挣则乏力,汗出,甚则虚脱晕倒。兼有气短神疲,气怯,面白舌淡,苔薄,脉虚弱者,是气虚便秘。中气虚衰,大肠传送无力则大便秘结。

(4) 大便秘结,努挣难下,兼面色苍白无华,头晕心悸,舌质淡嫩,脉细涩者,是血虚便秘。津血同源,血虚则津液亏损不能濡润肠道所致。

(5) 大便秘结,艰涩难下,兼有腹中冷痛,四肢凉冷,舌淡苔白,脉沉迟者,是寒结便秘。寒邪内结,大肠传导失职所致。

(6) 大便秘结,干结如羊粪,兼有口唇干燥,或胸痛,噎食难下,舌焦苔黑,脉细数者,是燥结便秘。温热之邪久留不去,或久病不愈耗津伤液所致肠道干结不通。

2. 便秘的鉴别要点

热结者,面赤身热,舌红苔黄,脉滑实。与面白,肢冷,舌淡苔白,脉沉迟的寒结显然不同。气滞便秘兼有胸胁胀闷,脉弦;气虚便秘,兼有气短乏力,神疲脉虚;血虚便秘者,以面色苍白,头晕心悸,脉细为主;燥结便秘以久病津枯为要点。

十一、小 便 不 利

小便不利,是指排尿困难,尿量减少,甚则小便闭塞不通的症状,多见于水肿、癃闭、淋浊等病,外感热病,热盛伤津等均可导致小便不利。

小便不利,病位主要在于膀胱,与肺脾肾三脏关系至为密切。膀胱气化不利;肺气不能通调水道下输膀胱;脾气不运,水湿不行;肾气亏虚,命门火衰,三焦决渎失职等,均是小便不利的病理机制。

1. 小便不利的鉴别诊断

(1) 小便不利,尿色黄赤,兼有恶寒发热,咳嗽,咽痛,颜面浮肿,继之四肢或周身浮肿,按之凹陷,大便秘结,腹胀,苔腻,脉数,此是水肿病的阳水证。外邪侵袭,肺气失宣,三焦壅滞,不能通调水道下输膀胱,故小便不利。

(2) 小便不利,面浮足肿,或下肢先肿,按之凹陷,兼有胸闷纳少,肢冷神疲,便溏,身重腰酸,舌胖大,苔白,脉沉迟弱。此是水肿病的阴水证。脾阳不振,肾阳虚衰,不能运化水湿,故小便不利。

(3) 小便不利,或点滴而出,尿色黄赤,少腹硬,兼见口渴不欲饮,大便不畅,舌红苔黄,脉数有力。此是癃闭病的热结膀胱证。邪热结于太阳之腑,气化不通,故小便不利。

(4) 小便不利,兼有腰膝酸软乏力,四肢不温,面色㿠白,舌质淡嫩,脉沉细弱,此是癃闭病,命门火衰证。肾阳虚,命门火衰,不能温煦膀胱,膀胱气化功能失常,故小便不利。

(5) 小便不利,或点滴不通,咽干,烦渴欲饮,呼吸短促,苔黄,脉数。此是癃闭病的热邪壅肺证。热邪壅肺,肺失肃降,故小便不利。

(6) 小便不利,或尿如细线,或点滴不通,小腹胀满隐痛,舌紫黯,有瘀斑或瘀点,脉涩或细数。此是癃闭病的血瘀证,瘀血留滞膀胱,导致膀胱气化失职,故小便不利。

(7) 小便不利,淋漓刺痛,频数短涩,欲出未尽,小腹拘急,或痛引腰腹,或尿砂石,或尿血,舌质淡,苔薄,脉弦数,此是淋病。热结于膀胱,气化不行,尿路不畅,故小便不利。

（8）小便不利,身热无汗,烦渴,口干舌燥,便秘,初起发热恶寒,继之壮热汗出,舌红,苔黄而干,脉弦细而数,此是热病阴伤津亏。热盛津液受伤,水源不足,膀胱无水,故小便不利。

2. 小便不利的鉴别要点

水肿病,小便不利,同时伴有浮肿。阳水证,浮肿常从颜面开始,兼有恶寒发热,咽痛,尿黄赤,便秘;阴水证,浮肿常从下肢开始,兼有胸闷纳少,肢冷便溏。

癃闭病,小便不利,一般无浮肿;热结膀胱证,尿色赤,小腹硬满,舌红苔黄;命门火衰证,腰酸膝软,面白,肢冷;热邪壅肺证,咽干,呼吸短促,烦渴欲饮;血瘀证,小腹胀满,隐痛,舌紫黯,有瘀斑。

淋病,小便不利,淋漓刺痛,频数短涩,尿道疼痛明显。

外感热病阴伤津亏证,无汗,烦渴,便秘,有壮热汗出的病史。

十二、黄　疸

黄疸,是以面目及全身皮肤发黄为表现特点。根据其色泽不同,分为阴黄与阳黄两类。凡色泽鲜明,黄如橘皮者为阳黄;色泽晦暗不鲜者为阴黄。阳黄多因湿热内蕴,熏蒸肌肤所致。阴黄多因寒湿内阻,脾阳不运,胆汁不循常道而成。

1. 黄疸的鉴别诊断

（1）面目全身发黄,色鲜明如橘皮,兼有发热口渴,厌油食,恶心欲吐,胁痛腹胀,尿黄浊,便秘,舌红苔黄,脉弦数。是热重于湿的阳黄证候。湿热交蒸,胆汁外溢故面目全身发黄。湿热内蕴,困阻脾胃,肝胆之气机不畅,胃气不降则厌食恶心,肝脾不和则胁痛腹胀。

（2）面目全身发黄,黄色不甚鲜明,兼头重,身困,胸脘痞闷,纳呆腹胀便溏,苔厚腻而黄,脉濡缓,是湿重于热的阳黄证候。湿热熏蒸而发黄。湿邪内阻,清阳不宣故头重身困。湿热困脾而有纳呆、腹胀便溏等症。

（3）面目全身发黄,病起急剧,兼神昏谵语,壮热烦渴,肌肤发斑,衄血尿血。舌绛苔黄燥,脉弦滑者,是热毒炽盛的阳黄重证,称急黄。热毒炽盛,迫使胆汁外溢故面目全身迅速发黄。热邪内陷心包,故有神昏谵语等症。

（4）面目全身发黄,症状反复,右胁剧痛,牵引肩背,发热恶寒,便色灰白,是肝郁胆滞。多因肝气郁结,胆汁流动不畅,结为胆石或因蛔厥上窜,阻塞胆道,胆气阻滞,胆汁外溢而发黄。胆汁阻滞,不能下行于肠道故便色灰白而不黄。

（5）面目全身发黄,色黄淡,或如烟熏。兼畏寒肢冷,脘闷纳呆,便溏腹胀,舌淡苔腻,脉迟缓者,是寒湿所致的阴黄证候。寒湿之邪留滞于中焦,肝胆气机不畅,胆汁外溢而发黄疸。寒湿困脾,脾不健运,故脘闷纳呆,腹胀便溏。

（6）面目全身发黄,晦暗浊滞。兼有胁下癥积作痛,皮肤有蛛丝纹缕。舌青紫有瘀斑,脉弦数者,是肝血瘀阻所致黄疸。瘀血停积,胆汁运行受阻,故面黄晦暗,胁痛脉弦。

2. 发黄的鉴别要点

热重于湿的黄疸,以黄色鲜明如橘皮,身热,恶心,厌食,胁痛腹胀,苔黄脉弦数为主。湿重于热者,以黄色不甚鲜明,兼有头重身困,纳呆便溏,苔黄厚腻,脉濡缓为要点。热毒炽盛者,具有发病急,壮热口渴,发斑、衄血特点,与以上二型各不相同。胆气阻滞以胁痛牵引肩背,便色灰白为鉴别依据。寒湿者,面色黄淡,必兼畏寒肢冷,便溏脉迟缓。肝血瘀阻型黄疸,必有胁下癥积作痛,皮肤多有细小血络如蛛丝,舌青紫有瘀斑等表现。

十三、眩　　晕

头晕眼花总称为眩晕。具体地说,眼阵阵发黑者为之眩;头时时运转者为之晕。眩晕轻者闭目即止,重者如坐舟车之中,旋转不定,以致不能站立。眩晕甚者,多伴有恶心呕吐,汗出等症状。

眩晕多是肝肾二脏的病理变化,由风、痰、虚等因所造成。所谓"诸风掉眩,皆属于肝",以及"无痰不作眩"、"无虚不作眩"的理论,都说明了眩晕的病变。

1. 眩晕的鉴别诊断

(1) 眩晕耳鸣,兼有失眠多梦,面潮红,胁痛,急躁易怒,或手足震抖,舌红,脉弦数而浮,是肝阳上亢所致。多因情感抑郁,或因暴怒伤肝,肝阳上亢,化热生风,风盛则动,故有眩晕肢颤等症。

(2) 眩晕耳鸣耳聋,兼有头脑胀痛,满面通红,目赤,口苦,胁痛,心烦易怒,尿黄赤,舌红绛、苔黄干,脉弦数或弦滑,是肝火上炎所致眩晕。肝经郁热,化火上炎,故头晕,脑胀痛,耳鸣耳聋。

(3) 眩晕耳鸣,兼有头沉胀,胸闷脘胀,胁肋灼痛,急躁易怒,肢麻,或下肢浮肿,妇女赤白带下。舌红胖大,或有齿痕,脉弦弦而数者,是肝胆湿热所致眩晕。"因于湿首如裹",湿热蕴结,阻抑清阳之气不能升宣,故头晕耳鸣脑热胀闷。湿热互结,肝胆经气不畅,故胸闷腹胀胁肋灼痛。湿热下注,则浮肿,赤白带下。

(4) 眩晕耳鸣,兼有腰膝酸软,腰痛。五心烦热,舌红少苔,脉细数,是肾阴虚所致。腰为肾之府,肾阴不足,肾府空虚故腰膝酸软,腰痛。阴虚生内热,热则心神不安,故五心烦热。

(5) 头晕耳鸣,兼气短乏力,腰酸膝软,或遗尿遗精,畏寒肢凉,舌淡,脉沉弱者,是肾阳虚所致。肾主骨生髓充于脑。阳虚则清窍失养故头晕耳鸣。肾失封藏之职,故遗尿或遗精。

(6) 眩晕,动则尤甚,兼有气短乏力,自汗,微恶寒,舌淡,脉微弱。是气虚眩晕,中气不足,清阳之气不能上升于头,故头目眩晕。动则耗气,故动则晕重。

(7) 眩晕面白,心悸气短,突然站立则眼黑欲倒,舌淡瘦薄,脉细弱,是血虚眩晕。血液虚少不能上行滋濡空窍所致。

(8) 头晕耳鸣,首重如裹,胸闷恶心,纳少,痰多,易咳出,嗜眠,舌苔白腻,脉濡滑。痰湿中阻,痰湿蒙蔽清阳之气不得升发,故头晕眩,脑胀重。痰湿中阻,脾胃升降机能失职,故有胸闷恶心,食少等症。

2. 眩晕的鉴别要点

肝阳、肝火、肝胆湿热所致的眩晕,其共性的症状是耳鸣、易怒、胁痛。肝阳上亢者兼面潮红,失眠多梦,肢颤,脉弦多兼浮数。肝火上炎者,面通红,兼目赤口苦,心烦不宁,尿黄赤,脉弦多兼沉滑或沉数。肝胆湿热者,面红赤或红黄,兼头沉胸闷,肢麻,腹胀,脉沉弦数。肾阴虚与肾阳虚所致的眩晕症,均有眩晕耳鸣,腰膝酸软,腰痛。阴虚者,兼五心烦热,舌红,脉细数;阳虚者,兼畏寒肢冷,舌淡,脉沉弱。气虚与血虚所致眩晕者,气虚者兼有气短乏力,自汗,动则晕甚,脉微;血虚者,面白,心悸,站立突然眼前发黑、眩晕欲倒,脉细。痰湿中阻眩晕者,以首重如裹,胸闷,恶心,痰多,脉濡缓或沉滑为要点。

十四、心悸(怔忡)

心悸,包括怔忡,主要是心跳异常、心慌,或心烦不安、不能自主的症状。严格地说,心悸与怔忡是有所区分的。心悸是外无所惊,内无所恐,而自觉心下筑筑跳动不宁,休作有时,不能自主的证候;怔忡是心胸跳动无有宁时。

关于心悸与怔忡的病因基本是一致的,其症状又大致相同,仅是病情轻重而已,即心悸者跳动较轻,而怔忡者跳动较重。它常与失眠健忘,眩晕耳鸣等症同时并见。

1. 心悸的鉴别诊断

(1) 心悸善惊易恐,坐卧不安,兼多梦易魇,不思饮食,舌如常,脉虚小,是惊恐伤神。惊则气乱,故心神浮动不能自主而悸动不宁。

(2) 心悸,自觉心中空虚,惕惕不安,兼面色㿠白,气短乏力,自汗出,肢体欠温,舌淡,脉弱,是心气虚,心神不宁所致。若面色苍白,口唇无华,眩晕,舌质淡白,脉细无力是心血虚。心血虚少,不能滋养于心,故心悸不宁。

(3) 心悸,心胸躁动不安,心烦少寐,兼手足心热,口干舌燥,头晕耳鸣,舌红,脉细数者,是心阴虚。阴虚阳盛,心火独亢,不能安卧,故心烦心悸。

(4) 心悸,眩晕,兼胸脘痞闷,气短喘息,尿少浮肿。舌淡苔白,脉沉弱。是饮邪上犯所致心悸不宁。水邪上犯,水气凌心,故心悸怔忡,水饮不利故尿少浮肿。

(5) 心悸,兼有头痛腰痛,关节痛,面白,颧红如妆,气短胸闷,舌红,脉细数,是风湿困心所致心悸。风湿阻滞,脉络不通,故周身疼,关节痛,久病身虚,故气短心悸。

(6) 心悸兼胸闷,心中刺痛引肩背内臂,时发时止。面唇青紫,晦暗,舌紫暗,有瘀斑脉涩结,是瘀血性心悸。心脉瘀阻,血流不畅故心悸胸闷;瘀血不散故有刺痛。

2. 心悸的鉴别要点

惊恐伤神者,遇惊则心悸加重。心气虚而悸者,面色㿠白,气短乏力,自汗,脉弱;心血虚而悸者,面色苍白,眩晕,脉细。心阴虚而悸者,五心烦热,颧红,脉细数。

饮邪上犯于心而心悸者,气短喘促,尿少,浮肿,与风湿困心的心悸,周身痛关节疼则显然不同。瘀血性心悸,必兼心胸肩背等处刺痛,并有面唇色青,或紫暗,舌有瘀斑脉涩等特点。

十五、不　寐

不寐,俗称失眠,亦称不得眠。是指不易入睡,或睡而不实,时睡时醒,甚至整夜不能入睡的临床表现。是临床常见的一种症状,可见于多种疾病中。

不寐的病位在心,但与脾、肾、肝、胃等脏腑也有关。由于机体的气血及脏腑功能失调,导致心神不安而产生不寐症状。

1. 不寐的鉴别诊断

(1) 少寐多梦,恶梦纷纭,兼有心烦易怒,胸胁胀满,或头痛,目赤,口苦,尿黄赤,舌红,苔黄,脉弦数。此是肝火上炎证。肝气郁结,气郁化火,火热内扰,神魂不安,故不寐。

(2) 不寐心悸,胸膈胀满,呕涎,痰多色黄,苔黄腻,脉滑数。此是痰热内阻证。胸膈有痰饮,积痰生热,痰火上扰,故失眠心悸。

(3) 不寐,脘闷嗳气,腹胀不舒或大便不爽,脘胀痛,舌苔腻,脉沉滑,此是食滞胃脘证。饮食停滞,脾胃受伤,气机被阻,腹中不适,故不寐。

(4) 不寐多梦,睡而易醒,兼有心悸、健忘、体倦神疲,饮食无味纳少,面色少华,舌淡苔薄,脉细弱。此是心脾两虚证。心脾两虚,气血不足,不能滋养心神,神不守舍,故不寐。

(5) 不寐,兼有心悸、头晕、耳鸣、五心烦热、口干咽燥、腰酸,或有梦遗,舌红,脉细数,此是心肾不交证。肾水不足,心火独亢,虚热上扰神明,故不寐。

(6) 不寐多梦,兼有易惊,胆怯,不能独自安卧,舌淡,脉弦细,此是心胆气虚证。心胆气虚,神摇不安,故不寐。

(7) 不寐,甚至通宵不眠,兼有神志颠倒,欲哭欲笑,语言错乱,舌色隐青,或有瘀斑瘀点,脉弦数或涩滞。此是癫狂病的血瘀证,气滞血瘀,瘀血扰乱心神,故不寐。

2. 不寐的鉴别要点

肝火上炎证,多兼有心烦易怒,胸胁胀满,目赤口苦。痰热内阻证,常伴有呕涎,痰多色黄。食滞胃脘证,多与脘闷嗳气,腹胀不舒共见。

心脾两虚证,多以心悸健忘、神疲体倦、纳少便溏为主,与心肾不交,兼有心烦头晕耳鸣、五心烦热、腰酸等症迥然不同。心胆气虚者,可见易惊、胆怯、不能独自安卧等症状。

癫狂病的血瘀证,瘀血扰心而致不寐者,伴有神志颠倒,语言错乱,舌隐青或有瘀斑为鉴别要点。

十六、疼 痛

疼痛是常见的自觉症状之一。临床根据患者主诉提供的疼痛部位和性质,可判断出疾病在脏、在腑、在经、在络、在气、在血;又属风、属寒、属湿、属热、属虚、属实;按疼痛的部位一般可分为头痛、胸胁痛、胃脘痛、腹痛、腰痛、肌肉关节痛。

由于风寒暑湿燥火等淫邪外袭,致使经络闭塞,营卫凝涩;或因情志所伤,气滞血瘀,脏腑壅滞;或因内脏气血亏乏,络脉空虚,就会出现不同性质的疼痛。一般说来,胀痛多为气滞,刺痛多为血瘀,重着酸痛多为湿,窜痛多为风,冷痛拘急为寒,灼热痛多属火盛,疼痛绵绵或空痛喜按多为虚证,疼痛剧烈或胀痛拒按多为实证。

(一) 头痛

头痛是临床上颇为常见的症状,可见于多种疾病之中。无论外感或内伤,凡邪气上逆,均可产生头痛。由于感受的外邪及人体阴阳气血的损伤各有不同,因而头痛可以有不同的表现。

1. 头痛的鉴别诊断

(1) 头痛,痛连项背,遇寒则痛重,兼有恶风寒,骨节酸痛,苔薄白,脉浮紧,此是外感风寒头痛。风寒侵袭,寒性凝滞,阻遏脉络,气血郁滞,故头痛。

(2) 头痛,兼有恶风发热,面红耳赤,口渴欲饮,苔薄黄,脉浮数。此是外感风热头痛。风热入侵,热性上炎,扰动清窍,故头痛。

(3) 头痛如裹,昏胀沉重,阴雨天加重,兼有恶寒,肢倦体重,胸闷,纳呆,苔白腻,脉濡缓,此是外感风湿头痛。外感风湿,湿邪阻塞清窍,清阳之气不升,浊阴之气不降,故头痛如裹。

(4) 头晕胀痛,耳鸣,目涩,口燥咽干,失眠健忘,肢麻振颤,舌红少津,脉弦细。此是肝阳上亢头痛。肝阳上亢,迫使气血充盈于上,故头晕胀痛。

(5) 头晕胀痛,面红耳赤,口苦胁痛,易怒,便秘,尿黄赤,舌边尖红,苔黄而干,脉弦数。此是肝火上炎头痛。肝经实火上逆于头,故头晕胀痛。

(6) 头脑空痛,眩晕耳鸣,腰膝无力,或遗精带下,舌红少苔,脉沉细无力。此是肾虚头痛,肾主骨生髓,髓充于脑,肾虚不足,故脑空虚而痛。

(7) 头痛绵绵不休,过劳则甚,畏寒少气,体倦乏力,气短,声低,舌淡,脉微弱。此是气虚头痛。中气亏损不能上荣清窍,故头痛绵绵。

(8) 头痛隐隐,心悸失眠,手足麻木,面色苍白,唇舌淡白,脉虚涩,此是血虚头痛。阴血不足,清窍失养,故头痛隐隐。

(9) 头痛时作,昏晕沉重,身重肢倦,恶心呕吐痰涎,心中烦闷,苔白腻,脉弦滑,此是痰浊头痛。痰浊阻滞清窍,清阳不升,则头痛晕沉。

(10) 头痛如刺,痛有定处,时作时止,经久不愈,舌质紫黯,或有瘀点,脉沉弦或沉涩,此是血瘀头痛,经络瘀血,留滞不通,故头痛如刺,固定不移。

(11) 一侧头痛,时作时止,痛时难忍,痛连于目,经久不愈,脉弦,此是偏头风。肝经郁热,日久生痰,致使经络不畅,故头痛。

(12) 头胀痛难忍,头目肿大,面发疱疮,兼有身热咳嗽,咽干口渴,胸烦闷,苔黄腻,脉弦数,此是大头瘟。热毒上壅,脉络不通,故头胀痛难忍。

2. 头痛的鉴别要点

外感病头痛与内伤杂病头痛不同,前者皆有表证。同为外感病,因感受病邪不同,其临床表现也不一样。外感风寒头痛,痛连项背,遇寒则痛重,脉浮紧,多发于冬季;外感风热头痛,兼面红目赤,口渴,脉浮数,多发于春季;外感风湿头痛,沉重,肢倦体重,胸闷纳呆,苔白腻。

肝阳上亢、肝火上炎都有头痛眩晕症状,前者兼有耳鸣目涩,咽干,肢颤;后者兼有面红目赤,口苦胁痛。肾虚头痛是头空虚而痛,兼有腰膝无力,或遗精带下,与肝阳上亢和肝火上炎证不同。

气虚头痛和血虚头痛,二者病程较长,前者过劳则甚,兼有畏寒、气短、乏力;后者兼有心悸失眠,面白唇淡,手足麻木等症。

痰浊头痛,兼有昏晕沉重,肢倦,恶心呕吐痰涎,苔白腻;血瘀头痛如针刺,固定不移舌质紫黯或有瘀点。

偏头风病,一侧头痛,痛时连于目。大头瘟病,头胀痛,头目肿大,身热,面发疱疮,苔黄腻等症为其主要表现。

(二) 胸胁痛

胸胁痛,是指前胸部与两侧腋下胁部疼痛而言。胸与胁相近,有时并称为胸胁。胸属上焦,内藏心肺两脏,右胁下又有肝胆相居,因而论述胸胁痛,多为心肺、肝胆疾病。

1. 胸胁痛鉴别诊断

(1) 胸部疼痛,痛彻肩背,遇寒加重,兼有心悸气短,咳唾喘息,面白肢冷,苔白,脉沉迟。此是寒凝胸痹。阳气不足，寒邪侵袭，气机闭阻，胸中阳气不运，故胸痛彻背。

（2）胸中闷胀疼痛，痛彻背部，喘促，咳吐痰涎，舌苔白腻，脉缓滑或弦滑。此是痰湿内蕴胸痛。痰湿内蕴，上遏胸阳，胸阳不畅，故胸闷胀疼痛。

（3）胸胁胀痛，时作时止，胸闷不舒，急躁易怒，口苦，纳少，或有心悸气短，苔薄白，脉弦。此是气滞胸胁痛。气滞不行，经络不畅，故胸胁胀痛。

（4）胸胁刺痛不移，胸闷不舒，或胁下有痞块，舌质紫黯，脉多涩。此是血瘀胸胁痛。瘀血阻滞经络，气血运行不畅，故胸胁刺痛。

（5）左侧胸痛绵绵，病程较长，伴有心悸，气短失眠，舌淡嫩，脉小弱或结代。此是心气虚胸痛。心气不足，气血运行涩滞，经脉不利，故胸痛。

（6）胸部疼痛，兼有干咳无痰，或少痰，咯血或痰中带血，潮热，颧红，盗汗，舌尖红，脉细数，此是肺阴虚胸痛。肺阴虚，虚热内生，肺络被灼，故胸痛。

（7）胁部隐痛，绵绵不休，兼有头晕目眩，五心烦热，全身乏力，目干涩，舌红，少苔，脉细数，此是肝阴虚胁痛。肝阴虚不能滋养经脉，虚火内灼，故胁隐痛。

（8）胸痛咳嗽，兼有身热，烦渴，咳痰腥臭，或吐脓血，舌红苔黄，脉滑数。此是肺痈胸痛，毒热壅肺，脉络受阻，故胸痛。

（9）胸胁胀痛，咳唾牵引疼痛加重，转侧不利，肋间饱满，苔白，脉沉弦。此是悬饮病胸胁痛，饮停胸胁，脉络受阻，气机不利，故胸胁胀痛。

2. 胸胁痛的鉴别要点

寒凝胸痹，胸痛较剧，痛彻肩背，遇寒加重，同时兼有心悸、气短、面白肢冷等症。

各种证型的胸痹病，均胸痛明显，部位较固定，同时兼有心悸、气短的表现，可与其他胸疼疾病鉴别。

痰湿内蕴胸痛胀闷，咳吐痰涎，苔白腻；气滞胸胁胀痛，时作时止，兼有急躁易怒；血瘀胸胁刺痛，兼有舌质紫黯等瘀血的表现。

心气虚、肺阴虚、肝阴虚三者病程较长，疼痛较轻，心气虚胸痛，兼有心悸气短，脉小弱或结代；肺阳虚胸痛，兼有干咳，潮热盗汗，咯血或痰中带血；肝阴虚胁痛，兼有头晕目眩，目干涩。

肺痈病胸痛，兼有身热，咳吐脓痰腥臭。

悬饮病胸胁胀痛，同时兼有咳唾引痛，肋间饱满，可与其他病证鉴别。

（三）胃脘痛

胃脘痛，又称胃痛，古人称此为"心痛"。即心窝处胃脘部疼痛的症状。胃脘痛多由饮食不节，嗜食生冷，或忧思恼怒等引起气机不畅所致。

1. 胃脘痛鉴别诊断

（1）胃脘剧痛，得热痛减，伴有呕吐清水，四肢厥冷，面色青白，舌淡，苔薄白，脉沉迟。此是寒凝胃脘。寒凝中焦，胃脘拘急，胃气阻滞，故胃脘剧痛。

（2）胃脘灼热疼痛，兼有口干喜冷饮，便秘，尿黄赤，舌红，苔黄，脉滑数。此是热盛胃脘。胃中邪热蕴结，气机失和，故胃脘灼热疼痛。

（3）胃脘隐隐疼痛，空腹时尤为明显，喜温喜按，进食则疼痛暂缓，兼有口吐清水，倦怠乏力，面色㿠白，舌淡白，少苔，脉细无力。此是气虚胃脘痛。中气虚弱，胃气不足，气机不利，津液不化，故胃脘隐隐疼痛。

(4) 胃脘烦热疼痛,绵绵不休,兼有纳少,食后胀满,唇干舌燥,口微渴,五心烦热,便秘,舌红,脉细数。此是阴虚胃脘痛。津液亏乏,不能濡润胃脘,故胃脘烦热疼痛。

(5) 胃脘胀痛,牵引胁肋,按之不适,排气后暂舒,兼有嗳气,吞酸,饮食少思,苔薄白,脉弦滑。此是气滞胃脘痛。气滞不舒,经脉受阻,故胃脘胀痛。

(6) 胃脘刺痛不移,拒按,食后痛甚,或兼有呕血,大便色黑,舌隐青或有瘀斑,脉沉涩。此是血瘀胃脘痛。瘀血停滞,络脉被阻,故胃脘刺痛不移。

(7) 胃脘胀痛,按之痛剧,兼有恶心呕吐,嗳腐吞酸,不思饮食,大便臭秽不爽,苔黄腻或黄白相兼,脉实滑。此是食积胃脘痛。饮食停滞胃脘,胃气不得下降,气行不畅,故胃脘胀痛。

2. 胃脘痛的鉴别要点

寒凝胃脘痛,得热痛减,兼有呕吐清水,肢冷。与热盛胃脘灼痛,口干喜冷完全不同。

气虚、阴虚胃脘痛,病程多较长,痛较轻,前者喜温喜按,进食痛缓,倦怠乏力;后者唇干舌燥,五心烦热,食后胀满。

气滞、血瘀、食积胃脘痛,三者属实,拒按或按之不适,与虚证胃脘痛不同;无明显喜热、喜冷感觉,及肢冷、便秘症状,与寒凝、热盛胃脘痛不同;气滞胃脘痛,排气后暂舒;血瘀胃脘痛,刺痛不移,舌隐青或有瘀斑;食积胃脘痛,呕吐,嗳腐,大便臭秽不爽。各有不同表现。

(四) 腹痛

腹痛,是指腹部发生疼痛的症状。其范围包括胃脘以下,耻骨联合以上,大腹、小腹、少腹的整个位置。

1. 腹痛鉴别诊断

肝、胆、脾、肾、大肠、小肠、膀胱、胞宫均居于腹内。若外邪侵袭,或内有所伤,以致气血运行受阻,或气血不足以温养,皆能产生腹痛。

一般说来,痛在下脘属太阴脾;痛在少腹属厥阴肝;痛在小腹多与膀胱、冲、任、胞宫有关;时作时止绕脐痛者,多属虫积;脐右下方痛者多属肠痈;有形之痛,痛有定处;无形之痛,痛无定处;腹痛胀满拒按者为实,腹痛绵绵喜按者为虚。

(1) 腹部拘急剧痛,痛无休止,得热痛减,兼有腹中肠鸣,大便泄泻,苔薄白,脉沉紧。此是寒邪内积腹痛,寒邪凝结,气滞不行,故腹部拘急剧痛。

(2) 腹部热灼胀痛,喜冷恶热,拒按,兼有口渴,便秘,舌红苔黄脉滑数。此是火热内炽。热邪内结,气机运行不畅,故腹部热灼胀痛。

(3) 腹部胀痛,游走窜痛,痛无定处,排气后暂舒,兼有饮食少思,食后不舒,舌苔薄白,脉弦滑。此是气滞腹痛。气滞不行,络脉被阻,气血运行不畅,故腹胀痛,窜痛。

(4) 腹部疼痛,固定不移,拒按,日轻夜重,或按之有积块,舌隐青或有瘀斑,脉沉涩,此是血瘀腹痛。瘀血不行,阻塞气机,故腹部疼痛,固定不移。

(5) 脐周疼痛,时作时止,腹部时有索条状包块隆起,按之时聚时散,兼有形瘦、面黄,或有蛀齿。唇内有粟粒斑,舌脉如常人,痛剧时脉沉紧。此是虫积腹痛,蛔虫积聚不散,阻滞气机刺激肠府,故时重时轻,疼痛无常。

(6) 右上腹部突然呈现阵发性、钻顶样疼痛,难以忍受,兼有面白汗出,四肢厥冷,恶心呕吐,或吐蛔,舌如常人。脉沉紧,此是蛔厥腹痛。蛔虫扰动窜入胆道,故呈钻顶样痛。

(7) 腹痛绵绵,喜温喜按,反复不愈,兼有神疲体倦,四肢不温,大便不实,舌淡苔白,脉沉细无力,此是虚寒腹痛。素体阳虚,虚寒不能化气,故腹痛绵绵。

（8）腹痛,里急后重,下痢脓血赤白,肛门灼热,小便短赤,舌红,苔黄腻,脉滑数。此是湿热痢。湿热壅滞肠中,气机不畅,传导失司,故腹痛,里急后重。

（9）右下腹疼痛,拘急拒按,或有包块,兼有发热,恶心,呕吐,右下肢屈伸不利,苔黄腻,脉弦数。此是肠痈腹痛。肠内郁热积滞,不得通畅,气机不利,故右下腹部疼痛。

此外,妇女在行经前后,或行经期间,小腹及腰部疼痛,甚至剧痛难忍,常伴有面色苍白,出冷汗,手足厥冷,泛恶呕吐等症。此是痛经,亦称"经行腹痛"。此种腹痛,呈周期性发作,随经周期的变化而腹痛逐渐消失。痛经是由冲任失调,气血运行不利,经行不畅所致。

2. 腹痛的鉴别要点

寒邪内积,腹部拘急剧痛,得热痛减;火热内炽,腹部热灼胀痛,口渴喜冷饮,便秘。二者表现不同。

气滞、血瘀、虫积三证,腹痛无明显喜温喜冷之感,与寒邪内积、火热内炽腹痛不同。而且气滞腹部胀痛,游走不定,排气后暂舒;血瘀腹痛固定不移,舌隐青或有瘀斑;虫积脐周痛,时作时止,或按之有条块,时聚时散。三者又各自不同。

蛔厥,发病急骤,上腹部阵发性钻顶样痛,发作时疼痛难忍,兼有呕吐或吐蛔,与其他腹痛病证不同。

虚寒腹痛,喜温喜按,肢冷,大便不实,病程较长,腹痛较轻,与寒邪内积腹痛不同。

湿热痢腹痛,有里急后重,下痢脓血为其鉴别要点。

肠痈,腹痛多在右下腹部,拒按,同时兼有发热,右下肢屈伸不利,可以与其他腹痛病证相鉴别。

（五）腰痛

腰痛,是指腰部一侧或双侧疼痛而言。腰为肾之府,腰痛与肾的关系至为密切。外邪侵袭或内伤均能伤肾,影响于腰部,经脉不利而痛。

1. 腰痛鉴别诊断

（1）腰部疼痛,或有冷重感,逢阴雨天或遇寒时加重,转侧不利,得热痛减,或小便不利,舌苔白腻,脉沉紧。此是外感寒湿腰痛。寒湿之邪侵犯腰部,经络被阻,气血运行不畅,故腰痛。

（2）腰部疼痛,痛处有发热感,伴有小便短赤,两足酸软,舌苔黄腻,脉象濡数,此是湿热内蕴腰痛。湿热内阻于腰部,脉络不畅,故腰痛伴有热感。

（3）腰部疼痛如刺,痛有定处,拒按,轻则俯仰不便,重则不能转侧,或伴有大便色黑,秘结不通,舌紫黯,脉沉涩。此是血瘀腰痛。瘀血阻滞腰部经络,气血运行不畅,故腰痛如刺。

（4）腰部冷痛酸重,绵绵不休,喜温喜按,伴有神疲气短,面色㿠白,形寒肢冷,或有小便不利,肢体浮肿,舌淡嫩,苔白,脉沉细。此是肾阳虚腰痛。肾阳虚衰,不能温煦腰府,脉络不畅,故腰冷痛。

（5）腰痛酸重,绵绵不休,伴有心烦失眠,口渴咽干,面色潮红,五心烦热,或有小便短少,肢体浮肿,舌红,脉细数,此是肾阴虚腰痛。肾阴不足,腰部经脉失养,故腰痛。

2. 腰痛的鉴别要点

外感寒湿腰痛,冷痛,雨天、寒冷加重,得热痛减,脉沉紧。与湿热内蕴腰痛,腰部有发热感,伴有小便短赤,苔黄腻、脉濡数不同。与血瘀腰部刺痛,痛处不移,拒按,舌紫黯,脉沉涩亦不同。

肾虚腰痛,病程较长,疼痛较轻,而且伴有一派虚象,与以上三者不同。肾阳虚腰痛,喜温喜按,兼有气短,面㿠白,肢冷;肾阴虚腰痛,兼有面潮红,五心烦热,失眠等症,两者又各自不同。

(六) 肌肉关节痛

肌肉关节痛,多因风寒湿热等淫邪外袭,闭塞经络,气血不通而致。常见于各种痹证,根据不同的病因,而有不同的症状表现。

1. 肌肉关节痛鉴别诊断

(1) 肢体关节疼痛,游走不定,行窜周身,关节屈伸不利,多见于上肢,苔薄白,脉弦或浮,此是风痹。风者善行数变,行窜周身关节,故肢体关节疼痛无定处。

(2) 肢体关节剧痛,固定不移,喜热畏寒,关节不得屈伸,苔白,脉弦紧,此是寒痹。寒性收引凝滞,感寒可使经脉气血凝滞不通,故关节剧痛不移。

(3) 肌肉关节沉重酸痛,部位不移,多见于腰脊、下肢,或肌肤麻木,或痛处漫肿,苔白腻,脉濡缓。此是湿痹。湿性重浊黏腻,阻留于关节,气机滞塞不通,故肌肉关节沉重酸痛。

(4) 肢体关节热痛,红肿,扪之灼热,得冷则舒,兼有身热,心烦,口渴,苔黄,脉滑数,此是热痹。热邪挟湿,熏灼肌肉关节,致使局部气血壅滞不散,郁久化热,故关节肌肉热痛红肿。

(5) 肌肉关节酸痛,筋脉拘急,兼有心悸,气短,自汗,乏力,面色不华,舌淡,脉弱,此是气血虚弱痹证。气血不足,风寒湿邪久留不去,闭塞经络,故肌肉关节酸痛。

(6) 肢体关节疼痛,刺痛不移,夜间痛剧,或有关节肿大变形,屈伸不利,五心烦热,肤色紫暗,络脉充盈浮现,舌隐青或有瘀点,脉弦或沉涩。此是血瘀痹证,气血运行不畅,络脉痹阻,瘀血凝滞,故关节刺痛不移。

2. 肌肉关节痛的鉴别要点

风痹肢体关节痛,行窜不定,多发上肢;寒痹肢体关节痛,剧烈,部位不移,喜热畏寒;湿痹肌肉关节痛,部位不移,但有重着酸痛感,多发腰脊、下肢。三者各有不同。

热痹肢体关节痛,局部热灼红肿,得冷则舒,与其他痹证不同。

气血虚弱痹证,肌肉关节酸痛,病程较久,兼有心悸,气短,自汗,面色不华,舌淡。与血瘀痹证肢体关节疼痛,痛处不移,夜间加剧,舌隐青或有瘀点不同。也可与其他痹证相鉴别。

第二节 原 文 选 录

一、望 诊

(一) 神色形态部分

1. 察神气

石芾南《医原·望病须察神气论》:"夫人之神气,栖于两目,而历乎百体,尤必统百体察之。察其清浊,以辨燥湿;察其动静,以辨阴阳;察其有无,以决生死。如是而望始备,而望始神……"

"试以色论……不论何色,均要有神气。神气云者,有光有体是也。光者,外面明朗;体者,里面润泽。光无形,主阳主气;体有象,主阴主血。气血无乖,阴阳不争,自然光体具备。经云……如以缟裹……盖以平人五脏既和,其色禀胃气而出于皮毛之间。胃气色黄,皮毛色白,精气内舍,宝光外发,既不浮露,又不混蒙,故曰如缟裹……即重有神气之义。盖有神气者,有胃气者也……"

"望色之后,即须审形窍……目有眵有泪,精彩内含者,为有神气;无眵无泪,白珠色蓝,乌珠色滞,精彩内夺,及浮光外露者,皆为无神气。"

喻嘉言《医门法律·望色论》:"人之五官百骸,赅而存者,神居之耳。色者,神之旗也。神旺则色旺,神衰则色衰,神藏则色藏,神露则色露……察色之妙,全在察神。血以养气,气以养神,病则交病。失睡之人,神有饥色,丧亡之子,神有呆色,气索自神失所养耳。"

2. 辨色泽

俞根初《通俗伤寒论》何廉臣节录张石顽之说:"辨色,色贵明润,不欲沉夭。凡暴感客邪之色,不妨昏壅滞浊;病久气虚,只宜瘦削清癯。若病邪方锐,清白少神,虚羸久困,而妩媚鲜泽,咸非正色。五色之中,青黑黯惨,无论病之新久,总属阳气不振。惟黄色见于面目,而不至索泽者,皆为向愈之候。若眼胞上下如烟煤者,寒痰也;眼黑颊赤者,热痰也;眼黑而行步艰难呻吟者,痰饮入骨;眼黑而面带土色,四肢痿痹,屈伸不便者,风痰也。患者见黄色光泽者,为有胃气,不死;干黄者,为津液之槁,多凶。目睛黄者,非瘅即衄;目黄大烦为病进。平人黑气起于口鼻耳目者危。若赤色见于两颧,黑气出于神庭,乃火气入于心肾,暴亡之兆也。他如黄属脾胃,若黄而肥盛,胃中有痰湿也;黄而枯癯,胃中有火也;黄而色淡,胃气本虚也;黄而色黯,津液久耗也。黄为中央之色,其虚实寒热之机,又当以饮食便溺消息之。色白属肺,白而淖泽,肺胃之充也;肥白而按之绵软,气虚有痰也;白而消瘦,爪甲鲜赤,气虚有火也;白而夭然不泽,爪甲色淡,肺胃虚寒也;白而微青,或臂多青脉,气虚不能统血,若兼爪甲色青,则为阴寒之证矣。白为气虚之象,纵有失血发热,皆为虚火,断无实热之理。苍黑属肝与肾,苍而理粗,筋骨劳绩也;苍而枯槁,营血之涸也;黑而肥泽,骨髓之充也;黑而瘦削,阴火内戕也。苍黑为下焦气旺,虽犯客寒,亦必蕴为邪热,绝无虚寒之候也。赤属心,主三焦,深赤色坚,素禀多火也;赤而䐃坚,营血之充也;微赤而鲜,气虚有火也;赤而索泽,血虚火旺也。赤为火炎之色,只虑津枯血竭,亦无虚寒之患。大抵火形人,从未有肥盛多湿者,即有痰嗽,亦燥气耳。此皆望诊之大要也。"

3. 变色望法相参

汪宏《望诊遵经》:"望诊之法,有天道之殊,有人事之变。故凡欲知病色,必先知常色。欲知常色,必先知常色之变。欲知常色之变,必先知常色变中之变。何则?饮酒者脉满络充,故目红息粗而色赤;肝浮胆横,故趾高气扬而色青。食入于阴,气长于阳,故饱食者,血华色而益泽;饥则气衰,甚则气少,故腹馁者色泽减而少气。奔走于风雪中者,寒侵肌表,故色青而闭塞;奔走于暑日中者,热袭皮肤,故色赤而浮散。房劳者,精气下泄,故目下色青;用力者,气血上趋,故面上色赤。久卧伤气,面则壅滞;未睡伤血,色或浮赤。怒则肝气逆,故悻悻然目张毛起而面苍;愧则心气怯,故赧赧然颜惭汗出而面赤。思则气结于脾,故睑定而色黄以涩;喜则气发于外,故颐解而色红且散。悲则气消于内,故五脏皆摇,色泽减而声噤以杀;忧则气并于中,故两眉双锁,色沉滞而气郁以塞。恐惧者精神荡悍而不收,故色脱而面白;惊怖者血气分离而乖乱,故气促而面青。此皆常色变中之变,固可因其气色未定而知之,然必待其气色已定而诊之。知其常色变中之变,可诊其病色变中之变矣。"

4. 望形态

王肯堂《证治准绳》:"凡患者身轻,自能转侧者易治;若身体沉重,不能转侧者,则难治也。盖阴证则身重,必足冷倦卧,恶寒,常好向壁卧,闭目不欲向明,懒见人也。又阴毒身如被杖之疼,身重如山,而不能转侧也。又中湿、风湿,皆主身重疼痛,不可转侧,要当辨之。大抵阳证身轻而手足和暖,开目而欲见人,为可治。若头重视深,此天柱骨倒,而元气败也。凡伤寒传变,循衣摸床,两手撮空,此神去而魄乱也。凡患者皮肤润泽者生,而枯燥者死。经曰:脉浮而洪,身汗如油,喘而不休,形体不仁,乍静乍乱,此为命绝也。"

《望诊遵经》:"稽之于古,则谓坐而仰者肺实,实则胸盈仰息;坐而伏者肺虚,虚则伏而短气。叉手冒心者,汗后血虚;以手护腹者,里实心痛。其坐而下一脚者,腰痛之貌;坐而掉两手者,烦躁之容。但坐而不得眠,眠则气逆者,咳嗽肺胀;但眠不耐坐,坐则昏沉者,血夺气虚……转侧不能者,痿痹之状;坐卧不定者,烦躁之形。"又说:"腰痛左卧,蜷左足而痛减者,病在左肾;右卧,蜷右足而痛减者,病在右肾……病在肺之左者宜于左,病在肺之右者宜于右;其肺痈生于左者,右卧则更痛,生于右者,左卧则更痛。其水病左半着床,则左半身愈肿;右半着床,则右半身愈肿。"

梁翰芬编著广东中医药专门学校《诊断学讲义》:"小儿病,其头毛皆上逆者死;其发枯黄者,心肾气血俱不足也。"

《医宗金鉴·幼科心法要诀》:"惊风八候,谓搐、搦、掣、颤、反、引、窜、视之名。搐谓肘臂伸缩,搦谓十指开合;掣谓肩头相扑,颤谓手足动摇;反者身仰头向后,引者两手若开弓;窜则目直而似怒,视则睛露而不活。"

(二) 舌诊部分

广东中医药专门学校《诊断学讲义》:"舌之有苔垢,苔者如地上之草,从下生,垢者如地上之浮垢,刷之则去,但有有根无根之别。有根者其苔必均匀铺开,紧贴于舌面之上,似从舌里生出,方为有根。若舌苔一片,四围洁净,颇似别以一物涂在舌上,不是舌上所自生者,是无根也。无根者,表分浊气所聚,其病浅;有根者,里之邪气所结,其病深。有根之苔,犹当分其厚薄松实。厚者邪重,薄者邪轻;由薄而厚者病日进,由厚而薄者病日退。薄苔见于舌之某部者,则某部之邪轻;厚苔见于舌之某部者,则某部之邪重。松者胃气犹尚疏通,实者胃气已经闭结。"

章虚谷《医门棒喝》:"观舌本,可验其病之阴阳虚实;审舌垢,即知其邪之寒热浅深也。"

"舌本或短、或痿而赤色,苔厚者为邪闭;色淡白,或如熟猪肝者,不论有苔无苔,皆为正败……死不治。"

"凡舌上生芒刺者,苔必焦黄或黑;无苔者,舌必深绛。其苔白或淡黄者,胃无大热,必无芒刺。"

吴坤安《伤寒指掌》:"舌形敛缩,伸不过齿为萎,此肝肾已败,不治;若舌色红泽而光,其色鲜明者,属胃阴干涸,犹可滋养胃阴。"

曹赤雷《辨舌指南》:"如裂纹出血者,血液灼枯也。此因内热失治,邪火炽甚者有之,宜急下存阴。如舌尖出血,乃手少阴心经邪热壅盛所致……凡舌见裂纹、断纹,如人字川字爻字及裂如直槽之类,虽多属胃燥液涸,而实热内逼者亦有之,急宜凉泻清火……舌红赤,苔腻厚而裂纹者,脏腑实热也,即宜苦寒泄热。如无苔无点而裂纹者,阴虚火炎也,宜苦寒兼育阴。舌红极而裂纹,燥热入肝也,宜清凉兼下。凡舌绛光燥裂纹,为阴液大伤;但裂不光,为胃阴不足,痰热凝结。"

1. 白苔舌

广东中医药专门学校《诊断学讲义》:"苔薄白滑,舌质如常,发热恶寒,脉浮头痛,鼻鸣咳嗽,口中和,小便清,外感风寒也,宜辛温发表。舌质红赤,发热恶寒,咳嗽口干,甚则夜不得寐,是内有热而外感风寒也,宜辛凉轻解。"

"舌苔白腻,胸膈闷痛,心烦干呕,时欲饮水,水入则吐,此热因饮郁,宜辛淡化饮。"

"舌苔白燥,温邪也,然有白燥而薄,白燥而厚之别。白燥而薄者,肺阴亡也;白燥而厚,胃阴亦亡。"

"凡舌色㿠白兼青者,中焦生气已绝也,不治。"

"凡绛色中兼黄白苔者,为热初传营分,气分之邪未尽也,泄卫透营两和可也。"

"凡白苔由白转黄者,风热从火化也。治宜清泄……舌苔白中带黄,或微黄而薄者,邪初入阳明也;如兼微恶寒,犹带表证也,宜凉散之……苔黄白相兼而脘闷者,外邪未解,而里先结也,宜轻苦微辛……以宣气滞。舌尖白根黄,不甚干而短缩不能伸出者,痰挟宿食也,宜下。舌白不燥,或黄白相兼,或灰白不渴,此热郁而未达,或素多痰饮,虽中脘痞痛,亦不可攻,宜用开肺化浊。"

2. 黄苔舌

张石顽《伤寒绪论》:"黄湿而滑者,为热未盛,结尚未定,不可便攻,攻之必初硬后溏也。冬时宜确守此例,俟结定乃攻;不得已,大柴胡微利之。若在夏月,一见黄苔,便宜攻下。以夏月伏阴在内,多有下证最急而苔不燥者,不可泥也。"

《伤寒指掌》:"舌苔如黄而兼燥,外证不恶寒,反恶热,是伤寒外邪初入阳明之里,或温热内邪欲出阳明之表,斯时胃家热而未实……清之可也。"

"然舌苔虽黄,而未至焦老裂纹起刺,大便虽秘,而未至痞满硬痛,尚属胃家热而未实,宜清不宜攻。必再验其舌形黄厚焦老,中心裂纹或起刺,腹中硬满胀痛,方用承气下之则安。"

"病有外邪未解而里先结者,如舌苔黏腻微黄,口不渴饮,而胸中满闷是也。此湿邪结于气分,宜……开泄气分,使邪仍从肺分而出,则解矣,不可用泻心苦泄之法。"

"黏腻舌苔,为湿邪之验。白而黏腻者寒湿,黄而黏腻者湿热。更验其小便不利,大便反快,为湿邪痞满,乃湿邪结于中焦,宜……苦温以开泄之。若舌黄黏腻,痞闷呕恶,大小便俱不利,此湿热结于中焦,宜泻心之类,苦寒以开泄之。"

"如黄苔而中心绛者,心受胃火蒸灼也,于清胃药中加清心药,其势必孤矣。"

张登《伤寒舌鉴》:"老黄芒刺焦裂者,热极也。老黄色或中黄燥者,肠中有燥屎也,然腹无硬痛之状,只宜养阴润燥,不可妄用下法。舌苔黄而脉沉实者,邪积聚于阳明也。"

3. 灰苔舌

广东中医药专门学校《诊断学讲义》:"舌灰滑无苔者,寒邪直中三阴,而夹冷食也,脉必沉细而迟。不渴不烦者,当温经散寒。次日,舌变灰中有微黄者生;如渐渐灰黑短缩者死。"

《辨舌指南》:"舌灰唇焦者,中焦有浊积也。舌灰目黄者,湿中生热也。舌灰齿煤,其脉细涩若无,身已不热者,此火过炭呈,须大剂补阴……不必寒凉,以其病已无热也。"

4. 黑苔舌

广东中医药专门学校《诊断学讲义》:"凡黑苔而属阴证也,必冷滑无芒刺。"

"苔黑腐烂者,为心肾俱绝,乃心肾火灼无以自存也。"

"黑苔干刺,有夺阳救阴之别:一为阳明热结,阴津立亡,法宜急夺其阳,以救其阴,阴回则津回;一为少阴中寒,真阳霾漫,不能蒸腾津液,以致干燥起刺,法宜急驱其阴,以回其阳,阳回则津回。"

"舌中黑苔燥,连牙床唇口俱黑者,骨将蒸烂,宜大泻火邪。舌中焦黑者,肾阴涸,心胃火炽也。舌心有黑燥苔者,肠中有燥屎也,然腹无硬痛之状,只宜养阴润燥,不可妄用下法治之。中黑无苔,而舌底干燥有小点纹者,胃经实热也。中黑无苔,而舌底湿嫩光滑无点纹者,胃经虚寒也。"

"舌全黑无苔,而又无点无罅裂,干燥少津,光亮似镜,即绛舌之变,阴虚肾水涸也,宜大剂甘寒。全舌无苔而有点有罅,干燥无津,涩指如锉者,热极实证也,宜大剂苦寒。"

5. 红色舌

广东中医药专门学校《诊断学讲义》:"全舌淡红,不浅不深者,平人也。有所偏则为病。如全舌无苔,色浅红者,气血虚也;色深红者,气血热也;色紫红瘀红者,脏腑热极;鲜红无苔无点,无津无液者,阴虚火炎也;色灼红无苔无点而胶干者,阴虚水涸也。"

"红硬舌,脏腑实热已极,又为燥火浸淫,或误服温药,则舌根强硬不能言语,均属里证、实热证,无表证、虚寒证。若舌尖能动,而舌根胀硬不能言语,此痰阻舌根,有内风上逆也,宜开降豁痰中加辛凉咸润,以熄内风也。脾肾之脉皆连舌本,亦有脾肾气败而短硬不能伸者,其形貌面色亦必枯瘁,多为死证也。"

"舌尖红出血,乃手少阴心经邪热壅盛所致,法亦宜泻心火。"

"舌边色赤者,肝热也;甚则起芒刺者,肝热极也。厥阴肝木挟心包之火,木火内焚,故色赤。"

"舌光如镜,外证口大渴,胸闷故绝,干呕不止,此乃胃液受劫,胆火上炎也。"

"营阴素亏,肝火素旺者,肝火乘胃,耗其津液,故舌光无苔,实津枯,非泚壅;胸闷欲绝者,肝胆气上逆也。"

6. 紫色舌

广东中医药专门学校《诊断学讲义》:"舌紫短而团栾,乃食滞中宫,又热传厥阴也,法宜下之,去净其积,凉透其热。"

"淡紫而青滑者,寒证也,或为直中阴经,治宜用温。淡紫带青而湿润,又绊青黑筋者,寒邪直中三阴经,其身凉,四肢厥冷,脉沉缓或沉弦,宜温经散寒;小腹满痛甚者,寒邪犯厥阴也。"

7. 蓝色舌

徐灵胎《舌鉴总论》:"蓝色者,肝脏之本色也,因无胃气而发现于外也。凡病伤寒,屡经汗下,胃气必伤,精微不能上奉,而心火无气,胃土失其所依,而肺金乏其生气,则木寡于畏,反假浊污之气以上乘膈中,而胃脘之阳和顿失,故纯蓝之色见于舌上也。明是金木相并,火土气绝之候,是以必死。""舌色微蓝,或略见蓝纹者,犹可温胃强脾,调肝益肺,十中或可冀其一效。"

周征之《形色外诊简摩》:"常见痛厥及胃气久痛者,舌体全蓝,此亦瘀血在胃,肝气不舒也。"

8. 青色舌

广东中医药专门学校《诊断学讲义》："青色应肝，蓝色候肝脏之本色，青色候厥阴阴毒之危证也。舌色青滑，乃厥阴阴寒之象。若见面青唇紫，囊缩厥逆，筋急直视，为厥阴败证。舌边色青，是有瘀血。"

9. 纯灰舌

广东中医药专门学校《诊断学讲义》："纯灰舌，全舌无苔而少津者，乃火邪直中三阴经也。外证或烦渴，或二便闭，或昏迷不省人事，脉必散乱沉细伏代不等。舍脉凭舌，均属里证。"

10. 验舌分阴阳虚实法

杨云峰《临证验舌法》说："凡物之理，实则其形坚敛，其色苍老；虚则其体浮胖，其色娇嫩。而病之现于舌也，其形与色亦然。故凡病属实者，其舌必坚敛而兼苍老；病属虚者，其舌必浮胖而兼娇嫩。阴虚阳盛者，其舌必干；阳虚阴盛者，其舌必滑。阴虚阳盛而火旺者，其舌必干而燥；阳虚阴盛而火衰者，其舌必滑而湿。"

按这种诊舌分阴阳虚实的方法，确有经验，且容易掌握。

《通俗伤寒论》："凡舌起瘰而凸者……皆属胃肠实热，枭毒内伏……若凹陷而有缺点者，其证有虚有实：实者多由于口糜，厥后舌起糜点，糜点脱去，则现凹点；由于霉毒上升者，宜去霉解毒……虚者由胃阴中竭……气陷则凹。"

"凡舌苔糙者多秽浊，黏者多痰涎，固已。惟厚腻与厚腐，尤宜明辨。厚腻者固多食积，亦有湿滞……若厚腐虽多由胃液腐败，然有脓腐霉腐之别：如舌上生脓腐苔，白带淡红，黏厚如疮中之脓，凡内痈最多此证。肺痈、肠痈多白腐苔；胃痈多黄腐苔；肝痈、腰痈多紫黑腐苔；下疳结毒仍多白腐苔。若霉腐苔，满舌生白衣如霉苔，或生糜点如饭子样……多见于湿温、温毒、伏暑、赤痢、梅毒、疳积等证……无论白腐、黄腐，其病总多不治。"

《伤寒绪论》："传经热邪，舌苔由白而黄，由黄而灰而黑。"

(三) 目部部分

《通俗伤寒论》："观两目法：《内经》云，五脏六腑之精皆上注于目，目系则上入于脑，脑为髓海，髓之精为瞳子。凡病至危，必察两目，视其目色以知病之存亡也。故观目为诊法之首要。凡开目欲见人者阳证，闭目不欲见人者阴证。目瞑者鼻将衄，目暗者肾将枯。目白发赤者血热，目白发黄者湿热。目眵多结者肝火上盛，目睛不和者热蒸脑系。目光炯炯者燥病，燥甚则目无泪而干涩；目多昏蒙者湿病，湿甚则目珠黄而眦烂。眼胞肿如卧蚕者水气，眼胞上下黑色者痰气。怒目而视者肝气盛，横目斜视者肝风动。阳气脱者目不明，阴气脱者目多瞀。目清能识人者轻；睛昏不认人者重，阳明实证可治，少阴虚证难治。目不了了，尚为可治之候；两目直视，则为不治之疾。热结胃腑，虽日中亦谵语神昏，目中妄有所见；热入血室，惟至夜则低声自语，目中如见鬼状。瞳神散大者元神虚散，瞳神缩小者脑系枯结。目眦赤缕，面红娇艳，阴虚火旺；目睛不轮，舌强不语者，元神将脱。凡目有眵有泪，精彩内含者，为有神气，凡病多吉；无眵无泪，乌珠色蓝，乌珠色滞，精彩内夺，及浮光外露者，皆为无神气，凡病多凶。凡目睛正圆，及目斜视上视，目瞪目陷，皆为神气已去，病必不治；惟目睛微定，暂时即转动者痰，即目直视斜视上视，移时即如常者，亦多因痰闭使然，又不可竟作不治论。"

(四) 鼻部部分

《素问·五藏别论》："五气入鼻,藏于心肺,心肺有病,而鼻为之不利也。"

《金匮要略》："鼻头色青,腹中痛,苦冷者死。鼻头色微黑者,有水气;色黄者,胸上有寒;色白者,亡血也;设微赤非时者死。"

(五) 口唇部分

《证治准绳》："凡口唇焦干为脾热,焦而红者吉,焦而黑者凶。唇口俱赤肿者,热甚也;唇口俱青黑者,冷极也……口噤难言者,痉风也……若唇青舌卷,唇吻反青,环口黧黑,口张气直,口如鱼口,口唇颤摇不止,气出不返,皆不治也。"

《望诊遵经》："唇赤而吐者,胃热也。唇色赤黑者,胃中热也……唇色娇红,洒淅寒热喘咳者,肺之虚热也……小儿唇红厚者,脾胃健,易养也。妇人唇红厚者,冲脉盛,易产也。唇淡白者,虚;唇惨白而吐者,胃虚也……妊娠唇白者,血不足,产或难也……唇口青白而黑者,寒也……卒厥唇口青者,身冷,为入脏即死;身温汗自出,为入腑即愈也。"

二、闻 诊

(一) 辨声音以诊断外感内伤

李东垣《东垣十书·内外伤辨·辨气少气盛》："外伤风寒者,心肺元气初无减损,又添邪气助之,使鼻气壅塞不利,面赤。不通其鼻,中气不能出,并从口出,但发一言,必前轻而后重,其言高,其声壮厉而有力。是以伤寒则鼻干无涕,面壅色赤,其言前轻后重,其声壮厉而有力者,乃有余之验也。伤风则鼻流清涕,其声嘎,其言响如从瓮中出,亦前轻而后重,高扬而有力,皆气盛有余之验。内伤饮食劳役者,心肺之气先损,为热所伤;热既伤气,四肢无力以动,故口鼻皆少气,上喘,懒语,人有所问,十不欲对其一,纵勉强答之,其气亦怯,其声亦低,是其气短少不足之验也。"

(二) 辨声

《通俗伤寒论》："声虽发于肺,实发自丹田。其轻清重浊,虽由基始,要以不异平时为吉。而声音清朗如常者,形病气不病也。始病即气壅声浊者,邪干清道也。病未久而语声不续者,其人中气本虚也。脉之呻吟者,痛也。言迟者,风也。多言者,火之用事也。声如从室中言者,中气之湿。言而微,终日乃复言者,正气夺也。衣被不敛,言语善恶,不避亲疏者,神明之乱也。出言懒怯,先重后轻者,内伤元气。出言壮厉,先轻后重者,外感客邪也。攒眉呻吟者,头痛也。噫气以手抚心者,中脘痛也。呻吟不能转身,坐而下一脚者,腰痛也。摇头以手扪腮者,齿颊痛也。呻吟不能行步者,腰脚痛也。诊时呼气者,郁结也。摇头而言者,里痛也。形羸声哑者,劳瘵,咽中有肺花疮也。暴哑者,风痰伏火,或怒喊哀号所致也。语言謇涩者,风痰也。诊时独言独语,不知首尾者,思虑伤神也。伤寒坏病,声哑,唇口有疮者,狐惑也。平人无寒热,短气不足以息者,痰火也。此皆闻证之大要也。"

(三) 五脏、五声、五音

《医宗金鉴·四诊心法要诀》引〔注〕："五脏各有正声,以合于五音也。如舌居中,发音自喉出者,此宫之正音也。其声极长、极下、极浊,有沉洪雄厚之韵,属土,入通于脾。开口张腭,音自口出者,此商之正音也。其声次、长次、下次浊,有铿锵清肃之韵,属金,入通于肺。撮口而发,音自唇出者,此羽之正音也。其声极、短极、高极清,有柔细尖利之韵,属水,入通于肾。以舌点齿成音者,乃征之正音也。其声次、短次、高次清,有抑扬咏越之韵,属火,入通于心。内缩其舌而成音者,乃角之正音也。其声长短高下清浊相和,有条畅中正之韵,属木,入通于肝。此五脏不病之常声也。"

(四) 五声候五脏之病

张景岳《类经》:"怒则呼叫,肝之声也。喜则发笑,心之声也。得意则歌,脾之声也。悲哀则哭,肺之声也。气郁则呻吟,肾之声也。"

唐容川《中西汇通医经精义》:"肝在声为呼,叫呼也。肝气太胜,和长之音变为叫呼,狂谵之类是也。心在声为笑,心志喜,故发声为笑。脾在声为歌,脾主思,思而得之,则发为歌。癫狂自歌,脾绝亦歌。肺在声为哭,商声也,主秋令,发哀伤之声,故哭。肾在声为呻,呻,伸也。肾气在下,故声欲太息而伸出之。"

(五) 尸气

戴天章《瘟疫明辨》:"风寒气从外收敛入内,病无臭气触人;间有作臭气者,必待数日转阳明腑证之时,亦只作腐气,不作尸气。瘟疫气从中蒸达于外,病即有臭气触人,轻则盈于床帐,重则蒸然一室,且专作尸气,不作腐气。以人身脏腑、气血、津液,得生气则香,得败气则臭。瘟疫,败气也。人受之,自脏腑蒸出于肌表,气血津液,逢蒸而败,因败而溢,溢出有盛衰,充塞有远近也……若瘟疫乃天地之杂气,非臊、非腥、非焦、非腐,其触人不可名状,非鼻观精者,不能辨之。"

三、问　　诊

(一) 问病

喻嘉言《医门法律·问病论》:"医,仁术也。仁人君子,必笃于情;笃于情,则视人犹己,问其所苦,自无不到之处。古人闭户塞牖,系之病者,数问其情,以从其意。诚以得其欢心,则问者不觉烦,病者不觉厌,庶可详求本末,而治无误也……饮食起居,失时过节;忧愁恐惧,荡志离魂;所喜所恶,气味偏殊;所宜所忌,禀性迥异;不问何以相体裁方耶!所以入国问俗,入家问讳,上堂问礼,临患者问所便,便者,问其居处动静阴阳寒热性情之宜。如问其为病热,则便于用寒;问其为病寒,则便于用热之类,所谓顺而施之也。人多偏执己见,逆之则拂其意,顺之则加其病,莫如之何。然苟设诚致问,明告以如此则善,如彼则败,谁甘死亡,而不降心以从耶!至于受病情形,百端难尽。如初病口大渴,久病口中和,若不问而概以常法治之,宁不伤人乎?如未病素脾约,才病忽便利,若不问而计日以施治,宁不伤人乎?如未病先有痼疾,已病重添新患,若不问而概守成法治之,宁不伤人乎?如疑难证,着意对问,不得其情,他事间言,反呈真面,若不细问,而急遽妄投,宁不伤人乎?"

(二) 诊病须察阴脏、阳脏

程芝田《医法心传·诊病须察阴脏阳脏论》:"凡人阴脏、阳脏、平脏,本性使然。如素系阴脏者,一切饮食必喜热物,偶食生冷,腹中即觉凝滞不爽;大便一日一度,决不坚燥,甚则稀溏,食不消化。若系阳脏者,一切饮食必喜寒冷,偶食辛热之物,口中便觉干燥,甚则口疮咽痛;大便数日一次,必然坚硬,甚则燥结。临证先当询问,再辨其病之阴阳。阳脏所感之病,阳者居多;阴脏所感之病,阴者居多。不独杂病,伤寒亦然。如《医宗金鉴》治伤寒法,以寒化热化分理,以阳脏者多热化,阴脏者多寒化也。故阳脏患伤寒,温表之剂不可过用,凉攻之剂不妨重用也;阴脏患伤寒,温表之药不妨重投,凉攻之方不宜过剂也……阳脏者阴必虚,阴虚者多火;阴脏者阳必虚,阳虚者多寒故也。《内经》云:'阳虚者阴必凑之,阴虚者阳必凑之。'此之谓也。至于平脏之人,或寒饮或热食,俱不妨事;即大便一日一度,不坚不溏。若患病,若系热者不宜过凉,系寒者不宜过热,至用补剂,亦当阴阳平补;若过热则伤阴,过寒则伤阳,最宜细心斟酌。此诊病用药第一要紧关头,临证时能如此体会,虽不中不远矣。"

(三)问证求病

《医原·问证求病论》:"病藏于中者也,证形于外者也。工于问者,非徒问其证,殆欲即其证见,以求其病因耳。法当先问其人之平昔,有无宿疾,有无恚怒忧思,饮食喜淡喜浓,喜燥喜润,嗜茶嗜酒,大便为燥为溏。妇人问其有无胎产,月事先前后期,有无胀痛。再问其病,初起何因,前见何证,后变何证。恶寒恶热,孰重孰轻。有汗无汗,汗多汗少,汗起何处,汗止何处。口淡口苦,渴与不渴,思饮不思饮,饮多饮少,喜热喜凉。思食不思食,能食不能食,食多食少,化速化迟。胸心胁腹,有无胀痛。二便通涩,大便为燥为溏,小便为清为浊,色黄色淡。种种详诘,就其见证,审其病因,方得轩岐治病求本之旨,岂徒见痰治痰,见血治血而已哉!"

四、切　　诊

(一)诊脉须知胃气

张景岳《景岳全书·脉神章·胃气解》:"凡诊脉须知胃气。如经曰:'人以水谷为本,故人绝水谷则死,脉无胃气亦死。'又曰:'脉弱以滑,是有胃气。'又曰:'邪气来也紧而疾,谷气来也徐而和。'又曰:'五味入口,藏于胃以养五脏气,是以五脏六腑之气味,皆出于胃而变见于气口。'是可见谷气即胃气,胃气即元气也。夫元气之来,力和而缓;邪气之至,力强而峻。高阳生曰:'阿阿软若春杨柳。'此是脾家脉,四季即胃气之谓也。故凡诊脉者,无论浮沉迟数,虽值诸病叠见,而但于邪脉中得兼软滑徐和之象者便是。五脏中俱有胃气,病必无害也。何也,盖胃气者正气也,病气者邪气也。夫邪正不两立,一胜则一负。凡邪气胜则正气败,正气至则邪气退矣。若欲察病之进退吉凶者,但当以胃气为主。察之之法,如今日尚和缓,明日更弦急,知邪气之愈进,邪愈进则病愈甚矣;今日甚弦急,明日稍和缓,知胃气之渐至,胃气至则病渐轻矣。即如顷刻之间,初急后缓者,胃气之来也;初缓后急者,胃气之去也。此察邪正进退之法也。至于死生之兆,亦惟从胃气为主。夫胃气中和,王于四季,故春脉微弦而和缓,夏脉微钩而和缓,秋脉微毛而和缓,冬脉微石而和缓,此胃气之常,即平人之脉也。若脉无胃气,即名真脏脉见。真脏何以当死?盖人有元气,出自先天,即天气也,为精神之父;人有胃气,出乎后天,即地气也,为血气之母。其在后天,必本先天为主持;在先天,必赖后天为滋养。无所本者死,无所养者亦死。何从验之?如但弦、但钩、但毛、但石之类,皆真脏也。此以孤脏之气独见,而胃气不能相及,故当死也。且脾胃属土,脉本和缓;土惟畏木,脉则弦强。凡脉见弦急者,此为土败木贼,大非佳兆。若弦急之微者,尚可救疗;弦急之甚者,胃气其穷矣。"

(二)五脏四时平病死脉(以胃气为本)

《医原·切脉源流论》:"夫脉之大原,缘于胃气。经曰:'五藏皆禀气于胃。藏气不能自至于手太阴,必因胃气乃至于手太阴。若邪气胜,精气衰,胃气不能与之俱至于手太阴,故真藏之气独见。独见者,病胜藏也,病胜藏曰死。'又曰:'四时百病,胃气为本。人无胃气曰逆,逆者死。'若是者,胃气顾不重哉!然推胃气之原,又生于谷气。经曰:'食气入胃,浊气(即谷气)归心,淫精于脉。脉气流经(十二经),经气归于肺。肺朝百脉,输精于皮毛,毛脉(即肺脉)合精,行气于府(六腑)。府精神明(六腑精气神明),留于四脏。气归于权衡,权衡以平(肺主治节,分布气化,以得其平),气口成寸,以决死生。'又曰:'得谷者昌,绝谷者亡。'审是,谷气不又为胃气之本乎!曰,胃气脉何如?曰,胃气脉和柔轻缓,匀净分明,三部九候,皆要如此,中候尤重,非仅诊于右关一部已也。经曰:'春胃微弦曰平。'胃而微弦者,轻虚而滑,端直以长,如循嫩竹竿梢之象。'弦多胃少曰肝病。'弦多胃少者,滑硬弹指,如循长竿者然。其气来实而长,此谓太过,病在外;其气来不实而微,此谓不及,病在中。太过则令人善怒,忽忽眩冒巅疾;不及则令人胸痛引背,两胁胀满。'但弦无胃曰死。'但弦无胃者,中外急劲,如按弓弦,如循刀刃,此真肝脉见也。色青白不泽,毛折乃死。'夏胃微钩曰平。'胃而微钩者,圆满滑利,来盛去衰,如连珠,如循琅玕(美玉)。'钩多胃少曰心病。'钩多胃少者,啄啄连属,其中微曲,有急促相仍之象。其气来盛去亦盛,此谓太过,病在外;其气来不盛去反盛,此谓不及,病在中。太过则令人身热肤痛,为浸淫(蒸热);不及则令人烦心,上见咳唾,下见气泄。'但钩无胃曰死。'但钩无胃者,前曲后居。前曲者,轻取则坚强而不柔;后居者,重取则牢实而不动(坚且滞)。如操革带之钩,全失冲和之气,此真心脉见也。色赤黑不泽,毛折乃死。'长夏胃微软弱曰平。'胃而微软弱者,和柔轻缓,匀净分明,如鸡践地,从容不迫。'弱多胃少曰脾病。'弱多胃少者,轻疾不缓,如鸡举足者然。太过则令人四肢不举(湿胜),不及则令人九窍不通(经曰:'脾藏者土也,孤藏以灌溉四傍者也。'今不能灌溉,故不通),名曰重强(脏气皆不和顺)。'但代无胃曰死。'但代无胃者,弱而乍数乍疏,如乌之喙,坚锐不柔,代而中止,如屋之漏,点滴不匀,又或如水之流,去而不返,此真脾脉见也。色黄青不泽,毛折乃死。'秋胃微毛曰平。'胃而微毛者,厌厌聂聂,如众苗齐秀者然;轻浮和缓,如落榆荚者然。'毛多胃少曰肺病。'毛多胃少者,不上不下,往来涩滞,或如循鸡羽,轻浮而虚。其气来毛而中央坚,两傍虚,此谓太过,病在外;其气来毛而微,此谓不及,病在中。太过则令人气逆而背痛;不及则令人喘,呼吸少气而咳,上气见血,下(指气下)闻病音(呻吟)。'但毛无胃曰死。'但毛无胃者,如物之浮,空虚无根,如风吹毛,轻散无绪,此真肺脉见也。色白赤不泽,毛折乃死。'冬胃微石曰平。'胃而微石者,喘喘累累,沉而圆实流利,乃阴中藏阳之象。'石多胃少曰肾病。'石多胃少者,坚搏牵连,如引葛然。其气来如弹石,此谓太过,病在外,其去如数者(如数者,动止急促,有似紧数,愈虚则愈数,乃真阴亏损之象,原非阳强实热之数),此谓不及,病在中。太过则令人解㑊(寒不寒,热不热;弱不弱,壮不壮),脊脉痛而少气,不欲言;不及则令人心悬如病饥,胁中清(侠脊两傍空软处名胁。清,冷也),脊中痛,少腹满,小便变。'但石无胃曰死。'但石无胃者,散乱而劲,如夺索,如弹石,此真肾脉见也。色黑黄不泽,毛折乃死。凡此皆面兼二色者,五行相克之道也。皆曰不泽者,阴液消亡,色由无光而无体也。皆曰毛折乃死者,肺之化源绝也。草木之枯萎也,先本实而后枝叶,其即毛折不泽之义也夫。"

(三)论四时五脏之脉

林之翰《四诊抉微》引张石顽:"春脉弦,见于人迎,肝气自旺也。设反见于气口,又为土败木贼之兆;或左右关虽弦而小弱不振,是土衰木萎。法当培土荣木,设用伐肝之剂,则脾土愈困矣。或肝病证剧,六部绝无弦脉,是脉不应病,亦不可治。举此以为诸脉之例,不独肝脏为然也。夏脉钩，见于左寸，包络之火自旺也。或并见于右寸，火乘金位也。脾脉缓，诸部皆缓，而关部独盛，中宫湿热也；诸部皆缓，寸口独滑，膈上有痰也；诸部皆缓，两尺独显弦状，岂非肝肾虚寒，不能生土之候乎！肺脉毛，昔人以浮涩而短为平脉，意谓多气少血，脉不能滑，不知独受营血之先，营行脉中之第一关隘，若肺不伤燥，必无短涩之理，即感秋燥之气，亦肺病耳，非肺气之本燥也。若诸部皆毛，寸口独不毛者，阳虚浊阴用事，兼挟痰气于上也；诸部不毛，气口独毛者，胃虚不能纳食，及为泄泻之征也。肾脉石，若诸脉不石，左寸独石者，水气凌心之象；右关独石者，沉寒伤胃之象也。"

（四）指法总义

《重订诊家直诀》："诊脉之指法，见于经论者：曰举、曰按、曰寻、曰推、曰初持、曰久按、曰单持、曰总按。无求子消息七法：曰上竟、下竟，曰内推、外推，曰浮按、中按、沉按。更有侧指法、挽指法、辗转指法、俯仰指法；举而复按、按而复举，是操纵指法。若是者，皆有旧论可考也。至于私心所创获，与得诸益友所训示者，则又有移指法、直压指法。夫脉有四科，位数形势而已。位者，浮沉尺寸也；数者，迟数促结也；形者，长短、广狭、厚薄、粗细、刚柔，犹算学家之有线面体也；势者，敛舒、伸缩、进退、起伏之有盛衰也。势因形显，敛舒成形于广狭，伸缩成形于长短，进退成形于前后，起伏成形于高下，而盛衰则贯于诸势之中以为之纲者也。此所谓脉之四科也。指法即由此而辨，曰举按以诊高深也；曰上下以诊长短也；曰寻推以诊广狭厚薄曲直也；曰初持久按，以诊迟数滑涩止代也；曰单持总按，以诊去来断续也。病者气口处骨肉不平，须用侧指法；病者不能平臂而侧置，须用挽指法。俯仰者，三指轻重相畸也；辗转者，一指左右相倾也；操纵者，举按迭用，以察根气之强弱，《难经》所谓按之软，举指来疾者此也。惟三指总按，拦度三关，三指缝中各有其隙，若三部脉形不同，如寸涩尺滑，前小后大，即无由得其接续之真迹。昔有同学示移指法，如先诊三关，再略退半部，以食指加于寸关之交，中指加于关尺之交，终以有隙而其真不见。后乃自创一指直压之法，以食指直压三关，而真象迸露矣。小儿脉位狭小，以食指拦度脉上，而辗转以诊之。"

（五）诊脉须注意上下来去至止

滑伯仁《诊家枢要》："察脉须识上下来去至止六字，不明此六字，则阴阳虚实不别也。上者为阳，来者为阳，至者为阳；下者为阴，去者为阴，止者为阴也。上者，自尺部上于寸口，阳生于阴也；下者，自寸口下于尺部，阴生于阳也；来者，自骨肉之分而出于皮肤之际，气之升也；去者，自皮肤之际而还于骨肉之分，气之降也。应曰至，息曰止也。"

按滑氏的"六字"名言，历代医家一致认为"探得诊家之要"。以此辨阴阳，确是诊脉的纲要。

"上下"，指从尺至寸脉气的贯通，启示我们不能单诊一部脉，应注意寸、关、尺三部之间的情况，如《伤寒论·平脉法》说："寸脉下不至关为阳绝，尺脉上不至关为阴绝。"

"来去"，指脉搏的升降。升降不迫，从容调匀，是无病的脉象。来疾去徐，是上实下虚（或内虚外实）；来徐去疾，是上虚下实（或外虚内实）。

"至止"，指诊各部脉之至和止的久暂。"至"诊各部脉之至于上的久暂；"止"诊各部脉之止于下的久暂。至于上的久暂，可以审真阳的盛衰，以辨真阴的强弱；止于下的久暂，可以审真阴的盛衰，以辨真阳的强弱。

总之，诊脉除注意脉象之外，应注意上下、来去、至止，以了解真阴真阳的强弱盛衰，这样对疾病就有深一步的了解。吴鹤皋说："脉有上下，是阴阳相生，病虽重不死；脉有来去，是表里交泰,病虽重必起。脉无上下、来去,死无日矣。"

(六) 论外感内伤的脉诊

《通俗伤寒论》何廉臣按:"每临一证,六脉皆动,须先明其何部之脉无病,然后一一比较,乃知其何经有病。如诊外感时病,执定浮沉以辨其寸关尺。盖初感由于经络,病在表,轻者寸浮盛,重者关尺亦浮盛;迨传入里生内热,则沉部盛矣。病在上则见于寸,病在中则见于关,病在下则见于尺。又诊内伤杂证,执定寸关尺以辨其浮沉。盖初病即分脏腑,其脉各见于本位,病在腑则本部浮,病在脏则本部沉。迨日久有腑病而连引脏者,有脏病而伤及腑者,有数经兼病者,皆按部而察其浮沉。"

(七) 论感证的脉诊

《通俗伤寒论》何廉臣按:"六经感证:浮为风,紧为寒,虚为暑,濡为湿,涩为燥,洪为火。前哲皆以此为依据。然余历所经验,亦难尽拘。假如风,无定体者也,兼寒燥者紧数而浮,兼暑湿者濡缓而浮。暑挟秽之气,多从口鼻吸受,病发于内,脉多似数似缓,或不浮不沉而数;甚或濡缓模糊,至数不清。即燥证亦无定体,上燥主气,脉右浮涩沉数;下燥主血,脉左细弦而涩。火则无中立者也,六气多从火化。火化在经在气分,脉必洪盛。化火入胃腑,与渣滓相搏,脉必沉实而小,或沉数而小;甚或沉微而伏。实而小,微而伏,皆遏象也。迨里邪既下,脉转浮缓而不沉遏,日内必得汗解。若汗后脉仍沉数者,邪未尽也;汗后脉转浮躁者,邪胜正也。汗后必身凉脉静,乃为邪尽。夫静者,沉细之谓,然脉虽沉细,而至数分明,与暑湿之涩滞模糊者不同。数日内进食虚回,则脉转圆浮矣。至若温病疫证,则又不同。温病有风温、湿温、温热、温燥、温毒之各异。风温之脉,脉必右大于左,左亦盛躁,尺肤热甚。湿温之脉,右濡而弱,左小而急。温热之脉,尺寸俱浮,浮之而滑,沉之散涩。温燥之脉,右多浮涩沉散,左多浮弦搏指。温毒之脉,脉多浮俱盛,愈按愈甚。疫证虽多,不外阳毒阴毒。阳毒则血必实热,脉多右手洪搏,左则弦数盛躁;阴毒则气多虚寒,脉多微软无力,甚则沉微似伏,或浮大而散。病初虽由外而受,成证必由内而发。此六淫感证及一切疫证,脉象之异如此。"

(八) 脉症顺逆

《景岳全书·脉神章》说:"凡内出不足之证,忌见阳脉,如浮、洪、紧、数之类是也;外入有余之病,忌见阴脉,如沉、细、微、弱之类是也。如此之脉,最不易治。"

"凡暴病脉来浮洪数实者为顺,久病脉来微缓软弱者为顺。若新病而沉微细弱,久病而浮洪数实者,皆为逆也。凡脉证贵乎相合,设若证有余而脉不足,脉有余而证不足,轻者亦必延绵,重者即危亡之兆。"

"凡元气虚败之证,脉有微极欲绝者,若用回阳救本等药,脉气徐徐渐出渐复者,乃为佳兆。若陡然暴出,忽如复元者,此假复也,必于周日之后复脱如故……若各部皆脱,而惟胃脉独存者,犹可冀其万一。"

(九) 舍脉从症或舍症从脉

何梦瑶在《医碥》中说:"凡脉证不相合,必有一真一假,须细辨之。如外虽烦热,而脉见微弱者,必虚火也;腹虽胀满,而脉见微弱者,必胃虚也。虚火、虚胀,其堪攻乎?此宜从脉之真虚,不从证之假据也。其有本无烦热,而脉见洪数者,非火邪也;本无胀滞,而脉见弦强者,非内实也。无热无胀,其堪泻乎?此宜从证之真虚,不从脉之假实也。如寒邪内伤,或食停气滞,而心腹急痛,以致脉道沉伏,或促或结,此以邪闭经络而然。既有痛胀等实证可据,则脉之虚乃假虚,当从证不从脉。又若伤寒四肢厥逆、寒战,而脉见数滑,此由内热格阴。何以知之？以病由传经渐致，并非直中阴经，从无热证转寒之理。既有数滑之脉可据，则外证之虚为假虚，亦从脉不从证也。"

（十）按诊

俞根初《通俗伤寒论》说："内经云：胸腹者，脏腑之郭也。考其部位层次，胸上属肺，胸膺之间属心，其下有一横膈，绕肋骨一周。膈下属胃。大腹与脐属脾。脐四围又属小肠。脐下两腰属肾。两肾之旁及脐下，又属大肠。膀胱亦当脐下，故脐下又属膀胱……小腹两旁谓之少腹，乃血室之边际，属肝。少腹上连季胁，亦属肝。季胁上连肋骨，属胆……故胸腹为五脏六腑之宫城，阴阳气血之发源，若欲知其脏腑何如，则莫如按胸腹，名曰腹诊。其诊法宜按摩数次，或轻或重，或击或抑，以察胸腹之坚软，拒按与否，并察胸腹之冷热，灼手与否，以定其病之寒热虚实。又如轻手循抚，自胸上而脐下，知皮肤之润燥，可以辨寒热；中手寻扪，问其痛不痛，以察邪气之有无；重手推按，察其硬否，更问其痛否，以辨脏腑之虚实，沉积之何如……惟左乳下虚里脉，脐间冲任脉，其中虚实，最为生死攸关……肝病须按两胁。两胁满实而有力者肝平；两胁下痛引小腹者肝郁；男子积在左胁下者属疝气；女子块在右胁下者属瘀血；两胁空虚，按之无力者为肝虚；两胁胀痛，手不可按者为肝痛……凡满腹痛喜按者属虚，拒按者属实，喜暖手按抚者属寒，喜冷物按放者属热。按腹而其热灼手，愈按愈甚者伏热；按腹而其热烙手，痛不可忍者内痈……惟虫病按腹有三候，腹有凝结如筋而硬者，以指久按，其硬移他处，又就所移者按之，其硬又移他处，或大腹，或脐旁，或小腹，无定处，是一候也。右手轻轻按腹，为时稍久，潜心候之，有物如蚯蚓蠢动，隐然应手，是二候也。高低凸凹，如畎亩状，熟按之，起伏聚散，上下往来，浮沉出没，是三候也……水肿胀满症，按之至脐，脐随手移左右，重手按之近乎脊，失脐根者必死……然按胸必先按虚里，按之微动而不应者，宗气内虚；按之跃动而应衣者，宗气外泄；按之应手，动而不紧，缓而不急者，宗气积于膻中也，是为常；按之弹手，洪大而搏，或绝而不应者，皆心胃气绝也，病不治；虚里无动脉者必死；即虚里搏动而高者，亦为恶候，孕妇胎前症最忌，产后三冲症尤忌，虚损痨瘵症，逐日动高者切忌；惟猝惊疾走大怒后，或强力而动肢体者，虚里脉动虽高，移时即如平人者不忌。"

五、八　　纲

关于假热，张景岳《景岳全书·卷一·寒热真假》说："假热者，水极似火也。凡病伤寒或患杂证，有其素禀虚寒，偶感邪气而然者；有过于劳倦而致者；有过于酒色而致者；有过于七情而致者；有原非火证，以误服寒凉而致者。凡真热本发热，而假热亦发热，其证则亦为面赤躁烦，亦为大便不通，小便赤涩，或为气促，咽喉肿痛，或为发热，脉见紧数等证。昧者见之，便认为热，妄投寒凉，下咽必毙。不知身虽有热，而里寒格阳，或虚阳不敛者，多有此证。但其内证则口虽干渴，必不喜冷，即喜冷者饮亦不多，或大便不实，或先硬后溏，或小水清频，或阴枯黄赤，或气短懒言，或色黯神倦，或起倒如狂，而禁之则止，自与登高骂詈者不同，此虚狂也。或斑如蚊迹而浅红细碎，自与紫赤热极者不同，此假斑也。凡假热之脉，必沉细迟弱，或虽浮大紧数而无力无神，此乃热在皮肤，寒在脏腑，所谓恶热非热，实阴证也。凡见此内颓内困等证，而但知攻邪，则无有不死，急当……填补真阳以引火归原，但使元气渐复，则热必退藏而病自愈……故凡见身热脉数，按之不鼓击者，此皆阴盛格阳，即非热也。"

关于假寒,他说:"假寒者,火极似水也。凡伤寒热甚,失于汗下,以致阳邪亢极,郁伏于内,则邪自阳经传入阴分,故为身热发厥,神气昏沉,或时畏寒,状若阴证。凡真寒本畏寒,而假寒亦畏寒,此热深厥亦深,热极反兼寒化也。大抵此证必声壮气粗,形强有力;或唇焦舌黑,口渴饮冷,小便赤涩,大便秘结;或因多饮药水,以致下利纯清水,而其中仍有燥粪及矢气极臭者。察其六脉必皆沉滑有力,此阳证也……若杂证之假寒者,亦或为畏寒,或为战栗,此以热极于内,而寒侵于外,则寒热之气两不相投,因而寒栗。此皆寒在皮肤,热在骨髓,所谓恶寒非寒,明是热证。但察其内证,则或为喜冷,或为便结,或小水之热涩,或口臭而躁烦,察其脉必滑实有力。凡是此证,即当以凉膈芩连之属,助其阴而清其火,使内热既除,则外寒自伏,所谓水流湿者,亦此义也。故凡身寒厥冷,其脉滑数,按之鼓击于指下者,此阳极似阴,即非寒也。"

程钟龄《医学心悟·寒热虚实表里阴阳辨》:"病中有热证而喜热饮者,同气相求也;有寒证而喜冷饮,却不能饮者,假渴之象也。有热证而大便溏泻者,挟热下利也;有寒证而大便反硬者,名曰阴结也。有热证而手足厥冷者,所谓热深厥亦深,热微厥亦微是也;有寒证而反烦躁欲坐卧泥水之中者,名曰阴躁也。有有汗而为实证者,热邪传里也;有无汗而为虚证者,津液不足也。有恶寒而为里证者,直中于寒也;有恶热口渴而为表证者,温热之病自里达表也。"

六、辨　证

张元素《脏腑虚实标本用药式》:肝藏血,属木,胆火寄于中,主血,主目,主筋,主呼,主怒。本病:诸风眩运,僵卧强直,惊痫,两胁肿痛,胸肋满痛,呕血,小腹疝痛痃癖,女人经病。标病:寒热疟,头痛吐涎,目赤面青,多怒,耳闭颊肿,筋挛卵缩,丈夫㿗疝,女人少腹肿痛,阴病。

心藏神,为君火,包络为相火,代君行令,主血,主言,主汗,主笑。本病:诸热瞀瘛,惊惑,谵妄烦乱,啼笑詈骂,怔忡健忘,自汗,诸痛痒疮疡。标病:肌热,畏寒战栗,舌不能言,面赤目黄,手心烦热,胸胁满,痛引腰背肩胛肘臂。

脾藏智,属土,为万物之母,主营卫,主味,主肌肉,主四肢。本病:诸湿肿胀,痞满噫气,大小便闭,黄疸痰饮,吐泻霍乱,心腹痛,饮食不化。标病:身体胕肿,重困嗜卧,四肢不举,舌本强痛,足大趾不用,九窍不通,诸痉项强。

肺藏魄,属金,总摄一身元气,主闻,主哭,主皮毛。本病:诸气膹郁,诸痿喘呕,气短,咳嗽上逆,咳唾脓血,不得卧,小便数而欠,遗失不禁。标病:洒淅寒热,伤风自汗,肩背痛冷,臑臂前廉痛。

肾藏志,属水,为天一之源,主听,主骨,主二阴。本病:诸寒厥逆,骨痿腰痛,腰冷如冰,足胻肿寒,少腹满急,疝瘕,大便闭泄,吐利腥秽,水液澄彻清冷不禁,消渴引饮。标病:发热不恶热,头眩头痛,咽痛舌燥,脊股后廉痛。

命门为相火之原,天地之始,藏精生血……主三焦元气。本病:前后癃闭,气逆里急,疝痛奔豚,消渴膏淋,精漏精寒,赤白浊,溺血,崩中带漏。

三焦为相火之用,分布命门元气,主升降出入,游行天地之间,总领五脏六腑、营卫经络、内外上下左右之气,号中清之府,上主纳,中主化,下主出。本病:诸热瞀瘛,暴病暴死暴瘖,躁扰狂越,谵妄惊骇,诸血溢血泄,诸气逆冲上,诸疮疡痘疹瘤核(按:三焦本病,上已详叙,以下"上热"至"下寒"六条,皆他脏他腑之病,诸经已载,而更详叙于此者,以三焦总领五脏六腑,营卫经络无所不贯故也)。上热则喘满,诸呕吐酸,胸痞胁痛,食饮不消,头上出汗。中热则善饥而瘦,解㑊中满;诸胀腹大,诸病有声,鼓之如鼓,上下关格不通,霍乱吐利。下热则暴注下迫,水液浑浊,下部肿满,小便淋沥或不通,大便闭结或下痢。上寒则吐饮食痰水,胸痹前后引痛,食已还出。中寒则饮食不化,寒胀,反胃吐水,湿泻不渴。下寒则二便不禁,脐腹冷,疝痛。标病:恶寒战栗,如丧神守,耳鸣耳聋,嗌干喉痹,诸病胕肿,疼酸惊骇,手小指次指不用。

胆属木,为少阳相火,生发万物,为决断之官,十一脏之主(主同肝)。本病:口苦,呕苦汁,善太息,憺憺如人将捕状,目昏,不眠。标病:寒热往来,痎疟,胸胁痛,头额痛,耳痛鸣聋,瘰疬,结核,马刀,足小指次指不用。

胃属土,主容受,为水谷之海。本病:噎膈反胃,中满肿胀,呕吐泻痢,霍乱腹痛,消中善饥,不消食,伤饮食,胃管当心痛支两胁。标病:发热蒸蒸,身前热,身后寒,发狂谵语,咽痹,上齿痛,口眼㖞斜,鼻痛,衄衊赤齇。

大肠属金,主变化,为传送之官。本病:大便闭结,泄痢下血,里急后重,痔痔脱肛,肠鸣而痛。标病:齿痛喉痹,颈肿口干,咽中如梗,衄衊目黄,手大指次指痛,宿食发热寒栗。

小肠主分泌水谷,为受盛之官。本病:大便水谷利,小便短,小便闭,小便血,小便自利,大便后血,小肠气痛,宿食夜热旦止。标病:身热恶寒,嗌痛颔肿,口糜耳聋。

膀胱主津液,为胞之府,气化乃能出,号州都之官,诸病皆干之。本病:小便淋沥,或短数,或黄赤,或白,或遗失,或气痛。标病:发热恶寒,头痛,腰脊强,鼻窒,足小指不用。

第三节 歌 诀 选 读

一、察舌辨证歌

(1) 舌之与苔,首须辨识;苔为苔垢,舌是本质。苔察气病,舌候血疾;阴阳表里,寒热虚实。邪气浅深,察苔可知;脏腑虚实,舌质可识。

(2) 舌苔变化,各有分部:舌尖心肺,中央胃腑,舌根属肾,四畔脾土,舌之两旁,肝胆地步;另有一法,三脘分看,尖上根下,舌中中脘。

(3) 辨舌津液,润燥滑涩。润多正常,湿厚属湿。润而多津,滑苔之色。涩又浮粗,燥则津劫。

(4) 有神无神,别在荣枯。荣为荣润,津液充布;红润鲜明,气血丰富。枯无血色,正气将竭;津乏干枯,病属危急。

(5) 红舌主热,尚多分别。心火上炎,舌尖色赤。红在舌边,肝胆有热。温病初期,尖边多赤;见于杂病,心肝之色;头痛失眠,烦躁便实。红色鲜艳,亦各有殊,温病热甚,杂病阴虚。舌心干红,阴液被劫。光嫩无津,为镜面舌;病多主凶,津液枯竭。若气血虚,淡红舌质。

(6) 绛色深红,温热传营。纯绛鲜泽,包络热盛。干枯而萎,涸竭肾阴;兼见嗌干,大命将倾。更有一种,绛舌少苔,甚至舌裂,阴液将殆。绛舌黏腻,似苔非苔,

湿邪挟浊，芳香宜开。望之若干，扪之有津，津液已伤，湿热熏蒸，浊痰蒙窍，
清泄生津。

(7) 紫舌主病，有阳有阴；有苔无苔，主要区分。润燥深淡，满舌或斑，主病不同，
轻重两般。黄苔紫舌，脏腑积热；兼见干燥，通下为急。舌见青紫，浮苔滑润，
伤寒初起，直中三阴。瘀血之病，舌紫且晦，一般滑润，或见灰苔，重则满舌，
轻则斑块，痛久入络，与此同类。酒客成积，舌多紫斑。中心白滑，醉后伤寒。
紫舌肿大，酒毒为患，冲心危险，性命难挽。

(8) 蓝色变化，略如紫舌；尚能生苔，正气未竭。光蓝无苔，色萎不泽，证极危险，
元气败绝。蓝不满舌，主证各别：瘟疫秽浊，兼苔粉白；黄腻浊苔，湿温郁热；
苔滑中蓝，湿痰之舌。

(9) 黑主重病，有阴有阳：嫩滑湿润，寒极为殃；粗涩干焦，热极所伤。血已败坏，
古称死证，辨准早救，或可得胜。

(10) 苍老娇嫩，亦要分析：坚敛苍老，实热壅结，神气尚存，病多属实；浮肿虚寒，
亦属痰湿。娇嫩齿印，虚弱之识。

(11) 纹剥芒刺，各有标志：纹在舌质，几如碎瓷，血虚热甚，亦见阴虚。剥如剥落，
一块光洁，阴伤现象，每难填没。病情更重，整舌剥脱。舌生芒刺，有黑黄色，
不论前后，化燥之志。舌体胀大，痰饮热湿。舌体瘦瘪，诸虚证急。

(12) 软而柔和，正常舌质，运动灵活，气血相得。痿绛阴亏，运动无力，色见淡红，
气血虚极。舌体强硬，风火痰别：舌强瘫痪，心脾风入；赤肿而硬，心火已极；
痰肿而硬，苔浊灰色。舌之伸舒，常人自如；倘伸无力，颤动属虚。舌欲舒伸，
根如线牵，其因有三，燥寒痰涎，均病筋脉，舌强语謇。燥干寒急，风痰粘连，
舌舒痰热，麻痹虚证。歪于一侧，风中络证。吐弄舐唇，心脾积热，小儿惊风，
常可见得。舌忽缩短，干红阴损；白润寒凝；黏腻痰卷。

(13) 有根无根，亦须分别，中气存亡，有关得失。有根之苔，从舌生来，紧贴舌面，
均匀铺开。无根之苔，厚苔一片，四围净洁，如涂舌面。

(14) 苔厚苔薄，内外邪结。表寒均薄，兼证各别；邪积苔厚，内证多实。腐苔松厚，
揩之即去，正将化邪，阳气有余。腻则粘舌，刮亦不脱，痰湿踞中，阳被阴遏。
腐苔如霉，或如腐脓，胃气败坏，或有内痈。

(15) 苔布满舌，邪气散漫，表证薄白，白腻属痰，用药宜慎，防多变幻。苔生一偏，
中后或前；或左或右，按部钻研。苔色变换，顺逆可寻：由白而黄，黄退生新，
此为顺象，邪解正胜。白黄灰黑，逐渐加甚，正气不支，病邪日深。苔若骤退，
不由渐化，邪气内陷，病危可怕。

(16) 食物染苔，注意分别。枇杷橄榄，变黄变黑。甜酸咸物，色酒果汁，均能染苔，
多白润舌。

(17) 白苔主表，并湿虚寒。苔白而滑，外感风寒。白苔舌红，风温初染。白苔转黄，
邪气内传。白苔绛底，湿遏热伏。白苔黏腻，痰湿内搏。白苔湿润，边尖齿印，
并兼胖舌，湿痰之证。虚证白苔，望之明净，舌多嫩滑，阳虚之证。

(18) 黄苔主病，属里属热。微黄不燥，初传当别；黄而干燥，里热已极。舌苔黄聚，
阳明腑实。燥生黑刺，或者发裂，均为热深，阴液消失。黄而滑腻，痰湿热结。

以上黄苔，均属热实。别有一种，淡松花色，色黄而淡，胖嫩舌质，津润而冷，脾虚有湿。

(19) 灰苔主病，寒热阴阳，辨在润燥，察之当详。由黄转灰，苔燥干厚，伤寒传经，里热证候。苔由骤见，并无积垢，薄而滑润，三阴证候。苔灰微黑，滑润舌质，痰饮水肿，细辨自识。

(20) 黑苔与灰，辨证相近，灰黑渐来，里热日深。黑而燥裂，津伤热盛。苔根黑燥，下焦热甚。均属实热，急下存阴。黑而滑润，阴寒直中；杂病阳虚，苔亦相同。另一种人，平素痰饮，舌常灰黑，舌面滑润，证无险恶，切勿惊心。

(21) 平素体质，舌苔有别。常见多苔，灰黄或白，病在脾胃，属于湿热；至有病时，苔反薄脱，中气不足，留心辨识。舌赤无苔，尖边红点，见于平时，阴亏可验。

(22) 润燥厚薄，可知邪正；察舌关键，辨证纲领。润为津存，燥乃热乘；厚是病进，薄为邪轻。结合苔色，病情自明。若因饮食，混冲当侦。诊而后食，厚薄分清；诊而后饮，润燥分明。以上舌苔，牢记当真；临证不惑，运用要灵。

二、诊色歌

(1) 五色辨证，望诊之要。色分常病，浮沉泽夭。微甚清浊，散抟宜晓。合参脉证，顺者相应；相生为吉，相克逆征。

(2) 一生不变，是为主色；四季转移，名为客色。饮酒跑路，七情所为，风土职业，种族不齐，都非疾病，属常色兮。

(3) 病色异常，善恶宜量。含蓄明亮，预后佳良；暗晦暴露，其后不祥。

(4) 五色主病，宜细分认。五行五脏，各相配应。如青属木，春令肝经，足厥阴色，余脏推应。青主风寒，又主痛惊；青黑寒痛；青白虚风；青赤肝火，兼晦郁中。如赤属火，夏令心经，手少阴色，是主热证。赤微虚热，赤甚实热。虚人午后，两颧发赤，肝肾阴火，上炎可识。面色娇红，戴阳标志。如黄属土，长夏脾经，足太阴色，故主湿证。黄如橘子，湿少热多；黄如烟熏，热少湿多。黄而枯瘦，脾胃热疴；黄而色淡，脾胃气虚。黄而暗淡，寒湿中滋；黄而暗滞，体内有瘀。黄红点纹，脾虚肝郁，如白属金，秋令肺经，手太阴色，是主虚证。阳虚主寒，脱血脱津，又主夺气，白润旺征。如黑属水，冬令肾经，足少阴色，包寒热证。瘦削焦黑，肾热久蒸；青黑暗淡，阳虚所成。额黑如指，死证堪惊；环口黑黧，肾绝之证。

三、李濒湖《濒湖脉学》二十七脉"体状诗"、"相类诗"、"主病诗"

浮 （阳）

[体状诗] 浮脉惟从肉上行，如循榆荚似毛轻；三秋得令知无恙，久病逢之却可惊。
[相类诗] 浮如木在水中浮，浮大中空乃是芤；拍拍而浮是洪脉，来时虽盛去悠悠。
浮脉轻平似捻葱；虚来迟大豁然空；浮而柔细方为濡，散似杨花无定踪。

[主病诗] 浮脉为阳表病居；迟风数热紧寒拘；浮而有力多风热，无力而浮是血虚。
寸浮头痛眩生风，或有风痰聚在胸；关上土衰兼木旺；尺中溲便不流通。

沉 （阴）

[体状诗] 水行润下脉来沉，筋骨之间软滑匀；女子寸兮男子尺，四时如此号为平。
[相类诗] 沉帮筋骨自调匀，伏则推筋着骨寻；沉细如绵真弱脉，弦长实大是牢形。
[主病诗] 沉潜水蓄阴经病，数热迟寒滑有痰，无力而沉虚与气，沉而有力积并寒。
寸沉痰郁水停胸；关主中寒痛不通；尺部浊遗并泄痢，肾虚腰及下元痾。

迟 （阴）

[体状诗] 迟来一息至惟三，阳不胜阴气血寒；但把浮沉分表里，消阴须益火之原。
[相类诗] 脉来三至号为迟，小驶于迟作缓持；迟细而难知是涩，浮而迟大以虚推。
[主病诗] 迟司脏病或多痰，沉痼癥瘕仔细看；有力而迟为冷痛，迟而无力定虚寒。
寸迟必是上焦寒；关主中寒痛不堪；尺是肾虚腰脚重，溲便不禁疝牵丸。

数 （阳）

[体状诗] 数脉息间常六至，阴微阳盛必狂烦；浮沉表里分虚实，惟有儿童作吉看。
[相类诗] 数比平人多一至，紧来如数似弹绳；数而时止名为促，数见关中动脉形。
[主病诗] 数脉为阳热可知，只将君相火来医；实宜凉泻虚温补，肺病秋深却畏之。
寸数咽喉口舌疮，吐红咳嗽肺生疡；当关胃火并肝火；尺属滋阴降火汤。

滑 （阳中阴）

[体状诗] 滑脉如珠替替然，往来流利却还前；莫将滑数为同类，数脉惟看至数间。
[主病诗] 滑脉为阳元气衰，痰生百病食生灾；上为吐逆下畜血，女脉调时定有胎。
寸滑膈痰生呕吐，吞酸舌强或咳嗽；当关宿食肝脾热，渴利癫淋看尺部。

涩 （阴）

[体状诗] 细迟短涩往来难。散止依稀应指间；如雨沾沙容易散，病蚕食叶慢而艰。
[相类诗] 参伍不调名曰涩，轻刀刮竹短而难；微似秒芒微软甚，浮沉不别有无间。
[主病诗] 涩缘血少或伤精，反胃亡阳汗雨淋；寒湿入营为血痹，女人非孕即无经。
寸涩心虚痛对胸；胃虚胁胀察关中；尺为精血俱伤候，肠结溲淋或下红。

虚 （阴）

[体状相类诗] 举之迟大按之松，脉状无涯类谷空；莫把芤虚为一例，芤来浮大似慈葱。
[主病诗] 脉虚身热为伤暑；自汗怔忡惊悸多；发热阴虚须早治，养营益气莫蹉跎。
血不荣心寸口虚；关中腹胀食难舒；骨蒸痿痹伤精血，却在神门两部居。

实 （阳）

[体状诗] 浮沉皆得大而长，应指无虚幅幅强；热蕴三焦成壮火，通肠发汗始安康。

［相类诗］　实脉浮沉有力强，紧如弹索转无常；须知牢脉帮筋骨，实大微弦更带长。
［主病诗］　实脉为阳火郁成，发狂谵语吐频频；或为阳毒或伤食，大便不通或气疼。
　　　　　　寸实应知面热风，咽痛舌强气填胸；当关脾热中宫满；尺实腰肠痛不通。

长　（阳）

［体状相类诗］　过于本位脉名长，弦则非然但满张；弦脉与长争较远，良工尺度自能量。
［主病诗］　长脉迢迢大小匀，反常为病似牵绳；若非阳毒癫痫病，即是阳明热势深。

短　（阴）

［体状相类诗］　两头缩缩名为短，涩短迟迟细且难；短涩而浮秋喜见，三春为贼有邪干。
［主病诗］　短脉惟于尺寸寻，短而滑数酒伤神；浮为血涩沉为痞，寸主头痛尺腹疼。

洪　（阳）

［体状诗］　脉来洪盛去还衰，满指滔滔应夏时；若在春秋冬月分，升阳散火莫狐疑。
［相类诗］　洪脉来时拍拍然，去衰来盛似波澜；欲知实脉参差处，举按弦长愊愊坚。
［主病诗］　脉洪阳盛血应虚，相火炎炎热病居；胀满胃翻须早治，阴虚泄痢可踌躇。
　　　　　　寸洪心火上焦炎，肺脉洪时金不堪；肝火胃虚关内察，肾虚阴火尺中看。

微　（阴）

［体状诗］　微脉轻微瞥瞥乎，按之欲绝有如无；微为阳弱细阴弱，细比于微略较粗。
［相类诗］　气血微兮脉亦微，恶寒发热汗淋漓；男为荣极诸虚候，女作崩中带下医。
［主病诗］　寸微气促或心惊；关脉微时胀满形；尺部见之精血弱，恶寒消瘅痛呻吟。

紧　（阳）

［体状诗］　举如转索切如绳，脉象因之得紧名；总是寒邪来作寇，内为腹痛外身疼。
［相类诗］　见弦脉。
［主病诗］　紧为诸痛主于寒，喘咳风痫吐冷痰；浮紧表寒须发越，紧沉温散自然安。
　　　　　　寸紧人迎气口分，当关心腹痛沉沉；尺中有紧为阴冷，定是奔豚与疝疼。

缓　（阴）

［体状诗］　缓脉阿阿四至通，柳梢袅袅飐轻风；欲从脉里求神气，只在从容和缓中。
［相类诗］　见迟脉。
［主病诗］　缓脉营衰卫有余，或风或湿或脾虚；上为项强下痿痹，分别浮沉大小区。
　　　　　　寸缓风邪项背拘，关为风眩胃家虚；神门濡泄或风秘，或是蹒跚足力迂。

芤　（阳中阴）

［体状诗］　芤形浮大软如葱，边实须知内已空；火犯阳经血上溢，热侵阴络下流红。
［相类诗］　中空旁实乃为芤，浮大而迟虚脉呼；芤更带弦名曰革，芤为失血革血虚。
［主病诗］　寸芤积血在于胸；关里逢芤肠胃痈；尺部见之多下血，赤淋红痢漏崩中。

弦 （阳中阴）

[体状诗] 弦脉迢迢端直长，肝经木旺土应伤；怒气满胸常欲叫，翳蒙瞳子泪淋浪。
[相类诗] 弦来端直似丝弦，紧则如绳左右弹；紧言其力弦言象，牢脉弦长沉伏间。
[主病诗] 弦应东方肝胆经，饮痰寒热疟缠身；浮沉迟数须分别，大小单双有重轻。
　　　　　寸弦头痛膈多痰；寒热癥瘕察左关；关右胃寒心腹痛；尺中阴疝脚拘挛。

革 （阳）

[体状主病诗] 革脉形如按鼓皮，芤弦相合脉寒虚；女人半产并崩漏，男子营虚或梦遗。
[相类诗] 见芤、牢。

牢 （阴中阳）

[体状相类诗] 弦长实大脉牢坚，牢位常居沉伏间；革脉芤弦自浮起，革虚牢实要详看。
[主病诗] 寒则牢坚里有余，腹心寒痛木乘脾；疝癫癥瘕何愁也，失血阴虚却忌之。

濡 （即软字，阴）

[体状诗] 濡形浮细按须轻，水面浮绵力不禁；病后产中犹有药，平人若见是无根。
[相类诗] 浮而柔细知为濡，沉细而柔作弱持；微则浮微如欲绝，细来沉细近于微。
[主病诗] 濡为亡血阴虚病，髓海丹田暗已亏；汗雨夜来蒸入骨，血山崩倒湿侵脾。
　　　　　寸濡阳微自汗多；关中其奈气虚何；尺伤精血虚寒甚，温补真阴可起疴。

弱 （阴）

[体状诗] 弱来无力按之柔，柔细而沉不见浮；阳陷入阴精血弱，白头犹可少年愁。
[相类诗] 见濡脉。
[主病诗] 弱脉阴虚阳气衰，恶寒发热骨筋痿；多惊多汗精神减，益气调营急早医。
　　　　　寸弱阳虚病可知；关为胃弱与脾衰；欲求阳陷阴虚病，须把神门两部推。

散 （阳）

[体状诗] 散似杨花散漫飞，去来无定至难齐；产为生兆胎为堕，久病逢之仔细医。
[相类诗] 散脉无拘散漫然，濡来浮细水中绵；浮而迟大为虚脉，芤脉中空有两边。
[主病诗] 左寸怔忡右寸汗；溢饮左关应软散；右关软散胻跗肿；散居两尺魂应断。

细 （阴）

[体状诗] 细来累累细如丝，应指沉沉无绝期；春夏少年俱不利，秋冬老弱却相宜。
[相类诗] 见微、濡脉。
[主病诗] 细脉萦萦血气衰，诸虚劳损七情乖；若非湿气侵腰肾，即是伤精汗泄来。
　　　　　寸细应知呕吐频；入关腹胀胃虚形；尺逢定是丹田冷，泄痢遗精号脱阴。

伏 （阴）

[体状诗] 伏脉推筋着骨寻，指间裁动隐然深；伤寒欲汗阳将解，厥逆脐疼证属阴。
[相类诗] 见沉脉。

[主病诗] 伏为霍乱吐频频，腹痛多缘宿食停；畜饮老痰成积聚，散寒温里莫因循。
食郁胸中双寸伏，欲吐不吐常兀兀；当关腹痛困沉沉，关后疝疼还破腹。

动 （阳）

[体状诗] 动脉摇摇数在关，无头无尾豆形团；其原本是阴阳搏，虚者摇兮胜者安。
[相类诗] 见数脉。
[主病诗] 动脉专司痛与惊，汗因阳动热因阴；或为泄痢拘挛病，男子亡精女子崩。

促 （阳）

[体状诗] 促脉数而时一止，此为阳极欲亡阴；三焦郁火炎炎盛，进必无生退可生。
[相类诗] 见代脉。
[主病诗] 促脉惟将火病医，其因有五细推之；时时喘咳皆痰积，或发狂斑与毒疽。

结 （阴）

[体状诗] 结脉缓而时一止，独阴偏盛欲亡阳；浮为气滞沉为积，汗下分明在主张。
[相类诗] 见代脉。
[主病诗] 结脉皆因气血凝，老痰结滞苦沉吟；内生积聚外痈肿，疝瘕为殃病属阴。

代 （阴）

[体状诗] 动而中止不能还，复动因而作代看；病者得之犹可疗，平人却与寿相关。
[相类诗] 数而时止名为促，缓止须将结脉呼；止不能回方是代，结生代死自殊途。
[主病诗] 代脉原因脏气衰，腹疼泄痢下元亏；或为吐泻中宫病，女子怀胎三月兮。

四、李中梓《诊家正眼》二十八脉脉象与主病歌诀

浮 脉

[体象歌] 浮在皮毛，如水漂木；举之有余，按之不足。
[主病歌] 浮脉为阳，其病在表。寸浮伤风，头疼鼻塞；左关浮者，风在中焦；
右关浮者，风痰在膈；尺脉得之，下焦风客，小便不利，大便秘涩。
[兼脉歌] 无力表虚，有力表实。浮紧风寒，浮迟中风；浮数风热，浮缓风湿。
浮芤失血，浮短气病；浮洪虚热，浮虚暑惫；浮涩血伤，浮濡气败。

沉 脉

[体象歌] 沉行筋骨，如水投石；按之有余，举之不足。
[主病歌] 沉脉为阴，其病在里。寸沉短气，胸痛引胁；或为痰饮，或水与血。
关主中寒，因而痛结；或为满闷，吞酸筋急。尺主背痛，亦主腰膝；
阴下湿痒，淋浊痢泄。
[兼脉歌] 无力里虚，有力里实。沉迟痼冷，沉数内热；沉滑痰饮，沉涩血结；

沉弱虚衰，沉牢坚积；沉紧冷疼，沉缓寒湿。

迟 脉

[体象歌] 迟脉属阴，象为不及；往来迟慢，三至一息。
[主病歌] 迟脉主脏，其病为寒。寸迟上寒，心痛停凝；关迟中寒，癥结挛筋；
尺迟火衰，溲便不禁，或病腰足，疝痛牵阴。
[兼脉歌] 有力积冷，无力虚寒。浮迟表冷，沉迟里寒；迟涩血少，迟缓湿寒；
迟滑胀满，迟微难安。

数 脉

[体象歌] 数脉属阳，象为太过；一息六至，往来越度。
[主病歌] 数脉主腑，其病为热。寸数喘咳，口疮肺痈；关数胃热，邪火上攻；
尺数相火，遗浊淋癃。
[兼脉歌] 有力实火，无力虚火。浮数表热，沉数里热。阳数君火，阴数相火。
右数火亢，左数阴戕。

滑 脉

[体象歌] 滑脉替替，往来流利；盘珠之形，荷露之义。
[主病歌] 滑脉为阳，多主痰涎。寸滑咳嗽，胸满吐逆；关滑胃热，壅气伤食；
尺滑病淋，或为痢积，男子溺血，妇人经郁。
[兼脉歌] 浮滑风痰，沉滑痰食。滑数痰火，滑短气塞。滑而浮大，尿则阴痛。
滑而浮散，中风瘫痪。滑而冲和，娠孕可决。

涩 脉

[体象歌] 涩脉蹇滞，如刀刮竹；迟细而短，三象俱足。
[主病歌] 涩为血少，亦主精伤。寸涩心痛，或为怔忡。关涩阴虚，因而中热；
右关土虚，左关胁胀。尺涩遗淋，血利可决；孕为胎病，无孕血竭。
[兼脉歌] 涩而坚大，为有实热；涩而虚软，虚火炎灼。

虚 脉

[体象歌] 虚合四形，浮大迟软；及乎寻按，几不可见。
[主病歌] 虚主血虚，又主伤暑。左寸心亏，惊悸怔忡；右寸肺亏，自汗气怯。
左关肝伤，血不营筋；右关脾寒，食不消化。左尺水衰，腰膝痿痹；
右尺火衰，寒证蜂起。

实 脉

[体象歌] 实脉有力，长大而坚；应指愊愊，三候皆然。
[主病歌] 血实脉实，火热壅结。左寸心劳，舌强气涌；右寸肺病，呕逆咽疼。
左关见实，肝火胁痛；右关见实，中满气疼。左尺见之，便闭腹疼；

　　　　　　　右尺见之，相火亢逆。
[兼脉歌]　实而且紧，寒积稽留。实而且滑，痰凝为祟。

长　脉

[体象歌]　长脉迢迢，首尾俱端；直上直下，如循长竿。
[主病歌]　长主有余，气逆火盛。左寸见长，君火为病；右寸见长，满逆为定。
　　　　　　　左关见长，木实之殃；右关见长，土郁胀闷。左尺见之，奔豚冲兢；
　　　　　　　右尺见长，相火专令。

短　脉

[体象歌]　短脉涩小，首尾俱俯；中间突起，不能满部。
[主病歌]　短主不及，为气虚证。短居左寸，心神不定；短见右寸，肺虚头痛。
　　　　　　　短在左关，肝气有伤；短在右关，膈间为殃。左尺短时，少腹必疼；
　　　　　　　右尺短时，真火不隆。

洪　脉

[体象歌]　洪脉极大，状如洪水；来盛去衰，滔滔满指。
[主病歌]　洪为盛满，气壅火亢。左寸洪大，心烦舌破；右寸洪大，胸满气逆。
　　　　　　　左关见洪，肝木太过；右关见洪，脾土胀热。左尺洪兮，水枯便难；
　　　　　　　右尺洪兮，龙火燔灼。

微　脉

[体象歌]　微脉极细，而又极软；似有若无，欲绝非绝。
[主病歌]　微脉模糊，气血大衰。左寸惊怯，右寸气促。左关寒挛，右关胃冷。
　　　　　　　左尺得微，髓竭精枯；右尺得微，阳衰命绝。

细　脉

[体象歌]　细直而软，累累萦萦；状如丝线，较显于微。
[主病歌]　细主气衰，诸虚劳损，细居左寸，怔忡不寐；细在右寸，呕吐气怯。
　　　　　　　细入左关，肝阴枯竭；细入右关，胃虚胀满。左尺若细，泄痢遗精；
　　　　　　　右尺若细，下元冷惫。

濡　脉

[体象歌]　濡脉细软，见于浮分；举之乃见，按之即空。
[主病歌]　濡主阴虚，髓绝精伤。左寸见濡，健忘惊悸；右寸见濡，腠虚自汗。
　　　　　　　左关逢之，血不营筋；右关逢之，脾虚湿浸。左尺得濡，精血枯损；
　　　　　　　右尺得之，火败命乖。

弱　脉

[体象歌]　弱脉细小，见于沉分；举之则无，按之乃得。

[主病歌] 弱为阳陷，真气衰弱。左寸心虚，惊悸健忘；右寸肺虚，自汗短气。左关木枯，必苦挛急；右关土寒，水谷之疴。左尺弱形，涸流可征；右尺弱见，阳陷可验。

紧 脉

[体象歌] 紧脉有力，左右弹指；如绞转索，如切紧绳。
[主病歌] 紧主寒邪，又主诸痛。左寸逢紧，心满急痛；右寸逢紧，伤寒喘嗽。左关人迎，浮紧伤寒；右关气口，沉紧伤食。左尺见之，脐下痛极；右尺见之，奔豚疝疾。

缓 脉

[体象歌] 缓脉四至，来往和匀；微风轻飐，初春杨柳。
[主病兼脉歌] 缓为胃气，不主于病；取其兼见，方可断证。浮缓风伤，沉缓寒湿。缓大风虚，缓细湿痹。缓涩脾薄，缓弱气虚。右寸浮缓，风邪所居；左寸涩缓，少阴血虚。左关浮缓，肝风内鼓；右关沉缓，土弱湿侵。左尺缓涩，精宫不及；右尺缓细，真阳衰极。

弦 脉

[体象歌] 弦如琴弦，轻虚而滑；端直以长，指下挺然。
[主病歌] 弦为肝风，主痛主疟，主痰主饮。弦在左寸，心中必痛；弦在右寸，胸及头疼。左关弦兮，痰疟癥瘕；右关弦兮，胃寒膈痛。左尺逢弦，饮在下焦；右尺逢弦，足挛疝痛。
[兼脉歌] 浮弦支饮，沉弦悬饮。弦数多热，弦迟多寒。弦大主虚，弦细拘急。阳弦头痛，阴弦腹痛。单弦饮癖，双弦寒痼。

动 脉

[体象歌] 动无头尾，其动如豆；厥厥动摇，必兼滑数。
[主病歌] 动脉主痛，亦主于惊。左寸得动，惊悸可断；右寸得动，自汗无疑。左关若动，惊及拘挛；右关若动，心脾疼痛。左尺见之，亡精为病；右尺见之，龙火奋迅。

促 脉

[体象歌] 促为急促，数时一止；如趋而蹶，进则必死。
[主病歌] 促因火亢，亦由物停。左寸见促，心火炎炎；右寸见促，肺鸣咯咯。促见左关，血滞为殃；促居右关，脾宫食滞。左尺逢之，遗滑堪忧；右尺逢之，灼热为灾。

结 脉

[体象歌] 结为凝结，缓时一止；徐行而怠，颇得其旨。

［主病歌］ 结属阴寒，亦由凝积。左寸心寒，疼痛可决；右寸肺虚，气寒凝结。
左关结见，疝瘕必现；右关结形，痰滞食停。左尺结兮，痿躄之疴；
右尺结兮，阴寒为楚。

代 脉

［体象歌］ 代为禅代，止有常数；不能自还，良久复动。
［主病歌］ 代主脏衰，危恶之候。脾土败坏，吐利为咎；中寒不食，腹疼难救。
两动一止，三四日死；四动一止，六七日死。次第推求，不失经旨。

革 脉

［体象歌］ 革大弦急，浮取即得；按之乃空，浑如鼓革。
［主病歌］ 革主表寒，亦属中虚。左寸之革，心血虚痛；右寸之革，金衰气壅。
左关遇之，疝瘕为祟；右关遇之，土虚为疼。左尺诊革，精空可必；
右尺诊革，殒命为忧。女人得之，半产漏下。

牢 脉

［体象歌］ 牢在沉分，大而弦实；浮中二候，了不可得。
［主病歌］ 牢主坚积，病在于内。左寸之牢，伏梁为病；右寸之牢，息贲可定。
左关见牢，肝家血积；右关见牢，阴寒痞癖。左尺牢形，奔豚为患；
右尺牢形，疝瘕痛甚。

散 脉

［体象歌］ 散脉浮乱，有表无里；中候渐空，按则绝矣。
［主病歌］ 散为本伤，见则危殆。左寸之散，怔忡不寐；右寸之散，自汗淋漓。
左关之散，当有溢饮；右关之散，胀满蛊疾。居于左尺，北方水竭；
右尺得之，阳消命绝。

芤 脉

［体象歌］ 芤乃草名，绝类慈葱；浮沉俱有，中候独空。
［主病歌］ 芤脉中空，故主失血。左寸呈芤，心主丧血；右寸呈芤，相搏阴伤。
芤入左关，肝血不藏，芤现右关，脾血不摄。左尺如芤，便红为咎；
右尺如芤，火炎精漏。

伏 脉

［体象歌］ 伏为隐伏，更下于沉；推筋著骨，始得其形。
［主病歌］ 伏脉为阴，受病入深。伏犯左寸，血郁之证；伏居右寸，气郁之疴。
左关值伏，肝血在腹；右关值伏，寒凝水谷。左尺伏见，疝瘕可验；
右尺伏藏，少火消亡。

疾　脉

[体象歌]　疾为急疾，数之至极；七至八至，脉流薄疾。

[主病歌]　疾为阳极，阴气欲竭；脉号离经，虚魂将绝；渐进渐疾，且多殒灭。左寸居疾，勿戢自焚；右寸居疾，金被火乘。左关疾也，肝阴已绝；右关疾也，脾阴消竭。左尺疾兮，涸辙难濡；右尺疾兮，赫曦过极。

五、《医宗金鉴·四诊心法要诀·病脉顺逆诀》

脉之主病，有宜不宜；阴阳顺逆，吉凶可推。
中风之脉，却喜浮迟；坚大急疾，其凶可知。
伤寒热病，脉喜浮洪；沉微涩小，证反必凶。
汗后脉静，身凉则安；汗后脉躁，热甚必难。
阳证见阴，命必危殆；阴证见阳，虽困无害。
劳倦伤脾，脉当虚弱；自汗脉躁，死不可却。
疟脉自弦，弦迟多寒，弦数多热，代散则难。
泄泻下痢，沉小滑弱；实大浮数，发热则恶。
呕吐反胃，浮滑者昌；沉数细涩，结肠者亡。
霍乱之候，脉代勿讶；舌卷囊缩，厥伏可嗟。
嗽脉多浮，浮濡易治；沉伏而紧；死期将至。
喘急抬肩，浮滑是顺；沉涩肢寒，切为逆证。
火热之证，洪数为宜；微弱无神，根本脱离。
骨蒸发热，脉数而虚；热而涩小，必殒其躯。
劳极诸虚，浮软微弱；土败双弦，火炎细数。
失血诸证，脉必见芤；缓小可喜，数大堪忧。
畜血在中，牢大却宜；沉涩而微，速愈者稀。
三消之脉，数大者生；细微短涩，应手堪惊。
小便淋闭，鼻色必黄；实大可疗，涩小知亡。
癫乃重阴；狂乃重阳；浮洪吉象，沉急凶殃。
痫宜浮缓，沉小急实；但弦无胃，必死不失。
心腹之痛，其类有九；细迟速愈，浮大延久。
疝属肝病，脉必弦急；牢急者生，弱急者死。
黄疸湿热，洪数便宜；不妨浮大，微涩难医。
肿胀之脉，浮大洪实；细而沉微，岐黄无术。
五脏为积，六腑为聚；实强可生，沉细难愈。
中恶腹胀，紧细乃生；浮大为何？邪气已深。
痈疽未溃，洪大脉宜；及其已溃，洪大最忌。
肺痈已成，寸数而实；肺痿之证，数而无力。
痈痿色白，脉宜短涩；数大相逢，气损血失。

肠痈实热,滑数相宜;沉细无根,其死可期。
妇人有子,阴搏阳别;少阴动甚,其胎已结。
滑疾而散,胎必三月;按之不散,五月可别。

六、败 脉 歌

雀啄连连,止而又作。屋漏水霤,半时一落。
弹石沉弦,按之指搏。乍疏乍密,乱如解索。
本息末摇,鱼翔相若。虾游冉冉,忽然一跃。
釜沸空浮,绝无根脚。偃刀坚急,循刃责责。
转豆累累,如循薏仁。麻促细乱,其脉失神。
败脉十种,自古以闻;急救下药,必须认真。

中医诊断学实验课程

实验一 阴虚证与阳虚证实验对比观察

[实验目的]
学习荧光分光光度测定方法、皮肤水分测定方法。
理解阴主宁静、抑制、濡润,阳主推动、温煦、兴奋的功能。
理解阴、阳的功能与脑内神经递质之间的关系,阴虚证与阳虚证在皮肤含水量方面的关系。

[实验内容]
1. 阳虚证、阴虚证的小鼠造模。
2. 小鼠脑干、间脑及前脑区定位和取材。
3. 以荧光分光度法测定各脑区内单胺类神经递质(NE、DA、5-HT)含量。
4. 皮肤含水量测定。

实验二 气虚证模型小鼠应激、巨噬细胞功能及补气治法作用观察

[实验目的]
学习气虚证模型建立的方法。
理解气虚证与巨噬细胞吞噬外来异物的关系。
理解气与机体适应原样作用间的关系。

[实验内容]
1. 气虚模型小鼠整体特征观察。
2. 气虚模型小鼠疲劳应激、热应激、冷应激变化及补气法的作用观察。
3. 通过组化染色检测T淋巴细胞动态变化。

实验三 湿阻气机的实验观察

[实验目的]
学习湿困型大鼠模型制备的方法。
理解湿阻气机与胃肠运动功能低下的联系。

[实验内容]
1. 湿证模型大鼠整体特征观察。
2. 模型大鼠胃内容物残留率和小肠推进百分比检测。
3. 熟地猪油合剂(肥甘生湿)与砂仁(芳香化湿)对离体肠管的作用对比观察。

实验四　血瘀证实验观察

[实验目的]

学习微循环观察技术,并分析与血瘀证之间的关系。

学习血液流变学检测技术,并理解血液浓、黏、凝、聚与血瘀证之间的关系。

[实验内容]

1. 血瘀证模型大鼠制备。
2. 大鼠肠系膜微循环观察。
3. 大鼠血液流变学检测。

实验五　血热证实验观察

[实验目的]

学习温病动物模型的制备方法。

理解血热证的临床常见症状。

[实验内容]

1. 予动物注射大肠杆菌内毒素可导致毒血症,以诱导类似于中医血热证。
2. 观察动物整体特征、内脏瘀血或出血灶,及清热凉血法的作用。

实验六　外感风寒证、外感风热证模型小鼠病理实验观察

[实验目的]

学习运用人工气候箱模拟气候湿度、温度的方法。

理解外感风寒证、外感风热证的病因与病理变化。

理解辛温解表法、辛凉解表法的作用。

[实验内容]

1. 予小鼠于人工气候箱、温度,并皮下注射啤酒酵母液诱导表寒证、表热证。
2. 观察模型小鼠血液中中性粒细胞吞噬葡萄球细菌功能及辛温解表法、辛凉解表法的作用。

实验七　脾虚证唾液淀粉酶测定实验

[实验目的]

学习唾液淀粉酶的测定方法。

理解脾主运化的功能与唾液中淀粉酶活力的关系。

[实验内容]

1. 唾液的收集和预处理。
2. 分光光度法检测唾液淀粉液活力。

实验八　红外热像图望诊实验

[实验目的]

学习中医面部诊法及部分望诊内容。

掌握红外热像技术在中医望诊中的应用。

[实验内容]

1. 分别对受检者面部的额部、鼻部、左颊部、右颊部、下颌部和舌体最大及最小、平均温度及各部位间的温度差进行统计分析。

2. 联系中医诊断学五色主病及面部分部与脏腑对应关系,分析其与红外热像图的对应关系。

实验九　舌苔脱落细胞检测及黏液染色实验

[实验目的]

学习常用的组化染色方法。

理解各类舌苔的上皮脱落细胞的层次、形态、数量和分布与机体证型间关系。

[实验内容]

1. 舌苔标本的采集。
2. 巴氏染色法。
3. 光镜观察与分析。

实验十　寒证与热证体质检测实验

[实验目的]

学习寒证和热证体质的概念及体征。

理解寒证与热证交感神经系统支配机体器官自主神经的状态、差异。

[实验内容]

交感神经系统支配机体的大部分器官,影响整体的机能活动,如唾液分泌、血压、心率、体温、呼吸等。寒证、热证患者在发热、口渴思饮、脉率等方面存在高低差异。通过测定唾液量(反映口渴程度)、心搏间隔(脉率)、口温(发热程度)以及呼吸间隔、血压等指标,反映寒证、热证体质自主神经的状态差异。

实验十一　脉象图形分析实验

[实验目的]

认识正常脉象(平脉)的脉图特征及生理参数等。

理解并掌握病脉脉图参数的测算方法。

[实验内容]

1. 介绍平脉脉图及常见病理脉象图形特征,以及与各种脉象的关系。
2. 呼吸、运动对脉图的影响示教。
3. 测算脉图参数:h1(主波高度)、h3(重搏前波高度)、h4(降中峡高度)、h5(重搏波高度)、t(脉动周期)、t1(快速射血期时值)、t4(心缩期)、t5(心舒期)、w(主波上1/3处的宽度)。
4. 根据脉图测算出脉率及九项脉图参数。

实验十二 脉象模拟手诊法基本技能训练

[实验目的]

学习常见脉象(平脉、浮脉、沉脉、迟脉、数脉、弦脉、滑脉、细脉、濡脉、微脉、弱脉、缓脉、疾脉、涩脉、洪脉、促脉、结脉、代脉等)的体察方法。

运用脉象模型手,写出自己的指感及何种脉象。

[实验内容]

1. 介绍诊脉的手法(如何下指及寸、关、尺的定位)。
2. 讲解常见脉象的特征及体察方法。
3. 触摸脉象模型手,写出自己的指感及何种脉象。

附1 常见证候国家诊断标准

一、中医虚证辨证参考标准(全国中西医结合虚证与老年病研究专业委员会,1986年5月修订)

1. 气虚证
①神疲乏力,②少气懒言,③自汗,④舌胖或有齿印,⑤脉虚(弱、软、濡等)。
具备三项。

2. 血虚证
①面色苍白,②起立时眼前昏暗,③唇舌色淡,④脉细。
具备三项(本证与气虚证同时存在为气血两虚证)。

3. 阴虚证
主证:①五心烦热,②咽燥口干,③舌红少苔或无苔,④脉细数。
次证:①午后升火,②便结而尿短赤,③盗汗。
具备主证三项,次证一项(本证与气虚证同时存在为气阴两虚证)。

4. 阳虚证
主证:①全身或局部畏寒或肢冷,②面足虚浮,③舌淡胖苔润,④脉沉微迟。
次证:①夜尿频多,②便溏而尿清长。
具备主证三项(其中第一条为必备),次证一项(本证与阴虚证同时存在为阴阳两虚证)。

5. 心虚证
①心悸、胸闷,②失眠或多梦,③健忘,④脉结代或细弱。
具备两项(其中第一项为必备。本证常与气、血、阴或阳虚证同存,应分别为心气虚、心血虚、心阴虚或心阳虚证,以下类推)。

6. 肺虚证
①久咳、痰白,②气短喘促,③易患感冒。
具备两项(本证常与气或阴虚同存)。

7. 脾虚证
①大便溏泄,②食后腹胀,喜按,③面色萎黄,④食欲减退,⑤肌瘦无力。
具备三项(本证常与气、阴或阳虚证同存)。

8. 胃虚证
①胃脘痛,得食则安,②胃脘痛而喜按,③食欲减退或旺盛,④食入停滞。
具备两项(本证常与气、阴或阳虚证同存)。

9. 肝虚证

①头晕目眩,②肢体麻木,③急躁易怒或抑郁喜叹息,④双目干涩。

具备三项(本证常与血虚或阴虚证同存)。

10. 肾虚证

①腰脊酸痛(外伤性除外),②胫酸膝软或足跟痛,③耳鸣耳聋,④发脱或齿摇,⑤尿后余沥或失禁,⑥性功能减退、不育、不孕。

具备三项(本证常与气虚、阴虚或阳虚证同存)。

二、血瘀证诊断参考标准(第二届全国活血化瘀研究学术会议修订,1986年)

(一) 主要诊断依据

1. 舌质紫暗或舌体瘀斑、瘀点,舌下静脉曲张瘀血。
2. 固定性疼痛,或绞痛,或腹痛拒按。
3. 病理性肿块,包括内脏肿大、新生物、炎性或非炎性包块、组织增生。
4. 血管异常,人体各部位的静脉曲张,毛细血管扩张,血管痉挛,唇及肢端紫绀,血栓形成,血管阻塞。
5. 血不循经而停滞及出血后引起的瘀血、黑粪、皮下瘀斑等,或血性腹水。
6. 月经紊乱,经期腹痛,色黑有血块,少腹急结等。
7. 面部、唇、齿龈及眼周紫黑者。
8. 脉涩,或结、代,或无脉。

(二) 其他诊断依据

1. 肌肤甲错(皮肤粗糙、肥厚、鳞屑增多)。
2. 肢体麻木或偏瘫。
3. 精神狂躁。
4. 腭黏膜征阳性(血管曲张、色泽紫暗)。

(三) 实验室依据

1. 微循环障碍。
2. 血液流变学异常。
3. 血液凝固性增高或纤溶活性降低。
4. 血小板聚集增高或释放功能亢进。
5. 血流动力学障碍。
6. 病理切片示有瘀血表现等。
7. 特异性新技术显示血管阻塞。

(四) 诊断标准

凡符合以下条件者可诊断为血瘀证:

1. 具有主要依据两项以上。
2. 具有主要依据一项,加实验室依据两项或其他依据两项。
3. 具有其他依据两项以上,加实验室依据一项。

说明:临床血瘀证常有兼证,如气虚血瘀、气滞血瘀、痰阻血瘀或寒凝血瘀等,临床可根据中医理论及其他有关标准进行辨证,作出兼证诊断。

三、血瘀证诊断参考标准(血瘀证研究国际会议,1988年)

1. 舌紫暗或有瘀斑瘀点。
2. 典型涩脉或无脉。
3. 痛有定处(或久痛、锥刺性痛或不喜按)。
4. 瘀血腹证。
5. 癥积。
6. 离经之血(出血或外伤瘀血)。
7. 皮肤黏膜瘀斑、脉络异常。
8. 痛经伴色黑有血块或闭经。
9. 肌肤甲错。
10. 偏瘫麻木。
11. 瘀血狂躁。
12. 理化检查具有血液、循环瘀滞表现。

说明:
1. 以上任何一项可诊断为血瘀证。
2. 各科血瘀证诊断标准另行制定。
3. 有关兼证应注意整体辨治。

四、1999年小儿血瘀证诊断标准(试行方案)主要依据

1. 舌质紫暗或舌体瘀斑、瘀点,舌下静脉曲张瘀血。
2. 指纹紫滞(3岁以下)。
3. 固定性疼痛或疼痛拒按。
4. 病理肿块(包括内脏肿大、炎性或非炎性包块、组织增生及外伤性血肿等)。
5. 血管异常,人体各部位的静脉曲张、血管扩张、血管痉挛、血管阻塞、血栓形成。
6. 面部、口唇、齿龈及眼周晦暗或发青,唇及肢端紫绀。
7. 脉涩、结代或无脉,心律不整,心电图有心律失常等。
8. 血不循经而停滞及出血后引起的血瘀或异常出血,如血尿、鼻衄、皮下瘀斑、黑粪或血性腹水等。
9. 肌肤异常(皮肤粗糙、肥厚、鳞屑增多、硬肿)。
10. 肢体麻木或偏瘫。
11. 血瘀型疳积,血瘀型单纯性肥胖等。
12. 面色不泽,晦暗无华。
13. 理化检查具有血液循环瘀滞表现。

附2 常见舌象彩色图片

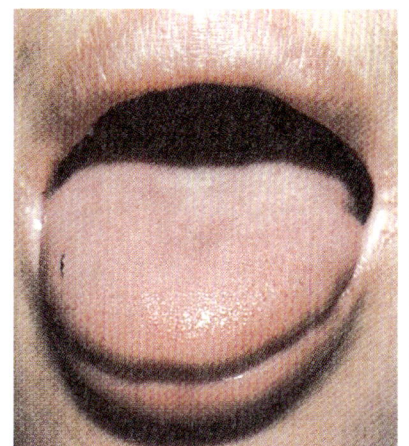

附图1 淡红舌

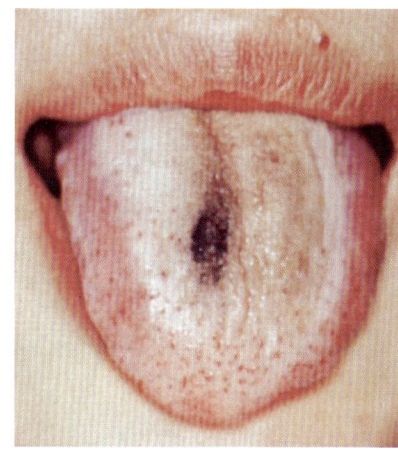

附图2 染苔

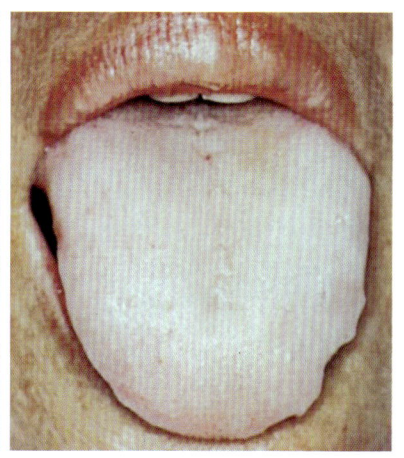

附图3 淡白舌

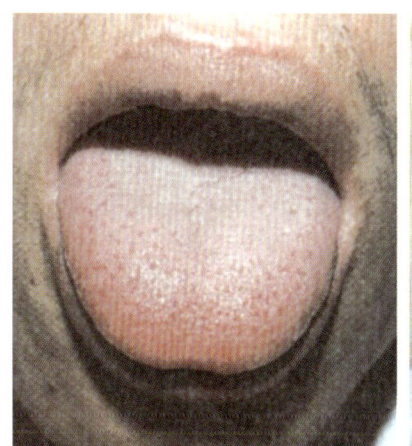

附图4 红舌

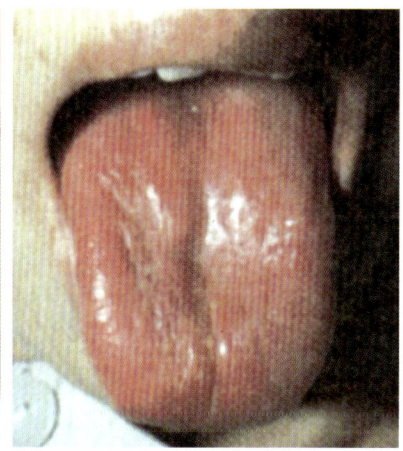

附图5 绛舌

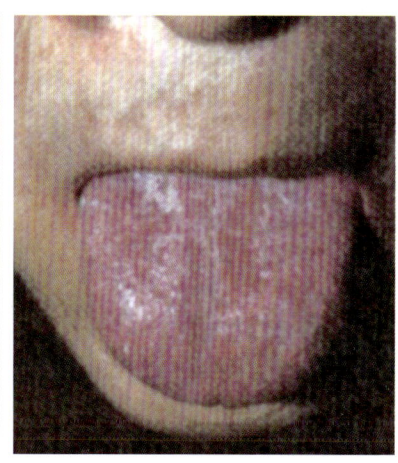

附图6 紫舌

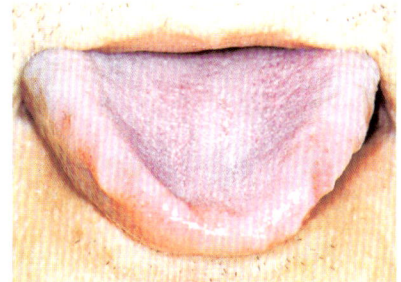

附图7 青舌

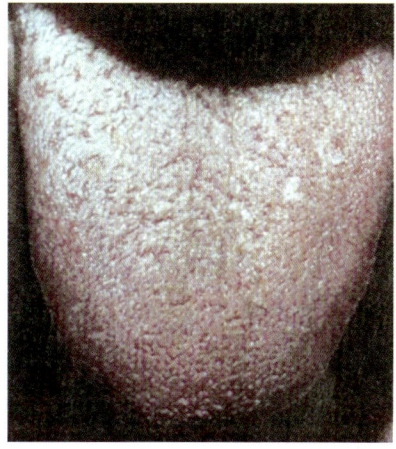

附图8 老舌

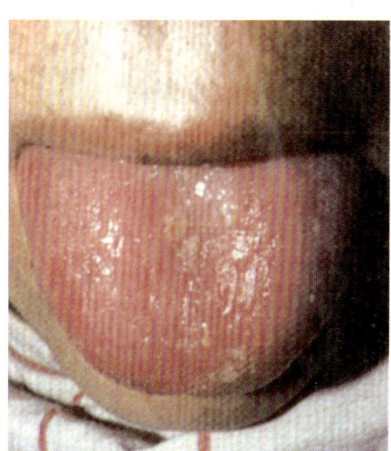

附图9 嫩舌

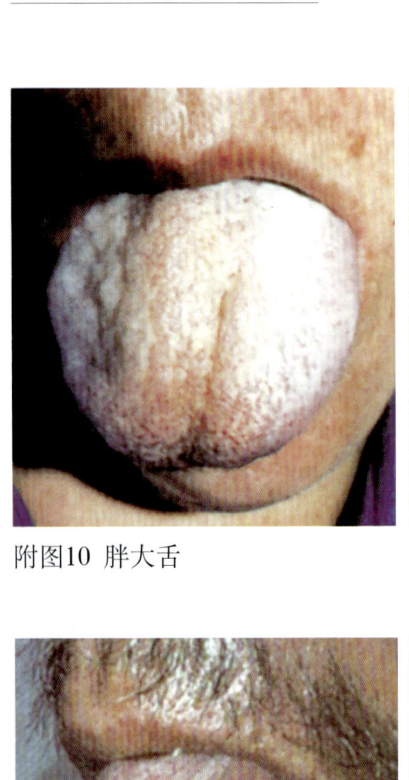
附图10 胖大舌

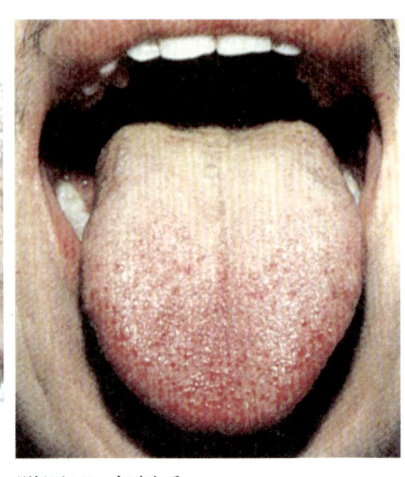
附图12 点刺舌

附图11 瘦小舌

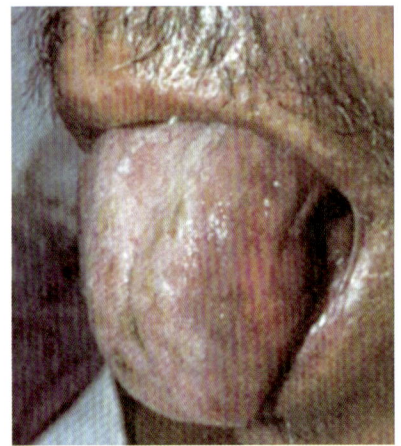
附图13 瘀斑舌

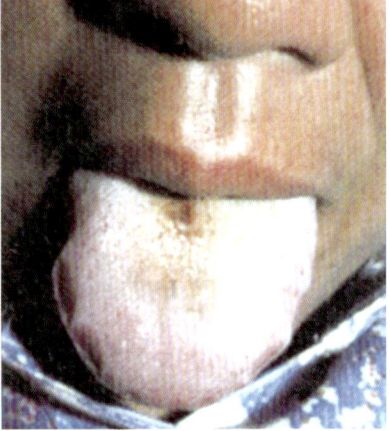
附图14 齿印舌

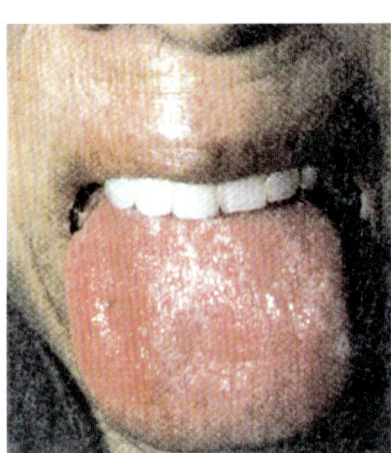
附图15 肿胀舌

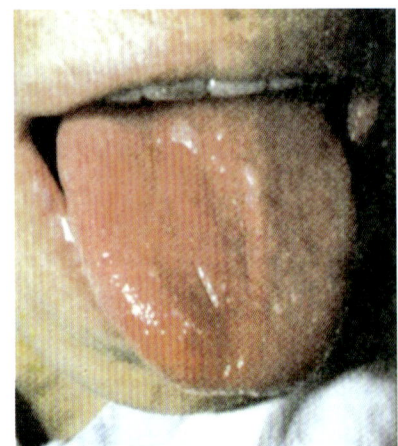
附图16 镜面舌

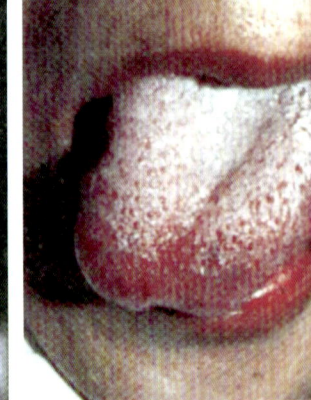
附图17 歪斜舌

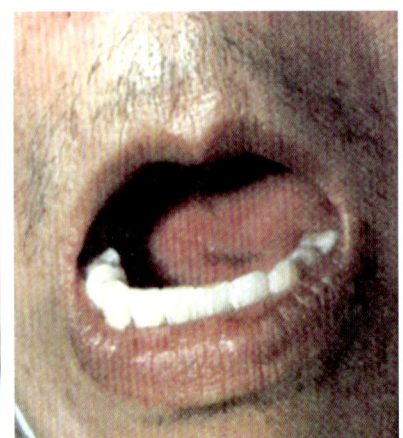
附图18 痿软舌

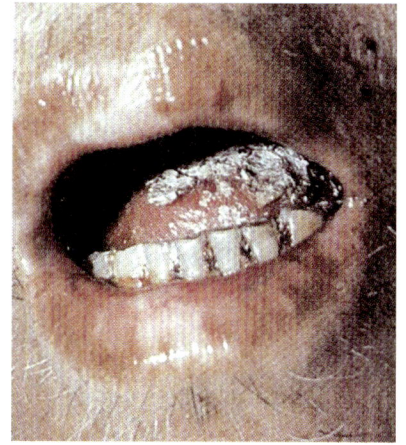 附图19 短缩舌

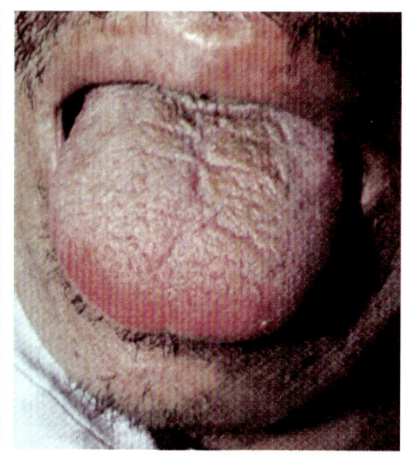 附图20 厚苔

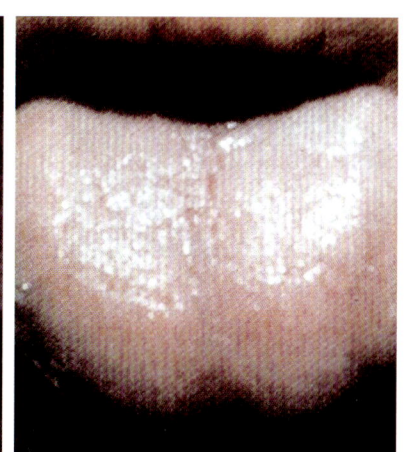 附图21 滑苔

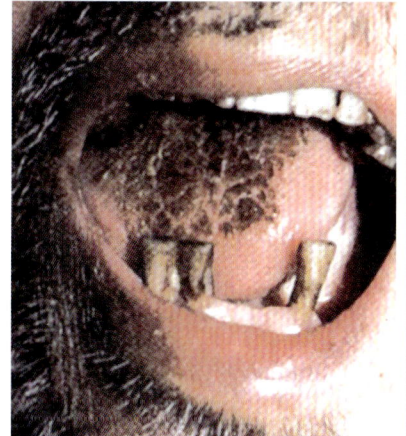 附图22 燥苔

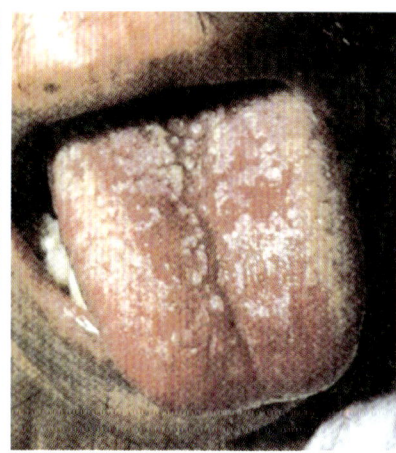 附图23 花剥苔

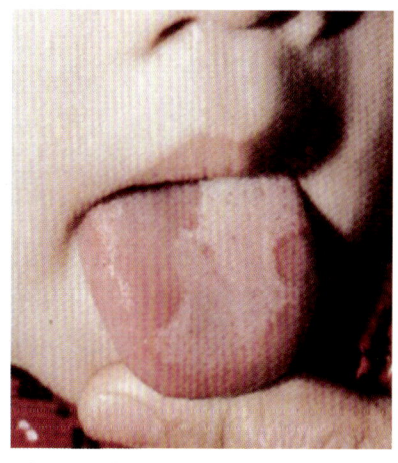 附图24 地图舌

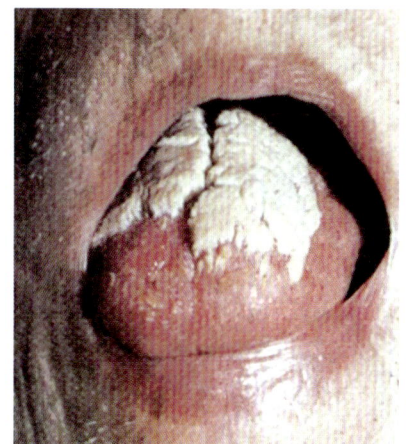 附图25 腐苔

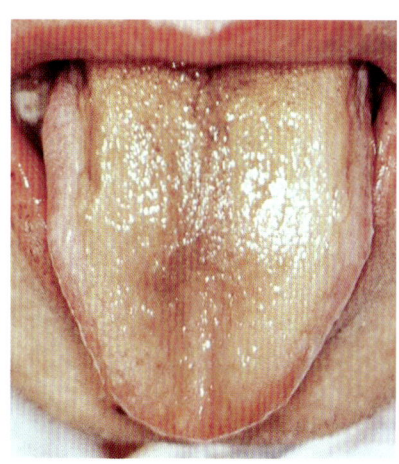 附图26 腻苔

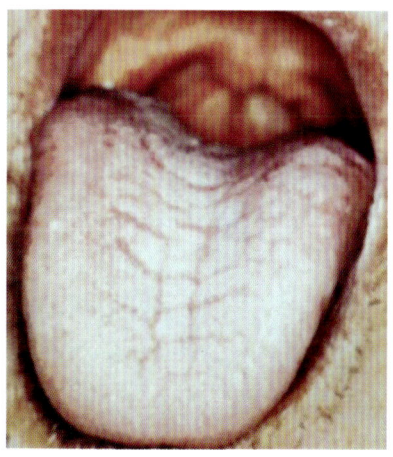 附图27 白苔

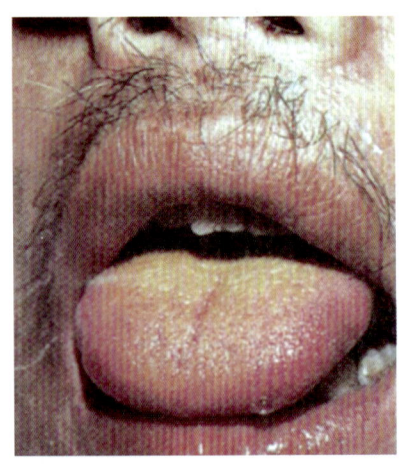
附图28 黄苔

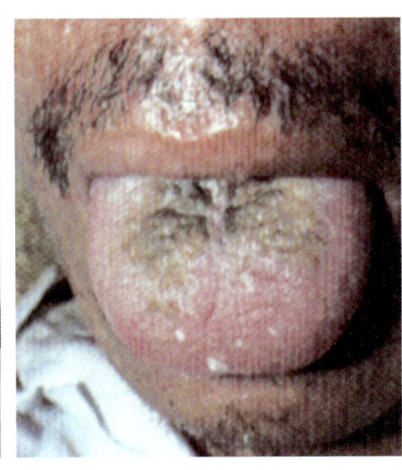
附图29 灰苔

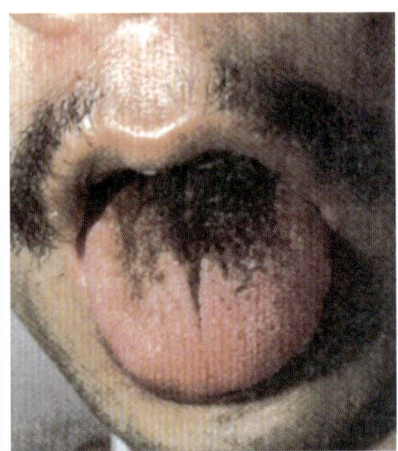
附图30 黑苔

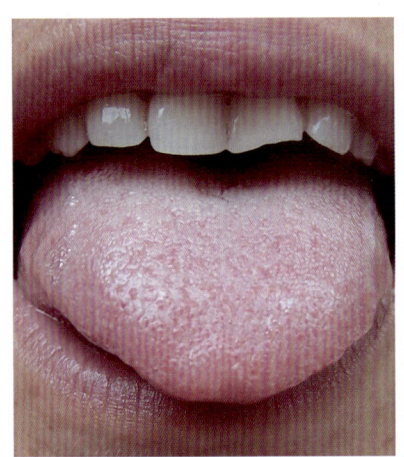
附图31 薄苔

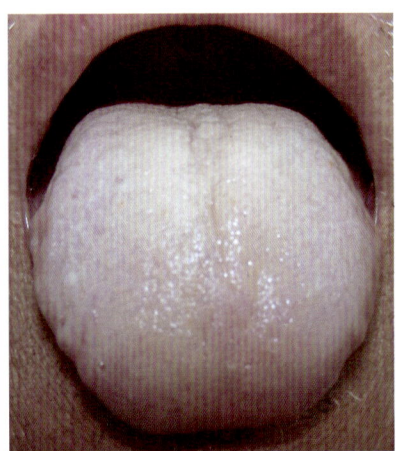
附图32 厚苔

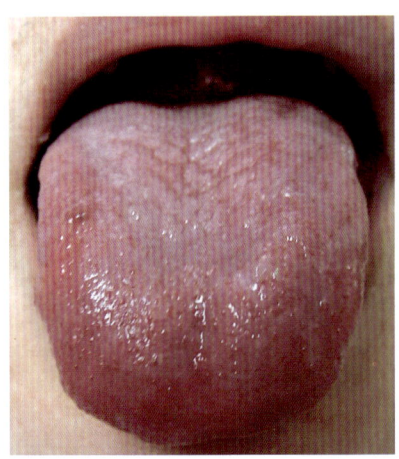
附图33 红绛舌

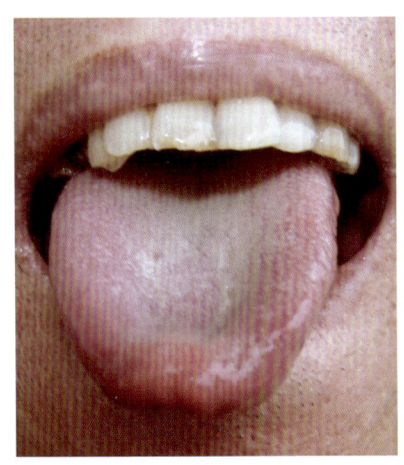
附图34 舌红泛青

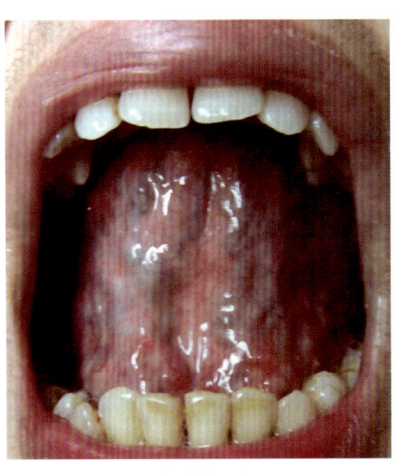
附图35 舌下络脉怒张

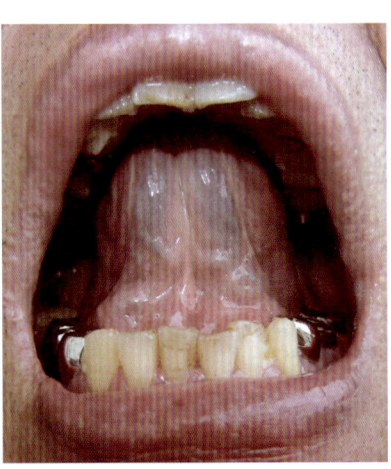
附图36 舌下络脉紫黑